居宅療養管理指導マニュアル

第5版

神奈川県薬剤師会医療・介護保険委員会

じほう

はじめに

　令和 6 年度介護報酬改定の主な内容は，①地域包括ケアシステムの深化・推進，②自立支援・重度化防止に向けた対応，③良質な介護サービスの効率的な提供に向けた働きやすい環境づくり，④制度の安定性・持続可能性の確保——となっております。

　特に①の地域包括ケアシステムの深化・推進の中で，「在宅における医療・介護の連携強化」は高齢化が進展している現在において強く求められています。切れ目なく必要とされる医療，介護サービスおよび質の高いケアマネジメントを提供するために，薬剤師がこれまで以上に介護支援専門員などの介護関係者との連携を深めていくことが重要となります。そして患者，家族の望む在宅生活の実現のため，地域で行われる地域ケア会議への参加等，多職種との情報共有，信頼関係構築に努めていただくことを期待します。

　令和 6 年度は介護保険報酬改定のみならず，医療保険，障害保険の報酬改定が行われ，さらに第 8 次保健医療計画，第 9 次介護事業計画等がスタートします。薬剤師が社会から求められている責務を真摯に受け止め，皆様が地域で貢献されることを願い，本書がその一助となることができれば幸いです。

　最後に，本書発刊にあたり，企画，編集に携わられた本会の医療・介護保険委員会委員および関係者各位に深く謝意を表します。

　令和 6 年 7 月

公益社団法人　神奈川県薬剤師会

会長　小川　護

居宅療養管理指導マニュアル第5版

目　次

診療報酬・介護報酬の仕組み ……………………………………………………………… 2

1　医療保険と介護保険 ……………………………………………………………… 2

2　令和6年度調剤報酬および介護報酬改定における留意点 ……………………… 3

　1）在宅患者訪問薬剤管理指導料・居宅療養管理指導費 ………………………… 3

　2）在宅患者に対するオンライン服薬指導の評価 ………………………………… 4

　3）緊急に訪問して必要な薬学的管理指導を行ったことの評価 ………………… 5

　4）夜間訪問加算・深夜訪問加算・休日訪問に関する評価 ……………………… 5

　5）患者の状態に応じた在宅薬学管理の推進 …………………………………… 6

3　在宅医療における給付管理の注意点 ………………………………………… 7

　1）「保険薬局及び保険薬剤師療養担当規則」の改正による適正化 …………… 7

　2）算定要件の3本柱 ……………………………………………………………… 7

　3）薬学的管理指導計画書の必要性 …………………………………………… 9

　4）臨時処方の取り扱い ………………………………………………………… 11

　5）その他の算定の注意点 ……………………………………………………… 15

　6）在宅協力薬局について ……………………………………………………… 19

　7）在宅医療において使用できる注射薬 ……………………………………… 21

　8）特定保険医療材料・衛生材料の供給 ……………………………………… 24

　参考 在宅中心静脈栄養法の保険点数／在宅経腸栄養法の保険点数／ドレーンチューブの使用例 …… 25

4　医科・歯科在宅診療報酬について …………………………………………… 28

地域包括ケアシステムを理解する ……………………………………………………… 33

1　地域包括ケアシステムとは ………………………………………………… 33

2　地域包括支援センター ……………………………………………………… 36

3　地域ケア会議 ………………………………………………………………… 38

4　在宅医療・介護連携推進事業 ……………………………………………… 40

　1）在宅医療・介護連携推進事業の具体的取り組み ………………………… 41

　2）都道府県の役割 …………………………………………………………… 42

さあ，始めましょう ……………………………………………………………………… 43

1　前準備 ………………………………………………………………………… 43

　1）薬局に掲示するもの ……………………………………………………… 43

　2）準備書類等 ………………………………………………………………… 43

2　訪問指示からの流れ ………………………………………………………… 43

3　訪問時 ………………………………………………………………………… 45

4　訪問後 ………………………………………………………………………… 47

5　各種書式・様式 ……………………………………………………………… 48

　①介護保険事業者としての掲示 …………………………………………… 48

②在宅患者訪問薬剤管理指導の届出に関しての掲示 ……………………………… 48

③運営規定 ……………………………………………………………………………… 49

④重要事項説明書 ……………………………………………………………………… 50

⑤居宅療養管理指導契約書 …………………………………………………………… 52

⑥情報提供書　医師→薬剤師 ………………………………………………………… 54

⑦サービス計画書　（1）サービス計画書／（2）週間サービス計画表 ………… 55

⑧在宅受入可能薬局　情報提供シート ……………………………………………… 58

⑨薬学的管理指導計画書 ……………………………………………………………… 59

⑩情報提供書　薬剤師→医師　例1／例2／記載例 ……………………………… 61

⑪領収書 ………………………………………………………………………………… 64

⑫身分証明証 …………………………………………………………………………… 64

⑬情報提供書　薬剤師→介護支援専門員（ケアマネジャー） …………………… 65

在宅患者訪問薬剤管理指導（医療保険）と居宅療養管理指導（介護保険）の違い
　—業務の流れに沿って— ……………………………………………………………… 66

薬局間麻薬譲渡（麻薬小売業者間譲渡） ……………………………………………… 70

1　薬局間麻薬譲渡とは ……………………………………………………………… 70

①薬局間麻薬譲渡 ……………………………………………………………………… 71

②薬局を追加する場合 ………………………………………………………………… 71

③条件 …………………………………………………………………………………… 72

④申請 …………………………………………………………………………………… 72

⑤書類の受け渡し ……………………………………………………………………… 72

⑥譲渡・譲受 …………………………………………………………………………… 72

⑦許可業者の義務 ……………………………………………………………………… 73

2　帳簿記載の例，様式 …………………………………………………………… 74

………………………………………………………………………………… 80

1　在宅患者訪問薬剤管理指導を請求する場合 ………………………………… 80

2　居宅療養管理指導を請求する場合 …………………………………………… 80

3　サービスコード表 ……………………………………………………………… 81

4　介護請求，各種書式 …………………………………………………………… 82

5　請求サンプル …………………………………………………………………… 85

①介護保険のみ ………………………………………………………………………… 85

②公費併用（生保，特定疾病） ……………………………………………………… 87

③生保単独 ……………………………………………………………………………… 89

6　参考例 …………………………………………………………………………… 91

A-1　薬学的管理指導計画書（往診同行による施設入居者への服薬管理） ……… 91

A-2　居宅療養管理指導における報告書（往診同行による施設入居者への服薬管理） ……………… 93

B-1　薬学的管理指導計画書（生活習慣の改善が見られない糖尿病患者） ……… 94

B-2　訪問薬剤管理指導報告書（生活習慣の改善が見られない糖尿病患者） …… 95

C-1　薬学的管理指導計画書（老老介護での服薬管理） …………………………… 97

C-2　居宅療養管理指導報告書（老老介護での服薬管理） ………………………… 98

D-1　薬学的管理指導計画書（抗悪性腫瘍薬による軟便，手足症候群発現に対応したケース） …… 100

D-2　居宅療養管理指導報告書（抗悪性腫瘍薬による軟便，手足症候群発現に対応したケース） … 101

E-1　薬学的管理指導計画書（抗精神病薬服用中の患者：過鎮静傾向にあるため減量処方提案し，
　　　軽減したケース） …………………………………………………………………102

E-2 居宅療養管理指導における報告書（抗精神病薬服用中の患者：過鎮静傾向にあるため減量
処方提案し，軽減したケース） ··· 104

F-1 薬学的管理指導計画書（訪問歯科診療と腎機能低下の情報を共有し，処方を適正にした
ケース） ··· 105

F-2 居宅療養管理指導における報告書（訪問歯科診療と腎機能低下の情報を共有し，処方を
適正にしたケース） ··· 106

G-1 薬学的管理指導計画書（サービス担当者会議で排便の情報を共有したケース） ················ 107

G-2 居宅療養管理指導における報告書（サービス担当者会議で排便の情報を共有したケース） ···· 108

H-1 薬学的管理指導計画書（腫瘍熱に対し施設を緊急訪問したケース） ························· 109

H-2 居宅療養管理指導における報告書（腫瘍熱に対し施設を緊急訪問したケース） ················ 110

I-1 薬学的管理指導計画書（独居高齢者に対し多職種で服薬支援したケース） ···················· 111

I-2 居宅療養管理指導における報告書（独居高齢者に対し多職種で服薬支援したケース） ·········· 112

J-1 薬学的管理指導計画書（患者家族と相談して減薬に向け支援したケース） ···················· 114

J-2 居宅療養管理指導における報告書（患者家族と相談して減薬に向け支援したケース） ·········· 115

K-1 薬学的管理指導計画書（訪問看護師から依頼を受けパーキンソン病の患者に介入した
ケース） ··· 116

K-2 居宅療養管理指導における報告書（訪問看護師から依頼を受けパーキンソン病の患者に
介入したケース） ··· 117

資料

調剤報酬点数表（在宅医療） ·· 118

調剤報酬点数表に関する事項（在宅医療） ································· 121

医科診療報酬点数表（在宅医療） ·· 133

歯科診療報酬点数表（在宅医療） ·· 158

診療報酬・介護報酬の仕組み

1 医療保険と介護保険

　在宅医療にかかる給付管理において，おおもととなる項目は医療保険の「在宅患者訪問薬剤管理指導料」と介護保険の「居宅療養管理指導費（介護予防居宅療養管理指導費）」です。

　まず，この2種類の保険制度はどのように区別されているかを理解しなければなりません。そのためには，患者ごとに介護保険被保険者証を確認する必要があります（図1）。介護保険被保険者証に介護度と認定期間が記入されている場合，その患者は介護保険が適用されます。要介護1〜5の認定を受けている場合，「居宅療養管理指導費」での請求となり，要支援1〜2の認定となっている場合，「介護予防居宅療養管理指導費」となります。

　いずれにも該当しない患者の訪問指導は医療保険の「在宅患者訪問薬剤管理指導料」となります。この区別を理解しないと，給付管理で請求ミスが起きますので注意が必要です。たとえ利用者が何らかの公費を受けていても，介護保険優先の原則は変わりません。

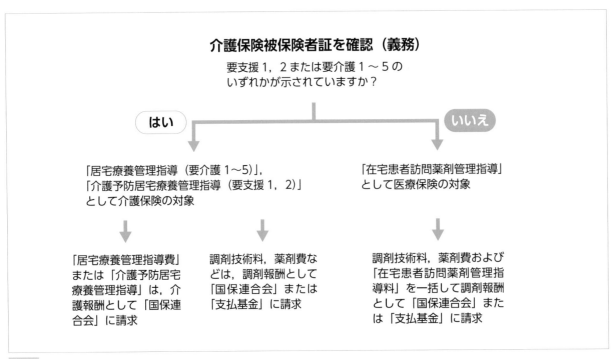

図1　在宅医療給付管理確認の流れ

在宅の現場では「介護保険取得のため申請中」という段階で薬局の訪問が開始となるケースがありますが，「申請中であれば『在宅患者訪問薬剤管理指導料』を算定しよう」という判断は性急です。介護保険の認定開始は申請日に遡及されますから，「在宅患者訪問薬剤管理指導料」でレセプトを提出してしまうと，認定開始日によっては取り下げ申請をする必要が出てきます。申請段階ということがわかった時点で，その介護申請に携わった介護事業所や地域包括支援センターへ確認をとっておくとよいでしょう。

2　令和6年度調剤報酬および介護報酬改定における留意点

1）在宅患者訪問薬剤管理指導料・居宅療養管理指導費

居住場所によって訪問指導料（もしくは居宅療養管理指導費）に違いがある点は，従前の区分と同様です。介護保険における居宅療養管理指導費は1単位見直されている点に留意してください。

区分	医療保険（点）		介護保険（単位）	
	令和4年度改定	令和6年度改定	令和3年度改定	令和6年度改定
単一建物居住者が1人	650	変更なし	517	518（+1）
単一建物居住者が2〜9人	320	変更なし	378	379（+1）
単一建物居住者が10人以上	290	変更なし	341	342（+1）
情報通信機器を用いる場合	59	変更なし	45	46（+1）

ただし，次のいずれかの場合は単一建物診療患者が1人であるものとみなされます（医療保険，介護保険ともに同一）。

・同居する同一世帯に訪問指導料を算定する者の数が2人以上いる場合
・訪問指導料を算定する者の数が，建築物の戸数の10%以下の場合
・建築物の戸数が20戸未満で，訪問指導料を算定する者の数が2人以下の場合

単一建物居住者の人数について

居宅療養管理指導の利用者が居住する建築物に居住する者のうち，同一月の利用者数を「単一建物居住者の人数」といいます。

単一建物居住者の人数は，同一月における以下の利用者の人数です。

（ア）養護老人ホーム，軽費老人ホーム，有料老人ホーム，サービス付き高齢者向け住宅，マンションなどの集合住宅等に入居または入所している利用者
（イ）小規模多機能型居宅介護（宿泊サービスに限る），認知症対応型共同生活介護，複合型サービス（宿泊サービスに限る），介護予防小規模多機能型居宅介護（宿泊サービスに限る）などのサービスを受けている利用者

2）在宅患者に対するオンライン服薬指導の評価

　医療保険でも在宅患者オンライン服薬指導料（服薬管理指導料4）が算定できます。

　オンライン服薬指導は，今日まで着実に法整備などが進み，薬機法改正を受けて令和2年9月より解禁となる予定でした。しかし，新型コロナウイルス感染症の拡大により急激に医療を取り巻く状況が一変し，「0410対応」と呼ばれる特例措置が始まりました。一方，この「0410対応」はあくまで時限的措置であり，調剤報酬上の算定は令和5年7月末をもって終了したため，令和5年8月以降からは，改正後薬機法に沿った実施を行う必要があります。

　0410対応の場合は，音声のみでの通信方法も可能でしたが，改正後薬機法では不可となっています。また，改正前薬機法では初回のみ対面で服薬指導を受ける必要がありましたが，改正後薬機法では，初回でもオンライン服薬指導が可能です。以下に，オンライン服薬指導に関する変遷を整理しました。

	改正前薬機法	0410対応（終了）	改正後薬機法
実施方法	初回のみ対面で服薬指導を受ける必要あり	初回でも薬剤師の判断により電話やオンライン服薬指導が可能	初回でも薬剤師の判断と責任に基づき，オンライン服薬指導が可能
通信方法	映像および音声（音声のみは不可）	電話（音声のみ）でも可能	映像および音声（音声のみは不可）
薬剤師	原則として同一の薬剤師がオンライン服薬指導を実施	かかりつけ薬剤師・薬局や患者の居住地にある薬局で行われることが望ましい	かかりつけ薬剤師・薬局により行われることが望ましい
診療形態	オンライン診療または訪問診療を行った際に交付した処方箋	どの診療の処方箋でも可能	どの診療の処方箋でも可能
薬剤種類	これまで処方されていた薬剤またはこれに準じる薬剤	原則としてすべての薬剤	原則としてすべての薬剤
服薬指導計画	服薬指導計画を策定した上で実施	特に規定なし	服薬指導計画の作成は不要。薬局業務指針や作業手順書等にオンライン服薬指導に係る内容を含める

　情報通信機器を用いてオンライン服薬指導を行った場合は現行の薬機法や服薬管理指導料4の算定要件に従って対応しなければなりません。この場合，原則3カ月以内に再度処方箋を持参した患者については45点，それ以外の患者には59点を算定できます。

　在宅で療養を行っている患者であって通院が困難なものに対して，情報通信機器を用いた薬学的管理および指導（訪問薬剤管理指導と同日に行う場合を除く）を行った場合に，在宅患者オンライン薬剤管理指導料として，患者1人につき，月4回（末期の悪性腫瘍の患者，注射による麻薬の投与が必要な患者および中心静脈栄養法の対象患者にあっては，週2回かつ月8回）に限り算定できます。また，保険薬剤師1人につき，在宅患者訪問薬剤管理指導料と合わせて週40回に限り算定できます。

　また，令和6年度介護報酬改定においては，介護保険による居宅療養管理指導費を算定している患者に関しても，オンライン服薬指導を行った場合，月4回まで算定可能と見直しがされました。

3）緊急に訪問して必要な薬学的管理指導を行ったことの評価

　患者の急変等により緊急訪問した場合には，在宅患者緊急訪問薬剤管理指導料を算定します。在宅患者緊急訪問薬剤管理指導料にはさらに1（500点）と2（200点）があり，その違いについて理解しておくことが必要です。

1　計画的な訪問薬剤管理指導に係る疾患の急変に伴うものの場合　500点
2　1以外の場合　200点
3　情報通信機器を用いた服薬指導（在宅患者緊急オンライン薬剤管理指導料）　59点

　急変による緊急訪問の場合，通常，薬剤の変更などが伴うため，本項では「情報通信機器を用いた服薬指導（在宅患者緊急オンライン薬剤管理指導料）」については省略します。

　介護保険の利用者であったとしても在宅患者緊急訪問薬剤管理指導料は医療保険での指導料算定となるので，ご注意ください。また，在宅患者緊急訪問薬剤管理指導料1と2を見分ける際に，その訪問指導を行った患者の状態変化が「計画的な訪問薬剤管理指導の対象疾患であるか」がポイントとなります。

　なお，在宅患者緊急訪問薬剤管理指導料として，患者1人につき月4回（末期の悪性腫瘍の患者，注射による麻薬の投与が必要な患者および中心静脈栄養法の対象患者にあっては月8回）に限り算定することができます。

定期的な訪問指導を実施していない薬局は算定不可

　「2020年3月31日　疑義解釈その1」において，以下のように記載されています。

問19　当該患者に在宅患者訪問薬剤管理指導料，居宅療養管理指導費又は介護予防居宅療養管理指導費を算定していない保険薬局は，在宅患者緊急訪問薬剤管理指導料2を算定できるか。
（答）算定できない。なお，在宅基幹薬局に代わって在宅協力薬局が実施した場合には，在宅基幹薬が在宅患者緊急訪問薬剤管理指導料2を算定できる。

　上記より，定期的な訪問をしていない薬局（在宅患者訪問薬剤管理指導料，居宅療養管理指導費または介護予防居宅療養管理指導費を算定していない薬局）は算定できません。つまり定期的な訪問を行う前，初回などには算定できません。ただし，在宅協力薬局制度を活用した場合には算定できます。

(注) 定期の訪問指導料を算定していない月に在宅患者緊急訪問薬剤管理指導料を算定する場合には，レセプトに直近の定期訪問指導料を算定した年月日を記載してください。

4）夜間訪問加算・深夜訪問加算・休日訪問に関する評価

　令和6年度調剤報酬改定では，在宅患者緊急訪問薬剤管理指導料に紐づいた加算が新設されています。その1つとして，末期の悪性腫瘍や注射による麻薬の投与が必要な患者の急変時等の医師の指示に基づいた緊急訪問について，時間外（夜間，休日，深夜）に緊急対応した場合の訪問指導料に対する加算が新設されました。これにより，緊急訪問の重要性が改めて評価されています。

【在宅患者緊急訪問薬剤管理指導料】

イ　夜間訪問加算　400点

ロ　休日訪問加算　600点

ハ　深夜訪問加算　1,000点

【対象】

・末期の悪性腫瘍患者

・注射の麻薬投与が必要な患者

5）患者の状態に応じた在宅薬学管理の推進

　令和6年度介護報酬改定において，介護保険における薬局・薬剤師が行う居宅療養管理指導について，在宅患者に対する適切な薬物療法を提供する観点から，以下の見直しがなされました。

【医療用麻薬持続注射療法加算】（新設）

○在宅で医療用麻薬持続注射療法を行っている利用者に対して，その投与及び保管の状況，副作用の有無等について当該利用者又はその家族等に確認し，必要な薬学的管理指導を行った場合に，1回につき250単位を所定単位数に加算する。

　（注）疼痛緩和のために厚生労働大臣が定める特別な薬剤の投薬が行われている利用者に対し，必要な薬学的管理指導を行っている場合に算定する加算（100単位）との併算定は不可。

・麻薬及び向精神薬取締法第3条の規定による麻薬小売業者の免許を受けていること。

・医薬品，医療機器等の品質，有効性及び安全性の確保等に関する法律第39条第1項の

による高度管理医療機器の販売業の許可を受けていること。

【在宅中心静脈栄養法加算】（新設）

○在宅中心静脈栄養法を行っている利用者に対して，その投与及び保管の状況，配合変化の有無について確認し，必要な薬学的管理指導を行った場合に，1回につき150単位を所定単位数に加算する。

　・医薬品，医療機器等の品質，有効性及び安全性の確保等に関する法律第39条第1項の規定による管理医療機器の販売業の届出を行っていること。

【終末期におけるがん以外の在宅患者への薬学管理】（変更）

○在宅の利用者であって通院が困難なものに対して，薬局の薬剤師が，医師又は歯科医師の指示に基づき，当該薬剤師が策定した薬学的管理指導計画に基づき，当該利用者を訪問し，薬学的な管理指導を行い，介護支援専門員に対する居宅サービス計画の策定等に必要な情報提供を行った場合に，単一建物居住者の人数に従い，1月に4回を限度として，所定単位数を算定する。ただし，薬局の薬剤師にあっては，以下の者に対して，当該利用者を訪問し，薬学的な管理指導等を行った場合は，1週に2回，かつ，1月に8回を限度として，所定単位数を算定する。

　　イ　末期の悪性腫瘍の者

　　ロ　中心静脈栄養を受けている者

> ハ　注射による麻薬の投与を受けている者

3 在宅医療における給付管理の注意点

1）「保険薬局及び保険薬剤師療養担当規則」の改正による適正化

一部の医療機関または保険薬局において，老人ホーム等の事業者に対して金品を提供し，入居者などを一括して訪問診療させていたという不適切な事例が散見されたことから，平成26年度の改定では，保険薬局及び保険薬剤師療養担当規則でも「保険薬局等が事業者等に対して金品を提供し，患者を誘引することを禁止」とされました。

2）算定要件の3本柱

在宅訪問における基本となる点数は，医療保険に基づく在宅患者訪問薬剤管理指導料（以下，「在訪」），介護保険に基づく居宅療養管理指導費／介護予防居宅療養管理指導費（以下，「居宅」）があり，点数の違いはありますが実質的な算定要件はどちらも同じです。

保険薬局が「在訪」を算定する場合，その旨を地方厚生局長等に届け出なければなりません。なお，「居宅」の場合，保険薬局の指定を受けていればみなし指定されます。

〈医療保険〉 在宅患者訪問薬剤管理指導 （申請が必要）	提出先	〈介護保険〉 居宅療養管理指導 （保険薬局はみなし指定）	提出先
在宅患者訪問薬剤管理指導に係る届出	地方厚生局	介護給付費の請求および受領に関する届出	国保連合会 介護保険係
		生活保護法等指定介護機関及び中国残留邦人等支援法指定介護機関指定申請書※	都道府県等の生活保護の担当部署

※平成12年4月1日以降に新規開設した薬局は届出が必要

「在訪」，「居宅」両者に共通する算定要件の3本柱が，「①在宅で療養を行っている患者であって通院が困難なもの」を対象患者とし，「②医師の指示に基づき」実施する。そして「③薬学的管理指導計画（書）」を策定するという点です。

次に，「施設」の違いを改めて整理します。

◆特定施設

介護保険法に基づいた指定を受け，要介護や要支援の入居者に対して，一定のサービスや基準を満たした介護施設のことです。養護老人ホーム，軽費老人ホーム（ケアハウス），有料老人ホーム，サービス付き高齢者向け住宅が含まれます。

◆養護老人ホーム

環境上の理由，経済的理由で困窮した高齢者が，自立した日常生活を送り，社会活動に参加できるようにするための施設です。

◆特別養護老人ホーム（介護老人福祉施設）

介護が必要な人に，介護サービスと生活の場を提供する公的な介護保険施設です。医師の配置義務があるため訪問指導料の算定はできません。ただし，がん末期のみ医療保険で訪問指導が算定可能という例外があります。また，服薬管理指導料でも特養入所者への訪問指導の点数は別に設定されています。

◆軽費老人ホーム（ケアハウス）

60歳以上の高齢者で，家族などの身寄りがなく，経済的に自宅での生活が困難な人が安価な費用で入居できる施設です。

◆介護老人保健施設（老健）

介護を必要とする高齢者の自立を支援し，家庭への復帰を目指すことを目的とした施設です。医師による医学的管理のもと，看護・介護，作業療法士や理学療法士等によるリハビリテーション，また，栄養管理・食事・入浴などの日常サービスまで併せて提供します。

(注) 院外処方箋発行は原則不可であり，薬剤師の配置義務もあることから，訪問指導料の算定はできませんが，老健施設の医師ではない保険医療機関の保険医が高度医療を受ける患者のための処方，または抗悪性腫瘍剤等を投与する場合は処方箋が交付可となっています。

◆認知症対応型共同生活介護（グループホーム）

認知症の方向けのケア付き住宅で，認知症のある要介護者がもっている能力に応じて自立した日常生活を営むことができるようにする目的で提供されるサービスです。1つの共同生活住居（ユニット）で5〜9人の少人数の利用者が，介護スタッフとともに共同生活を送ります。要支援2以上の介護保険被保険者を対象としているため，必ず居宅療養管理指導費での算定となっています。

◆有料老人ホーム

高齢者の心身の健康を保ち生活を安定させることを目的とした施設です。食事，介護，家事，健康管理のうち，いずれかのサービスを1つ以上提供している住まいを指します。介護付きや住宅型など複数の種類があり，入居者の状況やニーズに応じて選択可能で，種類ごとにサービス内容や料金もさまざまです。すべての施設で訪問指導料の算定（医療・介護保険とも）が可能です。

有料老人ホームの種類は大きく分けて3つに分類されます。

・介護付き有料老人ホーム：主に介護を必要とする高齢者が，生活支援を受けながら居住するための施設です。食事，洗濯，清掃等の生活支援，排せつや入浴等の身体介護，機能訓練，レクリエーション，サークル活動などの包括的なサービスを受けることができます。「介護付き」と表示できる施設は「特定施設入居者生活介護」の指定を受けた，介護サービスの提供基準を満たした施設のみとなります。

・住宅型有料老人ホーム：自施設のスタッフが介護サービスを提供しない点が介護付き有料老人ホームとの違いです。そのため，入居者が要介護となった場合は訪問介護などの在宅サービス事業所と契約する必要があります。訪問介護事業所やデイサービス，居宅介護支援事業所などが併設されているなど入居者が自ら選択した在宅サービスを受けやすいように配慮されている

点が特徴です。

・健康型有料老人ホーム：家事サポートや食事などのサービスが付いた高齢者施設で，身の回りのことは自分でこなせる高齢者が入居できます。元気な状態を維持することを目的とした健康設備（ジム・温泉など）が充実していることが特徴です。

◆サービス付き高齢者向け住宅

「サ高住」や「サ付き住宅」などと呼ばれ，高齢者が自宅のように自由に暮らしながら，スタッフによる安否確認や生活相談などのサービスを受けられる賃貸住宅です。医師や薬剤師の配置義務もないため，訪問指導料の算定は医療・介護ともに可能です。

◆障害者施設等

具体的には障害者共同生活援助（障害者グループホーム）などが該当します。訪問指導料については医師・薬剤師の配置がされていない施設であれば算定可能です。

◆短期入所生活介護（ショートステイ）

自宅での介護が一定期間できなくなった際に，その期間だけ被介護者が老人ホームや介護施設に入所するサービスです。ショートステイは介護保険適用が前提なので，医療保険による「在宅患者訪問薬剤管理指導料」は算定できず，ショートステイ利用時等，訪問系のサービスと同時に算定できないこととなっています。また，居宅療養管理指導は居宅で行うという観点からも「居宅療養管理指導料」も算定できません。

一方で，医療保険ではその必要性が評価され，令和6年度調剤報酬改定において服薬管理指導料3の要件拡大により，薬剤師がショートステイ先に訪問し指導を行ったとき，要件を満たした場合に限り，服薬管理指導料を算定できるようになりました。

◆小規模多機能型居宅介護（小多機）

中重度の要介護者となっても，在宅での生活が継続できるように支援する，小規模な居住系サービスの施設です。デイサービスを中心に訪問介護やショートステイを組み合わせ，在宅での生活の支援や，機能訓練を行うサービスです。特徴としては1つの事業者と契約するだけで，「通い（デイサービス）」を中心として，要介護者の様態や希望に応じて，随時「訪問（訪問介護）」や「泊まり（ショートステイ）」のサービスを，組み合わせて利用できます。

施設によっては訪問看護師のサービスも付随した，看護小規模多機能型居宅介護（看多機）もあります。料金はどのサービスを利用しても1カ月で固定となります。小規模多機能型居宅介護の「泊まりサービス」はショートステイと性質が異なっており，「居宅」とみなされることから，薬剤師による居宅療養管理指導費は算定可能です。

なお，誤解が多い点ですが，「通院が困難なもの」とは「医師の往診」が必須条件ではありません。また，訪問した場所に医師または薬剤師が配置されている場合は算定できません（表1）。

このように各種施設の目的ならびに適用範囲には大きな違いがあります。必要な訪問指導が実践できるように，十分確認してから取り組むようにしましょう。

3）薬学的管理指導計画書の必要性

なぜ在宅訪問には薬学的管理指導計画書（以下，「計画書」）が必要なのでしょうか？

表1 施設の違いと訪問指導料の算定可否

施設種類		根拠となる法律等	入所基準	配置義務		処方箋発行可否	在宅患者訪問薬剤管理指導料	居宅療養管理指導費
				医師	薬剤師			
養護老人ホーム		老人福祉法第20条の4	自立した高齢者	○	×	○	×	○
介護老人福祉施設（特別養護老人ホーム）		老人福祉法第20条の5 介護保険法第8条	原則として要介護3以上	○	×	○	△*1	×
軽費老人ホーム	A型	老人福祉法第20条の6	原則60歳以上	○	×	○	×	×
	B型			×	×	○		○
	ケアハウス			×	×	○		○
介護老人保健施設（老健）		介護保険法第8条	65歳以上で要介護1以上	○	○	×*2	×	×
認知症対応型共同生活介護（グループホーム）		老人福祉法第5条の2 介護保険法第8条	・認知症である ・65歳以上 ・要支援2または要介護1以上	×	×	○	×	○
有料老人ホーム		老人福祉法第29条	原則65歳以上	×	×	○	○	○
サービス付き高齢者向け住宅		高齢者の居住の安定を確保する法律第5条	・60歳以上の高齢者 ・60歳未満で要介護設定	×	×	○	○	○
介護医療院		介護保険法第8条	要介護1～5の認定	○	○	×*2	×	×
障害者施設等		社会福祉法 障害者総合支援法 等		×（医師が配置されている施設もある）	×	○	○*3	○*3
短期入所生活介護（ショートステイ）		介護保険法第8条	要支援1～2もしくは要介護1～5の認定，かつ自宅と施設が同一市町	○	×	○	×	×
（看護）小規模多機能型居宅介護		介護保険法第8条	要支援1～2もしくは要介護1～5の認定，かつ自宅と施設が同一市町	×	×	○	×	○

＊1：末期の悪性腫瘍の患者のみ可
＊2：老健施設の医師ではない保険医療機関の保険医が抗悪性腫瘍剤等を投与する場合は処方箋交付可
＊3：医師が配置されている場合，不可

「療養」とは治療と養生・静養をとることを指します。つまり在宅患者は治療の対象となる疾病を抱えており，それらは一過性の疾病でなく長期的な治療を必要とするものです。

また提供するものは医薬品（キュア）だけではなく，薬剤師が主体的に行う療養支援（ケア）も必要です。当然，治療のための服薬も長期にわたることが予想されることから，アドバンスドケアプランニング（ACP）を取り入れた服薬指導計画を策定する必要があります。短期・中長期の両

面で，本人・家族の想いを踏まえ，どのように薬物治療が提供されるべきか，専門家としての視点を取り入れていくようにしましょう。

4）臨時処方の取り扱い

在宅の現場では，療養中の患者の容態が変化することがあります。その際医師は臨時に患者の診察を行い，必要に応じ処方箋を発行し訪問指示を出します。在宅患者訪問薬剤管理指導料（以下，「在訪」）や居宅療養管理指導費（以下，「居宅」）は「計画書」に基づき実施される継続中の薬剤を対象とする管理指導に関する点数です。では臨時に出た処方薬に対し訪問管理指導を実施した際は，どのような点数を算定すればよいのでしょうか？ 考えうる薬学管理料の算定は以下の5つです。

①服薬管理指導料または，かかりつけ薬剤師指導料の算定
②在宅患者緊急訪問薬剤管理指導料1（計画的な訪問薬剤管理指導に係る疾患の急変に伴うものの場合）の算定（以下，「緊訪A」）
③在宅患者緊急訪問薬剤管理指導料2（1以外の場合）の算定（以下，「緊訪B」）
④「在訪」または，「居宅」の算定
⑤薬学管理料はすべて算定しない

次に，①〜⑤を選択する際に見られる誤算定例を紹介します。

【誤算定例】
・かぜ薬の処方が臨時に出た際，医師から急いで届けるよう指示があったので，訪問指導を行い「緊訪A」を算定した。
・便秘症の診断があり，排便コントロールに対する緩下薬の指導計画を立てていた患者に，臨時で初めて浣腸が出たので訪問を実施し，服薬管理指導料を算定した。

では，なぜこれらの算定が誤りなのでしょうか？ ①〜⑤の算定を選ぶうえで大切なポイントを説明します。

算定ポイントその1　臨時処方の薬が「計画書」と関連性があるかどうか？

「計画書」との関連性とはどういうことでしょうか。「計画書」は医師の情報提供をもとに策定されますから，当然療養中の疾病が記載されます。また，すでに服用している薬剤の中で，長期継続中の薬はすべて薬学的管理指導計画の対象薬です。

したがって，既存の薬の増量処方（減量・中止指示も含む）や変更処方，既存の疾病の治療のため新たに追加となった処方などは「計画書」との関連性があります。それに対し，新たな疾病，新たな症状に対し追加になった処方は，計画書との関連性はないということになります。

注意点として，継続服用中の薬で副作用が発現し，それに対して新しい薬の追加処方があった場合，「副作用は継続中の薬に付随するものだから関連性ありだろう」，「副作用に対する指導を計画書に立案しているのだから関連性ありだろう」という判断は誤りです。なぜなら，最初からその副作用が発現することを前提に，「計画書」を立案することはないためです。副作用予防のための処方というのは確かにありますが，その場合は主たる薬剤と同時に処方されているはずですので，後

になって副作用が発現し，それに対する薬剤が臨時で処方された場合は，今までの「計画書」に関連のない「新たな症状の発現」に対する処方と解釈できます。副作用に対する処方が「計画書」と関連するケースは，抗がん薬や麻薬など薬物治療上副作用の発現が避けられず，それらの副作用対策をひっくるめて疾病の治療と判断できる場合のみです。

また，「計画書」には患者の ADL や体質などの特記事項も記載されるケースがあると思いますが，それらを根拠として「計画書」との関連性があると解釈することもできません。例えば，フレイル，サルコペニアの状態にある患者に嚥下機能改善や誤嚥対策のための処方が初めて出た場合，それらは診断名としての疾病とは異なりますので，計画にない新規の処方薬と解釈すべきでしょう。体質に「便秘がち」とあった場合に処方となった緩下薬も同様です。

新たな疾病，新たな症状に対し追加になった処方が，「計画書」との関連性ありと解釈できる場合もあります。それは「計画書」の見直しを行った場合です。「計画書」の策定要件として，「薬学的管理指導計画は少なくとも 1 月に 1 回は見直しを行うほか，処方薬剤の変更があった場合および他職種から情報提供を受けた場合にも適宜見直しを行う」とあります。

したがって，臨時処方が出て医師から訪問指示があった場合，提供を受けた情報から計画見直しの必要が生じ，訪問前に処方薬に対する計画を立案すれば，その臨時処方を「計画書」と関連付けることが可能です。この場合の誤った判断は，「臨時処方の薬がどのような薬であっても直前の計画書に盛り込めば関連性ありだろう」というものです。「計画書」はあくまで中長期で服用を継続するであろう薬剤に対して立案するものですから，継続服用の可能性がない，もしくは低い薬に関しては，計画立案の対象薬剤となり得ません。処方薬と「計画書」の関係の前提を忘れないよう注意しましょう。

算定ポイントその2　緊急性の有無

臨時処方が出てから，訪問までのタイムラグはどの程度でしょうか。特別な理由がなければ当日中または翌日には対応し，数日間空くということはないと思います。その中でも緊急に訪問するとなった場合は，当日中の訪問対応が前提になります。

よくある誤解は「患者に言われたから」，「医師が急ぐように言っているから」緊急性があったと判断してしまうことです。大切なのは，「どう患者が訴えているのか？」，「なぜ医師が急ぐように言っているのか」です。

臨時処方が発行され，医師から緊急訪問の要請があった場合，なぜその薬剤が緊急指示となっているのかを薬学的にチェックしてください。例えば「インフルエンザで抗ウイルス薬が処方された」場合は，医師の指示を仰ぐまでもなく薬剤から緊急性ありと判断できます。また，「浣腸の臨時処方に伴い緊急の訪問指示があった」場合，医師からの情報提供で「次回の訪看の訪問日に摘便するため」とあれば緊急性はなしですが，既往歴に腸管の疾患等があり，診察を行った医師から「イレウスの危険があるため本日訪看が来て摘便する」という説明があれば緊急性ありと判断できます。

処方薬が医師の緊急訪問の指示と食い違う場合もあります。「ARB 薬の臨時処方に伴い緊急の訪問指示があった」際に，医師より血圧（BP）180 を超えたので降圧薬を処方したという説明を受けたとします。緊急の降圧を目的とするなら ARB 薬でなく Ca 拮抗薬の方が適切でしょう。この

場合は，薬の選択が違うのか緊急性がないかのどちらかですので，それを確認する必要があります。

さらに医師の緊急訪問の要請には，「患者や家族を不安にさせないための配慮」を根拠とする時もありますが，それは医学・薬学的な判断に基づく緊急性とは異なることに注意が必要です。

臨時処方に対し，「医師の緊急訪問の指示が適切か？」，また，「医師から緊急訪問の指示がなくとも，提供を受けた情報から緊急性があるのではないか？」，「薬剤は緊急対応に則したものか？」などを薬学的見地から適切に判断しましょう（表2）。

以上を踏まえ，①〜⑤の算定の要件を確認します。

①服薬管理指導料・かかりつけ薬剤師指導料の算定

臨時処方の内容が，「計画書」との関連性なし，緊急性なしの両方を満たす場合に算定できます。

②在宅患者緊急訪問薬剤管理指導料1（緊訪A）の算定

臨時処方の内容が，「計画書」との関連性あり，緊急性ありの両方を満たす場合に算定できます。

③在宅患者緊急訪問薬剤管理指導料2（緊訪B）の算定

臨時処方の内容が，「計画書」との関連性なし，緊急性ありという条件を満たす場合に算定できます。

②および③の算定には以下の要件も含まれます。

> ・1と2を合わせて月4回に限り算定する（算定日の間隔に関する条件はなし）。

臨時処方が出た時点で「計画書」の見直しを行えば，処方薬と「計画書」の関連付けを行うことが可能と解説しましたが，「緊訪A」の場合，この方法はとれません。緊急対応が必要な時に「計画書」の見直しを行えるような十分な情報収集や，時間的猶予はあまりないと考えられるためです。「計画書」の見直しは訪問実施後に，改めて医師・他職種からの情報を収集して行いましょう。

④「在訪」または，「居宅」の算定

臨時処方の内容が，「計画書」との関連性あり，緊急性なしという条件を満たす場合に算定できます。この算定には以下の要件も含まれます。

> ・算定日の間隔と算定の上限回数「中6日かつ月4回まで（末期の悪性腫瘍の患者および中心静脈栄養法の対象患者週2回かつ月8回まで）」を満たしていること。
> ・「計画書」の見直しを行うこと。

本来「在訪」，「居宅」は事前に策定した計画書に基づき行われるものですから，臨時の処方に対する訪問は計画外ともいえます。しかし「計画書」の見直しを適切に行ったうえで訪問を実施すれば，「在訪」，「居宅」の算定要件は十分に満たしていると言えるでしょう。ただし「在訪」，「居宅」

表2 在宅で見られる臨時処方例と緊急性

臨時処方の例	処方経緯	薬学的観点による判断指標
麻薬	がん疼痛コントロール不良	患者の苦痛緩和のためベース・レスキューを問わず緊急性あり。
浣腸・緩下薬	便秘	イレウスの危険性があるような便秘は緊急性が高いが，浣腸以外の緩下薬の処方時は緊急性が低い。
整腸薬・止瀉薬	軟便・下痢	脱水の危険性があるような下痢は緊急性が高い。
カルシウム拮抗薬	血圧上昇	十分な血圧コントロールが必要な患者（心血管系の合併症患者）の場合は緊急性が高い。カルシウム拮抗薬や硝酸薬などは緊急時に則した薬剤といえる。
抗生物質・解熱薬	発熱	症状緩和のため，早めの対応が必要。
感冒薬・抗ウイルス薬	かぜ・インフルエンザ	症状緩和・重篤化防止のために緊急の対応が必要。
ワルファリンカリウム減量	採血結果によるINR高値	減量の場合はINRの数値に応じたリスクなどで判断。中止の場合は出血を疑う所見の状況によって緊急性が高いと判断できる。(Hb数値の低下，貧血の身体所見，出血点の確認など)
カリウム製剤	採血結果によるカリウム低値	自覚症状を伴うような中～重度の低カリウム血症なら経静脈的にカリウム投与が必要（救急搬送等）になることが予想される。処方による経口投与対応であれば軽度で緊急性はさほど高くない。
利尿薬	浮腫発現 採血結果によるBNP高値	利尿薬投与の緊急性は，BNPの数値単独での判断は困難。QOLの低下につながる恐れのある身体所見や患者の主訴などがあれば緊急性は高くなる。
抗生物質	採尿結果による尿路感染症	高熱を伴う場合や，出血を伴うような場合は全身症状などの重篤化が懸念されるため早めの対応が必要。
	肺雑音（＋）・酸素飽和度低下による誤嚥性肺炎疑い	症状緩和・重篤化防止のために緊急の対応が必要。
抗生物質軟膏	創傷	創傷で緊急性が高い場合は大量出血を伴うようなけがであって，救急外来や往診での応急処置となる。患者の訴えや医師からの情報などで判断。
各種皮膚科用薬	搔痒の訴え，発赤・発疹	薬疹などを含むアレルギー性のもの，帯状疱疹など（全身症状，疼痛・発熱・出血を伴うような場合）は緊急性が高い。その他大多数の局所的な皮膚症状，乾癬・接触性皮膚炎・水虫（白癬菌）などは，患者の訴えや医師からの情報などで判断。
湿布	疼痛の訴え	非がん性疼痛における訴えは，原疾患や薬剤によっては緊急性が高いケースもあると考えられる。
（経口）栄養剤	食事量減少・摂食障害	経口による処方が出る段階では緊急性はない。
アズノール®など	仙骨部発赤	褥瘡にはさまざまなステージがあるが，外用薬の処方の緊急性は低い。
抗精神病薬	せん妄・不穏・奇声	薬剤の性質上，本人の症状だけでなく家族を含む第三者へ危害が及ぶ可能性が考えられる場合は緊急性が高い。
	認知症BPSD	
電解質輸液	脱水	脱水症の程度にかかわらず，経静脈的に投与が必要と判断された場合，緊急性は高い。
ストロメクトール®，オイラックスクリーム®	疥癬	施設系在宅などにおける集団感染の拡大が懸念される場合，緊急性は高い。

（注）本表はあくまで緊急性判断の一例です。実際の緊急性の判断は，患者の主訴や検査値を含む医師からの情報などによって変わります。

の算定日を追加すると，すでに計画されていた訪問予定日が，中6日あるいは末期の悪性腫瘍の患者および中心静脈栄養法の対象患者の週2回といった算定間隔の制約のせいで影響を受ける可能性があります。次回の診察スケジュールとの兼ね合いもありますので，計画見直しの際には注意しましょう。

⑤薬学管理料はすべて算定しない

　臨時処方の内容が，「計画書」との関連性あり，緊急性なしを満たす場合でかつ「在訪」，「居宅」の前回の算定日との間隔が空いていない場合や，訪問計画（月の算定回数）が上限に達してしまっている場合はこの選択肢となります。

　また特殊なケースとしては，往診した医師が臨時処方箋を発行した後に，家族などが薬局へ薬を取りに来る場合です。処方内容が，策定された計画書と関連性ありの場合，その薬はあくまで訪問による管理指導の対象となるため，薬局窓口で実施する管理指導では薬学管理料を算定することはできません。

5) その他の算定の注意点

①在宅薬学総合体制加算の算定（新設）

　麻薬の備蓄や無菌製剤処理の体制，小児在宅医療の対応等の在宅訪問を十分行うための体制整備や実績に基づいて薬局を評価するため，令和6年度診療報酬改定から新設された薬学管理料です。本加算の新設に伴い，従来の在宅患者調剤加算が廃止となっているのでご注意ください。

　算定開始にあたっては，特掲診療料の在宅薬学総合体制加算に係る施設基準を地方厚生局に届け出て受理されていることが条件となります。従来の在宅患者調剤加算と要件が異なるのでご注意ください。届け出の内容と異なる事情等が生じないよう適時調査を行い，継続的な在宅対応に努めましょう。

　在宅患者調剤加算の算定を行える対象は以下の患者です。
　ⅰ　在宅患者訪問薬剤管理指導料を算定している患者
　ⅱ　在宅患者緊急訪問薬剤管理指導料を算定している患者
　ⅲ　在宅患者緊急時等共同指導料を算定している患者
　ⅳ　居宅療養管理指導料を算定している患者
　ⅴ　介護予防居宅療養管理指導料を算定している患者

　在宅患者の処方受付の際，算定される管理料は，その処方内容や薬学的管理指導計画書の内容によって，「薬剤服用歴管理指導料・かかりつけ薬剤師指導料」を算定するケース，訪問間隔や回数の制限のため管理料を算定できないケースなども存在します。しかし，在宅薬学総合体制加算は患者受け付けごとに算定できますので，管理料の算定を行わない処方箋の調剤基本料へ加算することが可能です。

【在宅薬学総合体制加算1の要件】

・直近1年間に，在宅患者訪問薬剤管理指導料，在宅患者緊急訪問薬剤管理指導料，在宅患者

緊急時等共同指導料，居宅療養管理指導費及び介護予防居宅療養管理指導費についての算定回数（ただし，いずれも情報通信機器を用いた場合の算定回数を除く）の合計が計24回以上であること。

・緊急時等の開局時間以外の時間における在宅業務に対応できる体制が整備されていること。

・開局時間外における在宅業務に対応できる体制に係る周知を自局及び同一グループで十分に対応すること。

・在宅業務の質の向上のため，研修実施計画を作成し，当該計画に基づき当該保険薬局で在宅業務に関わる保険薬剤師に対して在宅業務に関する研修を実施するとともに，定期的に在宅業務に関する外部の学術研修（地域の薬剤師会等が行うものを含む）を受けさせていること。

・医療材料及び衛生材料を供給できる体制を有していること。

・麻薬及び向精神薬取締法第3条の規定による麻薬小売業者の免許を取得し，必要な指導を行うことができること。

　上記の加算1は，在宅訪問を十分に行うための体制整備として必要な要件と考えられ，さらに麻薬の備蓄や無菌製剤処理の体制，小児在宅医療の対応等の実績に基づいた加算2も新設されています。

【在宅薬学総合体制加算2の要件】

・在宅薬学総合体制加算1の要件をすべて満たすこと。

・2名以上の保険薬剤師が勤務し，開局時間中は，常態として調剤応需の体制をとっていること。

・直近1年間に，かかりつけ薬剤師指導料およびかかりつけ薬剤師包括管理料の算定回数の合計が24回以上であること。

・医薬品医療機器等法第39条第1項の規定による高度管理医療機器の販売業の許可を受けていること。

・ア又はイの要件への適合

　ア　がん末期などターミナルケア患者に対する体制
　　①医療用麻薬の備蓄・取扱（注射剤1品目以上を含む6品目以上）
　　②無菌室，クリーンベンチまたは安全キャビネットの整備

　イ　小児在宅患者に対する体制（在宅訪問薬剤管理指導等に係る小児特定加算および乳幼児加算の算定回数の合計6回以上／年）

　これらの加算は一般的な在宅患者だけでなく，高度な薬学的管理を必要とする患者の訪問薬剤管理指導にも対応することへの評価となっています。必要な体制を整備し，さまざまな訪問実績を積むことで，多様化する在宅ニーズに対応していきましょう。

②退院時共同指導料の算定

　退院時共同指導料とは，入院患者が在宅療養へ移行する際，切れ目のない一貫した薬物治療を受けることができるよう，平成20年度診療報酬改定から新設された薬学管理料です。

　在宅応需を行う薬局であれば，医療機関の地域連携室やケアマネジャー，往診医などから「退院時カンファレンス」の開催通知や参加の要請を受けることがあると思います。在宅における薬学的管理指導には，患者に関する医療・介護両面のさまざまな情報が欠かせません。複数の職種が集まる退院時カンファレンスは，貴重な情報を得るまたとない機会です。ですが，カンファレンスに参加するだけではこの管理料は算定できません。以下にこの算定のための要件とよくある質問について解説します。

【算定のための要件】

- ・退院後，在宅療養となる患者であって通院困難なものであること。
- ・入院中の患者から指定を受けた薬局であること（つまり退院後に訪問管理指導を希望する薬局であること）。
- ・患者の同意を得たうえで実施すること（保険請求金額が発生することや入院中の個人情報を開示してもらうため）。
- ・入院中に入院先の医療機関またはビデオ通話が可能な機器を用いて実施すること。したがって患者が退院した後で実施した場合は算定不可。
- ・患者の個人情報をビデオ通話の画面上で共有する際は，患者の同意を得ていること。
- ・患者本人以外に，家族もしくはその看護・介護にあたるものに対して指導を実施した場合も算定可能（要件を満たせば，在宅移行初期管理料の算定は可能）。
- ・退院後の療養先が，社会福祉施設・介護老人保健施設・介護老人福祉施設・他の医療機関（転院）などの場合は算定不可（ただし特別養護老人ホームなどの介護老人福祉施設に入居する末期悪性腫瘍患者は除く）。
- ・患者が死亡退院してしまった場合は算定不可（レセプト請求を行ってしまっていた場合は請求を取り下げる必要がある）。
- ・医療保険に基づく点数だが，介護保険取得患者も算定可能（入院期間中は医療の範疇になるため）。

【よくある質問】

Q　「共同」とは誰と共同で行うのか？

A　退院時カンファレンスには往診医，ケアマネジャー，訪問看護師，介護福祉用具業者などさまざまな職種が参加します。ただし，入院先医療機関の医師・看護師・薬剤師のいずれかの職種が最低1名でも加わっていなければ，「共同」の算定要件を満たしません。なぜなら保険薬局の薬剤師は入院中の薬学的管理指導を引き継いで在宅訪問を行うわけですから，入

院中の情報を提供する側の職種の参加が必須だからです。

Q 「指導」とは何を行うのか？

A 指導とは「退院後の在宅での療養上必要な薬剤に関する説明および指導」のことです。したがって指導にあたっては，入院中（退院時）の処方内容・服薬状況・薬剤管理状況に加え，既往歴・疾病名・ADLなどの情報を得てから行うことになります。カンファレンスの要請を受けた際，それらの情報を事前に入手しておくとスムーズな指導を実施することができます。また退院時共同指導の内容は文書にて患者・家族等へ提供することも要件の1つです。実施日に文書作成が困難であれば，後日作成したものを渡しましょう。

Q 保険請求・記録に関して教えてほしい。

A 薬剤服用歴の記録簿には，実施した共同指導の要点を記載します。また，患者・家族等へ提供した文書の写しも添付しておく必要があります。

保険請求は処方箋調剤のレセプトとは別に単独で作成します。処方箋受付回数は「0回」として取り扱います。摘要欄には，実施年月日および共同指導を行った医療機関名，職種，氏名を記載しておくようにしてください。算定回数は原則入院中1回限り（600点）ですが，医療依存度の高い厚生労働大臣が定める疾病の患者に関しては，入院中に2回までの算定が可能となっています。麻薬指導加算などの上乗せはありません。

退院時共同指導実施にあたり，患者に自己負担金が発生した場合，その会計は在宅訪問開始後に清算しましょう。なぜなら死亡退院や，退院後の療養先が急に算定要件を満たさない施設に代わってしまうなどの際，請求取り下げに対応できるようにするためです。

③在宅移行初期管理料の算定

在宅移行初期管理料とは，退院時共同指導料と異なり，退院時直後など入院していない患者のうち，特に重点的な服薬支援を行う必要性があると判断した患者について，計画的に実施する訪問薬剤管理指導の前の段階で患家を訪問し，多職種と連携することで必要な指導等を実施できるよう，令和6年度診療報酬改定から新設された薬学管理料です。

在宅移行初期管理料の算定を行える対象は以下の2点を満たす患者です。

・認知症患者，精神障害者である患者など自己による服薬管理が困難な患者，児童福祉法第56条の6第2項に規定する障害児である18歳未満の患者，6歳未満の乳幼児，末期のがん患者および注射による麻薬の投与が必要な患者。
・在宅患者訪問薬剤管理指導料，居宅療養管理指導費および介護予防居宅療養管理指導費（いずれも単一建物診療患者が1人の場合に限る）に係る医師の指示のある患者。

計画の作成前に多職種と連携して患者の生活状況や服薬状況を確認し，医師への薬剤変更の提案や多職種との情報共有などをすることで，円滑に訪問薬剤管理へ移行できます。

④服薬情報提供料の算定

令和6年度診療報酬改定において，保険薬局と多職種との連携を推進するために介護支援専門員

（ケアマネジャー）との連携に関する加算が新設されました。

　要介護・要支援認定を受けているが，訪問薬剤管理指導を行っておらず保険薬局に来ている患者について，薬剤師が必要性を認め，患者の同意を得た場合，ケアマネジャーに服薬状況等を文書で報告した際に算定が可能です。報告書の様式等は「多職種連携推進のための在宅患者訪問薬剤管理指導ガイド」（国立長寿医療研究センター）を参考としてください。

　具体的には「独居の高齢患者で服用忘れが多い」，「服用薬に影響するサプリメントの濫用のおそれがある」のようなケースが考えられます。ケアマネジャーと連携することで，在宅での服用状況の確認や，ヘルパーによる声かけなどでの服薬状況の改善，自身での服薬管理が困難な患者への訪問薬剤管理の検討など多職種と連携した対応が期待できます。

6）在宅協力薬局について

　在宅医療は，患者の急な容態変化などにより，夜間休日の対応や緊急性の高い対応などを求められることがあります。当然薬剤管理指導も同様の対応を求められることになり，薬局によっては薬剤師の勤務体制などの制約を受け，対応に難渋するケースも珍しくありません。これらの状況を解決できるよう薬局同士が連携することで，1人の在宅患者の薬剤管理指導を行っていくためのシステムが「在宅協力薬局」制度です。

　医師から訪問の指示を受け，その患者の訪問薬剤管理指導を主として行う薬局（以下，「在宅基幹薬局」）と在宅基幹薬局のフォローを行う薬局（以下，「在宅協力薬局」）の役割や連携に関する要件を以下にまとめました。

---

①在宅協力薬局となるための条件

・在宅患者訪問薬剤管理指導に係る届出や介護給付に関する届出など在宅訪問に関する各種届出がなされていること。

・麻薬小売業の免許を取得していること（麻薬処方箋を応需する場合）。

・患家との距離が16km圏内であること（「在宅患者訪問薬剤管理指導料」を算定している患者の場合）。

②在宅協力薬局が保険請求可能な部分

・在宅協力薬局が訪問のみを代替で実施した場合（調剤までは基幹薬局が実施）。

　➡すべての保険請求を行わない。

・在宅協力薬局が受付・調剤・訪問すべてを実施した場合。

　➡調剤基本料，調剤料，薬剤料およびこれに関わる加算点数を保険請求する。

　　（注）在宅患者調剤加算も届出受理のある在宅協力薬局であれば算定可能

③在宅協力薬局が代替業務を行い，在宅基幹薬局が保険請求可能な薬学管理料および加算

・在宅患者訪問薬剤管理指導料

・在宅患者緊急訪問薬剤管理指導料1および2

・居宅療養管理指導料

・介護予防居宅療養管理指導料

・麻薬管理指導加算

（注）退院時共同指導料，在宅患者緊急時等共同指導料，在宅移行初期管理料は代替対応による保険請求はできない。

④在宅協力薬局が在宅訪問を実施した後に行うこと

・薬歴を記載する。

・訪問結果を在宅基幹薬局へ報告する（医師への直接報告は行わない）。

⑤制度利用にあたって在宅基幹薬局が行わなければならない項目

・在宅協力薬局に対し，連携にあたり実施した実務に対する費用の清算方法（謝礼等）に関して合意を取る。

・在宅患者に対し，在宅協力薬局が訪問による薬剤管理指導を実施することの同意を取る（重要事項説明書などに薬局名・連絡先を明記）。

・作成した薬学的管理指導計画書を在宅協力薬局へ常時提供し，患者情報を共有する。

・在宅協力薬局による代替訪問が実施されたのち，在宅協力薬局からの訪問結果の報告を薬歴簿へ記載し，医師へ報告書を提出する。

　1名の在宅患者に対する基幹薬局は1カ所のみですが，在宅協力薬局は複数の薬局と連携することが可能です（図2）。注意点としては，在宅基幹薬局はやむを得ない理由の場合に限って在宅協力薬局へ代替を依頼するという点です。レセプトの摘要欄には在宅協力薬局名および当該訪問薬剤管理指導を行った日付を記載しなければなりません。また，在宅協力薬局が処方箋を受け付けて調剤を行い，在宅協力薬局が訪問した場合には，在宅協力薬局が処方箋を受け付けた旨を明記します。

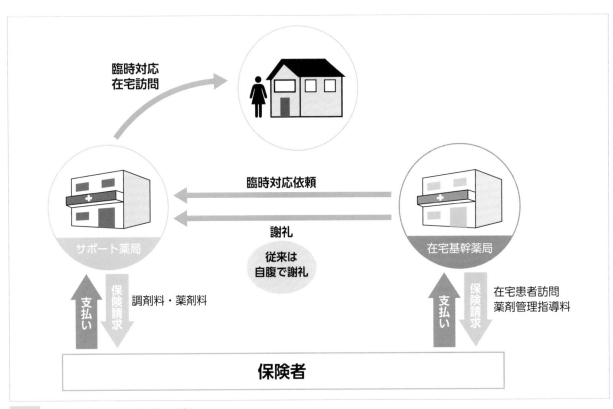

図2　サポート薬局の実績を評価

7）在宅医療において使用できる注射薬

医師が保険処方箋で投与できる注射薬は以下の通りとなります。

厚生労働大臣が定める注射薬等

（療担規則第20条第2号ト及び療担基準第20条第3号トの厚生労働大臣が定める保険医が投与することができる注射薬）

インスリン製剤，ヒト成長ホルモン剤，遺伝子組換え活性型血液凝固第VII因子製剤，遺伝子組換え型血液凝固第VIII因子製剤，乾燥濃縮人血液凝固第X因子加活性化第VII因子製剤，乾燥人血液凝固第VIII因子製剤，遺伝子組換え型血液凝固第IX因子製剤，乾燥人血液凝固第IX因子製剤，活性化プロトロンビン複合体，乾燥人血液凝固因子抗体迂回活性複合体，自己連続携行式腹膜灌流用灌流液，在宅中心静脈栄養法用輸液，性腺刺激ホルモン放出ホルモン剤，性腺刺激ホルモン製剤，ゴナドトロピン放出ホルモン誘導体，ソマトスタチンアナログ，顆粒球コロニー形成刺激因子製剤，インターフェロンアルファ製剤，インターフェロンベータ製剤，ブプレノルフィン製剤，抗悪性腫瘍剤，グルカゴン製剤，グルカゴン様ペプチド-1受容体アゴニスト，ヒトソマトメジンC製剤，人工腎臓用透析液，血液凝固阻止剤，生理食塩水，プロスタグランジンI_2製剤，モルヒネ塩酸塩製剤，エタネルセプト製剤，注射用水，ペグビソマント製剤，スマトリプタン製剤，フェンタニルクエン酸塩製剤，複方オキシコドン製剤，オキシコドン塩酸塩製剤，ベタメタゾンリン酸エステルナトリウム製剤，デキサメタゾンリン酸エステルナトリウム製剤，デキサメタゾンメタスルホ安息香酸エステルナトリウム製剤，プロトンポンプ阻害剤，H_2遮断剤，カルバゾクロムスルホン酸ナトリウム製剤，トラネキサム酸製剤，フルルビプロフェンアキセチル製剤，メトクロプラミド製剤，プロクロルペラジン製剤，ブチルスコポラミン臭化物製剤，グリチルリチン酸モノアンモニウム・グリシン・L-システイン塩酸塩配合剤，アダリムマブ製剤，エリスロポエチン，ダルベポエチン，テリパラチド製剤，アドレナリン製剤，ヘパリンカルシウム製剤，アポモルヒネ塩酸塩製剤，セルトリズマブペゴル製剤，トシリズマブ製剤，メトレレプチン製剤，アバタセプト製剤，pH4処理酸性人免疫グロブリン（皮下注射）製剤，電解質製剤，注射用抗菌薬，エダラボン製剤，アスホターゼ アルファ製剤，グラチラマー酢酸塩製剤，脂肪乳剤，セクキヌマブ製剤，エボロクマブ製剤，ブロダルマブ製剤，アリロクマブ製剤，ベリムマブ製剤，イキセキズマブ製剤，ゴリムマブ製剤，エミシズマブ製剤，イカチバント製剤，サリルマブ製剤，デュピルマブ製剤，ヒドロモルフォン塩酸塩製剤，インスリン・グルカゴン様ペプチド-1受容体アゴニスト配合剤，ヒドロコルチゾンコハク酸エステルナトリウム製剤，遺伝子組換えヒトvon Willebrand因子製剤，ブロスマブ製剤，アガルシダーゼ アルファ製剤，アガルシダーゼ ベータ製剤，アルグルコシダーゼ アルファ製剤，イデュルスルファーゼ製剤，イミグルセラーゼ製剤，エロスルファーゼ アルファ製剤，ガルスルファーゼ製剤，セベリパーゼ アルファ製剤，ベラグルセラーゼ アルファ製剤，ラロニダーゼ製剤，メポリズマブ製剤，オマリズマブ製剤，テデュグルチド製剤，サトラリズマブ製剤，ビルトラルセン製剤，レムデシビル製剤，ガルカネズマブ製剤，オファツムマブ製剤，ボソリチド製剤，エレヌマブ製剤，アバロパラチド酢酸塩製剤，カプラシズマブ製剤，乾燥濃縮人C1-インアクチベーター製剤，フレマネズマブ製剤，メトトレキサート製剤，チルゼパチド製剤，ビメキズマブ製剤，ホスレボドパ・ホスカルビドパ水和物配合剤，ペグバリアーゼ製剤，パビナフスプ

アルファ製剤，アバルグルコシダーゼ アルファ製剤，ラナデルマブ製剤，ネモリズマブ製剤，ペグセタコプラン製剤，ジルコプランナトリウム製剤，コンシズマブ製剤，テゼペルマブ製剤，オゾラリズマブ製剤，ドブタミン塩酸塩製剤，ドパミン塩酸塩製剤，ノルアドレナリン製剤，トラロキヌマブ製剤及びエフガルチギモド アルファ・ボルヒアルロニダーゼ アルファ配合剤

以上のように，すべての注射薬が院外処方箋で処方できるとは限りませんが，これらはあくまで「院外処方可能な注射薬」であって，記載されていない注射薬が在宅で使えないわけではありません。医療機関で払い出してもらう場合，すべての注射薬は理論上使用可能です。

近年，無菌調剤されることが増えてきたので，外来ではほとんど触れることがなく，在宅医療で使用されることが多いものについて解説します。

抗悪性腫瘍薬

使用されることが多いわけではありませんが，抗悪性腫瘍薬はすべて院外処方可能です。在宅での化学療法を行うケースは極めて珍しいですが，今後広まっていくことも期待されています。その際にはすべて院外処方可能であることを把握しておくことが大事になってきます。

医療用麻薬

医療用麻薬としてモルヒネ塩酸塩製剤，フェンタニルクエン酸塩製剤，複方オキシコドン製剤，オキシコドン塩酸塩製剤，ヒドロモルフォン塩酸塩製剤が記載されています。一般的に用いられる医療用麻薬の注射剤はすべて使用可能です。ヒドロモルフォンも注射剤が発売されてから速やかに追加されました。複方オキシコドン製剤（パビナール®）はあまり使われていませんが，院外処方が認められています。

オクトレオチド

オクトレオチドは，消化管ホルモン産生腫瘍，先端巨大症，下垂体性巨人症などの症状の改善に使用される持続性ソマトスタチンアナログ製剤です。がん患者で消化管閉塞による悪心や嘔吐を緩和させることに使用されることがあり，院外処方することは可能です。投与する際にはシリンジポンプを用いて投与されることがあります。

在宅中心静脈栄養法用輸液，電解質輸液，脂肪乳剤

高カロリー輸液はそれ以外に，ビタミン剤，高カロリー輸液用微量元素製剤および血液凝固阻止剤を投与することができます。なお，上記に掲げる薬剤のうち，処方医および保険薬剤師の医学・薬学的な判断に基づき適当と認められるものについて，在宅中心静脈栄養法用輸液に添加して投与することは差し支えありません。

経口摂取不能または不十分な場合の水分・電解質の補給・維持を目的とした注射薬（高カロリー輸液を除く）は，電解質製剤以外に電解質補正製剤（電解質製剤に添加して投与する注射薬に限る），ビタミン剤，高カロリー輸液用微量元素製剤および血液凝固限止剤を投与することができます。エルネオパ®NF 輸液などの高カロリー輸液や電解質輸液も処方可能です。

　その他，ビタミン剤や微量元素はリストには記載されていませんが，高カロリー輸液や電解質輸液に添加する目的であれば院外処方が認められています。高カロリー輸液や電解質輸液とセットで処方してもらう必要があることに留意してください。また，脂肪乳剤はかつて院外処方不可でしたが，平成28年から可能となりました。

注射用抗菌薬

　注射用抗菌薬についても，かつては院外処方不可でしたが，平成26年度診療報酬改定において電解質製剤とともに認められました。抗菌薬の中には抗真菌薬も含まれており，すべての注射用抗菌薬が処方可能です。

レムデシビル製剤

　新型コロナウイルス感染症治療薬であるレムデシビル製剤（ベクルリー®点滴静注液100mg）も院外処方は可能です。

院外処方できないもの

　基本的にリストに記載されていない注射薬は院外処方することができません。その際には以下のような方法が考えられます。

・主治医と相談し，処方可能な薬剤への変更を相談
・医療機関で院内処方として払い出してもらう

【投与する場面が多いにもかかわらず処方できないものの代表例】

・アセトアミノフェン注射液（アセリオ®静注液1,000mgバッグ）
・ハロペリドール注（セレネース®注5mg）
・ミダゾラム注射液（ドルミカム®注射液10mg）
・デノスマブ注射液（プラリア®皮下注，ランマーク®皮下注）
・ゾレドロン酸点滴静注（ゾメタ®点滴静注4mg）
・フロセミド注（ラシックス®注）

　がん性疼痛で使用されることもあるアセリオ®静注液は，現在院外処方は認められていません。一方，NSAIDsであるロピオン®静注（フルルビプロフェン）は院外処方可能です。終末期に鎮静で使用されるミダゾラム注射液，ハロペリドール注，骨転移で使用されるデノスマブやゾレドロン酸についても院外処方はできません。そのため，どうしても使用したい場合は医療機関から払い出してもらうこととなります。

　さらに循環器疾患で使用されるキードラッグである利尿薬も院外処方できません。このため，複数の循環作動薬を使用している心不全終末期の患者の在宅移行には苦慮する場面が多発します。医師と事前のシミュレーションやケーススタディを準備しておくことで，混乱しないようなフローを構築しておきましょう。

　療担規則によって保険で処方できる注射薬は決められています。使用したい薬剤が院外処方でき

ない場合には，院内で払い出してもらう必要があること，払い出し時に単剤処方では認められないものがあることなど複雑であるため，1つずつ見直していくようにしましょう。

8）特定保険医療材料・衛生材料の供給

平成26年度診療報酬改定において，地域支援体制加算または在宅患者調剤加算の届出を行っている保険薬局は，医師の指示により，担当する在宅療養患者に対し必要な衛生材料を患者宅等へ提供する仕組みが整備されました（図3）。

この件に関する医科の報酬における在宅療養指導管理料の通則の通知は以下の通りです。

> 当該患者へ訪問看護を実施している訪問看護事業者から，訪問看護計画書により必要とされる衛生材料等の量について報告があった場合，医師は，その報告を基に療養上必要な量について判断の上，患者へ衛生材料等を支給する。また，当該訪問看護事業者から，訪問看護報告書により衛生材料等の使用実績について報告があった場合は，医師は，その内容を確認した上で，衛生材料等の量の調整，種類の変更等の指導管理を行う。
>
> また，医師は，上記の訪問看護計画書等を基に衛生材料等を支給する際，保険薬局（当該患者に対して在宅患者訪問薬剤管理指導を行っており，地域支援体制加算又は在宅患者調剤加算の届出を行っているものに限る。）に対して，必要な衛生材料等の提供を指示することができる。

供給する衛生材料の費用は，薬局から医療機関へ請求することになります。その価格についてはあらかじめ合議によって決定しておく必要があります。

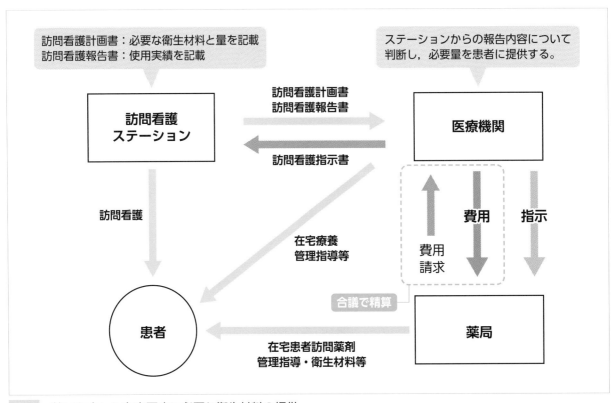

図3　薬局を介した在宅医療に必要な衛生材料の提供

在宅中心静脈栄養法の保険点数

【医科での算定】

C104 在宅中心静脈栄養法指導管理料 3,000点／月

在宅中心静脈栄養法を行っている入院中の患者以外の患者に対して，在宅中心静脈栄養法に関する指導管理を行った場合に算定する。

C160 在宅中心静脈栄養法用輸液セット加算 2,000点／月

在宅中心静脈栄養法を行っている入院中の患者以外の患者に対して，輸液セットを使用した場合に，在宅療養指導管理料の所定点数に加算する。

C161 注入ポンプ加算 1,250点／月

次のいずれかに該当する入院中の患者以外の患者に対して，注入ポンプを使用した場合に，2月に2回に限り，在宅療養指導管理料の所定点数に加算する（C160と別に算定）。

イ 在宅中心静脈栄養法，在宅成分栄養経管栄養法または在宅小児経管栄養法を行っている患者，ロ 次のいずれかに該当する患者

（1）悪性腫瘍の患者であって，在宅において麻薬等の注射を行っている末期の患者

（2）筋萎縮性側索硬化症または筋ジストロフィーの患者であって，在宅において麻薬等の注射を行っている患者

（3）（1）または（2）に該当しない場合であって，緩和ケアを要する心不全または呼吸器疾患の患者に対して，在宅において麻薬の注射を行っている末期の患者

ハ 悪性腫瘍の患者であって，在宅において抗悪性腫瘍剤等の注射を行っている患者

ニ 別に厚生労働大臣が定める注射薬の自己注射を行っている患者

在宅002 在宅中心静脈栄養用輸液セット

医療機関において，セット加算を算定している場合には，薬局からの払い出しはできない。ただし，1カ月に7組以上用いる場合，7組目以降は1組ごとに特定保険医療材料として算定できる。

（1）本体	1,400円
（2）付属品	
①フーバー針	419円
②輸液バッグ	414円

【薬科での算定】

調剤005 在宅中心静脈栄養用輸液セット

医療機関において，セット加算を算定していない場合に限り，薬局から患者宅に供給できる。

(1) 本体	1,400 円
(2) 付属品	
①フーバー針	419 円
②輸液バッグ	414 円

在宅経腸栄養法の保険点数

【医科での算定】

C105 在宅成分栄養経管栄養法指導管理料 2,500 点／月

在宅成分栄養経管栄養法を行っている入院中の患者以外の患者に対して，在宅成分栄養経管栄養法に関する指導管理を行った場合に算定する。

C105-2 在宅小児経管栄養法指導管理料 1,050 点／月

在宅小児経管栄養法を行っている入院中の患者以外の患者（別に厚生労働大臣が定める者に限る。）に対して，在宅小児経管栄養法に関する指導管理を行った場合に算定する。

C105-3 在宅半固形栄養経管栄養法指導管理料 2,500 点／月

在宅半固形栄養経管栄養法を行っている入院中の患者以外の患者（別に厚生労働大臣が定める者に限る。）に対して，在宅半固形栄養経管栄養法に関する指導管理を行った場合に，最初に算定した日から起算して1年を限度として算定する。

C109 在宅寝たきり患者処置指導管理料 1,050 円／月

在宅における創傷処置等の処置を行っている入院中の患者以外の患者であって，現に寝たきりの状態にあるものまたはこれに準ずる状態にあるものに対して，当該処置に関する指導管理を行った場合に算定する。

C161 注入ポンプ加算 1,250 点／月

在宅中心静脈栄養法の保険点数の項目を参照。

C162 在宅経管栄養法用栄養管セット加算 2,000 点／月

在宅成分栄養経管栄養法，在宅小児経管栄養法又は在宅半固形栄養経管栄養法を行っている入院中の患者以外の患者（在宅半固形栄養経管栄養法を行っている患者については，区分番号C105-3に掲げる在宅半固形栄養経管栄養法指導管理料を算定しているものに限る。）に対して，栄養管セットを使用した場合に，在宅療養指導管理料の所定点数に加算する（C161と併せて算定することができるがそれぞれ月1回に限り算定する）。

在宅 005 在宅寝たきり患者処置用栄養用ディスポーザブルカテーテル

（1）経鼻用	
①一般用	183 円
②乳幼児用	
ア　一般型	94 円
イ　非 DEHP 型	147 円
③経腸栄養用	1,600 円
④特殊型	2,110 円
（2）腸瘻用	3,870 円

【薬科での算定】

調剤 006 在宅寝たきり患者処置用栄養用ディスポーザブルカテーテル

医療機関が C162 を算定していない場合に限り，薬局で算定できる（患者宅に供給できる）。

（1）経鼻用	
①一般用	183 円
②乳幼児用	
ア　一般型	94 円
イ　非 DEHP 型	147 円
③経腸栄養用	1,600 円
④特殊型	2,110 円
（2）腸瘻用	3,870 円

ドレーンチューブの使用例

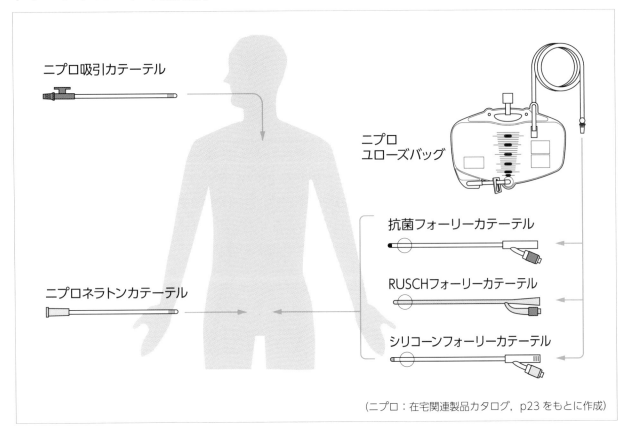

(ニプロ：在宅関連製品カタログ，p23 をもとに作成)

4 医科・歯科在宅診療報酬について

　医科・歯科における在宅診療報酬算定は，薬科の診療報酬・介護報酬算定に影響を及ぼすことがあるため，関係する医科・歯科の在宅診療報酬について理解することが大切です。

　以下に主な診療報酬について記載します。

B004　退院時共同指導料（1）

①在宅療養支援診療所の場合　1,500 点

②在宅療養支援診療所の場合以外　900 点

　保険医療機関に入院中の患者について，地域において当該患者の退院後の在宅療養を担う保険医療機関の保険医又は当該保険医の指示を受けた保健師，助産師，看護師，准看護師（以下，「看護師等」という），薬剤師，管理栄養士，理学療法士，作業療法士，言語聴覚士もしくは社会福祉士が，患者の同意を得て，退院後の在宅での療養上必要な説明及び指導を，入院中の保険医療機関の保険医または看護師等，薬剤師，管理栄養士，理学療法士，作業療法士，言語聴覚士もしくは社会福祉士と共同して行った上で，文書により情報提供した場合に，当該入

院中1回に限り，地域において当該患者の退院後の在宅療養を担う保険医療機関において算定する。ただし，別に厚生労働大臣が定める疾病等の患者については，当該入院中2回に限り算定できる。

B009　診療情報提供料（Ⅰ）　250点

1　保険医療機関が，診療に基づき，別の保険医療機関での診療の必要を認め，これに対して，患者の同意を得て，診療状況を示す文書を添えて患者の紹介を行った場合に，紹介先保険医療機関ごとに患者1人につき月1回に限り算定する。

2　保険医療機関が，診療に基づき患者の同意を得て，当該患者の居住地を管轄する市町村又は介護保険法第46条第1項の規定により都道府県知事が指定する指定居宅介護支援事業者等に対して，診療状況を示す文書を添えて，当該患者に係る保健福祉サービスに必要な情報を提供した場合に，患者1人につき月1回に限り算定する。

3　保険医療機関が，診療に基づき保険薬局による在宅患者訪問薬剤管理指導の必要を認め，在宅での療養を行っている患者であって通院が困難なものの同意を得て，当該保険薬局に対して，診療状況を示す文書を添えて，当該患者に係る在宅患者訪問薬剤管理指導に必要な情報を提供した場合に，患者1人につき月1回に限り算定する。

＊当該患者の選択する保険薬局の保険薬剤師が，訪問薬剤管理指導を行う場合であって，当該患者又はその看護等に当たる者の同意を得たうえで，当該保険薬局に対して処方せん又はその写しに添付して，当該患者の訪問薬剤管理指導に必要な診療情報を提供した場合に算定する。この場合において，交付した文書の他，処方せんの写しを診療録に添付する。なお，処方せんによる訪問薬剤管理指導の依頼のみの場合，診療情報提供料（Ⅰ）は算定できない。

＊医療機関への「診療情報提供料（Ⅰ）（250点）」は，在宅療養支援診療所の届出要件にある「支援病院」に対する書類は算定不可となっている。また，介護保険の「居宅療養管理指導費」を算定している場合は，区市町村や介護支援事業所（ケアマネジャー），訪問薬剤指導を行う調剤薬局などに対する介護保険事業の提供に関わる情報提供料の算定は認められていない。

C000　介護保険施設等連携往診加算　200点

別に厚生労働大臣が定める施設基準に適合しているものとして地方厚生局長等に届け出た保険医療機関が，介護老人保健施設，介護医療院及び特別養護老人ホーム（以下，「介護保険施設等」という）の協力医療機関であって，当該介護保険施設等に入所している患者の病状の急変等に伴い，往診を行った場合に加算する。

C002　15　在宅医療情報連携加算（在宅時医学総合管理料及び施設入居時等医学総合管理料）100点

在宅医療情報連携加算（在宅がん医療総合診療料）　100点

別に厚生労働大臣が定める施設基準に適合しているものとして地方厚生局長等に届け出た訪問診療を実施している保険医療機関の保険医が，在宅での療養を行っている患者であって通院が困難なものの同意を得て，当該保険医療機関と連携する他の保険医療機関の保険医，歯科訪問診療を実施している保険医療機関の保険医である歯科医師等，訪問薬剤管理指導を実施している保険薬局の保険薬剤師，訪問看護ステーションの保健師，助産師，看護師，理学療法士，作業療法士もしくは言語聴覚士，管理栄養士，介護支援専門員または相談支援専門員等であって当該患者に関わる者が電子情報処理組織を使用する方法その他の情報通信の技術を利用する方法を用いて記録した当該患者に係る診療情報等を活用したうえで計画的な医学管理を行った場合に，月1回に限り加算する。

〈歯科〉在宅歯科医療情報連携加算　100点

別に厚生労働大臣が定める施設基準に適合しているものとして地方厚生局長等に届け出た歯科訪問診療を実施している保険医療機関の歯科医師が，在宅での療養を行っている患者であって通院が困難なものの同意を得て，当該保険医療機関と連携する他の保険医療機関の保険医，他の保険医療機関の保険医である歯科医師等，訪問薬剤管理指導を実施している保険薬局の保険薬剤師，訪問看護ステーションの保健師，助産師，看護師，理学療法士，作業療法士もしくは言語聴覚士，管理栄養士，介護支援専門員または相談支援専門員等であって当該患者に関わる者が，電子情報処理組織を使用する方法その他の情報通信の技術を利用する方法を用いて記録した当該患者に係る診療情報等を活用したうえで，計画的な歯科医学的管理を行った場合に，月1回に限り，100点を所定点数に加算する。

C010　在宅患者連携指導料　900点

1　訪問診療を実施している保険医療機関（診療所，在宅療養支援病院及び許可病床数が200床未満の病院（在宅療養支援病院を除く。）に限る。）の保険医が，在宅での療養を行っている患者であって通院が困難なものに対して，患者の同意を得て，歯科訪問診療を実施している保険医療機関，訪問薬剤管理指導を実施している保険薬局又は訪問看護ステーションと文書等により情報共有を行うとともに，共有された情報を踏まえて療養上必要な指導を行った場合に，月1回に限り算定する。

＊単に医療関係職種間で当該患者に関する診療情報を交換したのみの場合や訪問看護や訪問薬剤指導を行うよう指示を行ったのみでは算定できない。

C015　在宅がん患者緊急時医療情報連携指導料　200点

訪問診療を実施している保険医療機関の保険医が，在宅での療養を行っている患者であって通院が困難なもの（区分番号C002に掲げる在宅時医学総合管理料の注15（区分番号C002-2の注5の規定により準用する場合を含む）または区分番号C003に掲げる在宅がん医療総合診療料の注9に規定する在宅医療情報連携加算を算定しているものに限る）の同意を得て，末期の悪性腫瘍の患者の病状の急変等に伴い，当該保険医療機関と連携する他の保険医療機関の保

険医，歯科訪問診療を実施している保険医療機関の保険医である歯科医師，訪問薬剤管理指導を実施している保険薬局の保険薬剤師，訪問看護ステーションの保健師，助産師，看護師，理学療法士，作業療法士もしくは言語聴覚士，管理栄養士，介護支援専門員または相談支援専門員等が電子情報処理組織を使用する方法その他の情報通信の技術を利用する方法を用いて記録した当該患者に係る人生の最終段階における医療・ケアに関する情報を取得したうえで療養上必要な指導を行った場合に，月1回に限り算定する。

C104　在宅中心静脈栄養法指導管理料　3,000点

　在宅中心静脈栄養法を行っている入院中の患者以外の患者に対して，在宅中心静脈栄養法に関する指導管理を行った場合に算定する。

(1) 在宅中心静脈栄養法とは，諸種の原因による腸管大量切除例又は腸管機能不全例等のうち，安定した病態にある患者について，在宅での療養を行っている患者自らが実施する栄養法をいう。

(2) 対象となる患者は，原因疾患の如何にかかわらず，中心静脈栄養以外に栄養維持が困難な者で，当該療法を行うことが必要であると医師が認めた者とする。

(3) 在宅中心静脈栄養法指導管理料を算定している患者（入院中の患者を除く。）については，区分番号「G005」中心静脈注射の費用，及び区分番号「G006」植込型カテーテルによる中心静脈注射の費用は算定できない。

(4) 在宅中心静脈栄養法指導管理料を算定している患者については，当該保険医療機関において区分番号「C001」在宅患者訪問診療料を算定する日に行った区分番号「G001」静脈内注射及び区分番号「G004」点滴注射の費用（薬剤及び特定保険医療材料に係る費用を含む。）は算定できない。

C105　在宅成分栄養経管栄養法指導管理料　2,500点

　在宅成分栄養経管栄養法を行っている入院中の患者以外の患者に対して，在宅成分栄養経管栄養法に関する指導管理を行った場合に算定する。

C105-3　在宅半固形栄養経管栄養法指導管理料　2,500点

　在宅半固形栄養経管栄養法を行っている入院中以外の患者（別に厚生労働大臣が定める者に限る。）に対して，在宅半固形栄養経管栄養法に関する指導管理を行った場合に，最初に算定した日から起算して1年を限度として算定する。

C108　在宅麻薬等注射指導管理料

①悪性腫瘍の場合　1,500点

②筋萎縮性側索硬化症又は筋ジストロフィーの場合　1,500点

③心不全または呼吸器疾患の場合　1,500点

1　①については，悪性腫瘍の患者であって，入院中の患者以外の末期の患者に対して，在

宅における麻薬等の注射に関する指導管理を行った場合に算定する。

2　②については，筋萎縮性側索硬化症又は筋ジストロフィーの患者であって，入院中の患者以外の患者に対して，在宅における麻薬等の注射に関する指導管理を行った場合に算定する。

3　③については，①または②に該当しない場合であって，緩和ケアを要する心不全または呼吸器疾患の患者であって，入院中の患者以外の末期の患者に対して，在宅における麻薬の注射に関する指導管理を行った場合に算定する。

C108-2　在宅腫瘍化学療法注射指導管理料　1,500点

悪性腫瘍の患者であって，入院中の患者以外の患者に対して，在宅における抗悪性腫瘍剤等の注射に関する指導管理を行った場合に算定する。

C108-3 在宅強心剤持続投与指導管理料　1,500点

別に厚生労働大臣が定める注射薬の持続投与を行っている入院中の患者以外の患者に対して，在宅心不全管理に関する指導管理を行った場合に算定する。

C160　在宅中心静脈栄養法用輸液セット加算　2,000点

在宅中心静脈栄養法を行っている入院中の患者以外の患者に対して，輸液セットを使用した場合に，在宅療養指導管理料の所定点数に加算する。

＊「輸液セット」とは，在宅で中心静脈栄養法を行うに当たって用いる輸液用器具（輸液バッグ），注射器及び採血用輸血用器具（輸液ライン）をいう。

＊在宅中心静脈栄養用輸液セット
夜間の中心静脈栄養等で，在宅中心静脈栄養用輸液セットを1月につき7組以上用いる場合において，7組目以降の中心静脈栄養用輸液セットについて算定する。

C162　在宅経管栄養法用栄養管セット加算　2,000点

在宅成分栄養経管栄養法，在宅小児経管栄養法又は在宅半固形栄養経管栄養法を行っている入院中の患者以外の患者（在宅半固形栄養経管栄養法を行っている患者については，区分番号C105-3に掲げる在宅半固形栄養経管栄養法指導管理料を算定しているものに限る。）に対して，栄養管セットを使用した場合に，在宅療養指導管理料の所定点数に加算する。

地域包括ケアシステムを理解する

1 地域包括ケアシステムとは

　地域包括ケアシステムとは，団塊の世代が75歳以上となる令和7年（2025年）を目途に，身近な地域（おおむね30分以内に必要なサービスを受けることができる区域，中学校区など）を単位に，要介護状態となっても住み慣れた地域で自分らしい暮らしを最後まで続けることができるよう，5つの構成要素「医療，介護，予防，住まい，生活支援」が連携しながら支援する体制のことを指します（図1）。

　急激に高齢化が進む中，公的なサービスや医療機関・介護施設といった地域の資源が不足し，公的サービスのみで在宅生活を支えるには限界があります。システムの構築には，行政機関だけでなく民間企業やボランティア，NPO法人，そして何よりも高齢者自身が地域づくりに積極的に参加することが重要になります。

　また，地域包括ケアシステムは，「自助」，「互助」，「共助」，「公助」，それぞれの関係者の参加によって形成されるため，全国一律のものではなく，地域ごとの地域特性や住民特性等の実情に応じたシステムでなければなりません。地域包括支援センターとその設置主体である市町村には，高齢者が住み慣れた地域で安心して過ごせるよう，自助・互助・共助・公助の適切なコーディネート，および資源やサービス等の開発により，包括的・継続的な支援を行い，地域包括ケアを実現していくことが求められています。公私それぞれが役割を踏まえて取り組んでいくために，自助・互助・共助・公助の役割分担を明確化することが大切になってきます。

　それでは，この地域包括ケアシステムを構成するために必要なものは何でしょうか。改めて，平成24年度に公表された地域包括ケアシステムの「植木鉢」の図を見てみましょう（図2）。

　住み慣れた地域で安心して暮らすためには，「住まい」と安定した日常生活を送るための「生活支援・福祉サービス」が基盤となります。「住まい」と「生活支援・福祉サービス」を土台として，個々の高齢者の心身の状況に応じて，「医療・看護」，「介護・リハビリテーション」，「保健・予防」が一体的に提供されます。つまり，養分となる生活基盤がしっかりすることで初めて，「医療・看護」，「介護・リハビリテーション」，「保健・予防」といったサービスが効果的に機能すると考えられているのです。

　平成27年度より，介護予防・日常生活支援総合事業として実施され，要支援者に対する介護予防は生活支援と一体的に，住民自身や専門職以外の担い手を含めた多様な主体による提供体制へと

地域包括ケアシステムの構築について

○ 団塊の世代が75歳以上となる2025年を目途に，重度な要介護状態となっても住み慣れた地域で自分らしい暮らしを人生の最後まで続けることができるよう，医療・介護・予防・住まい・生活支援が一体的に提供される地域包括ケアシステムの構築を実現。

○ 今後，認知症高齢者の増加が見込まれることから，認知症高齢者の地域での生活を支えるためにも，地域包括ケアシステムの構築が重要。

○ 人口が横ばいで75歳以上人口が急増する大都市部，75歳以上人口の増加は緩やかだが人口は減少する町村部等，高齢化の進展状況には大きな地域差。

○ 地域包括ケアシステムは，保険者である市町村や都道府県が，地域の自主性や主体性に基づき，地域の特性に応じて作り上げていくことが必要。

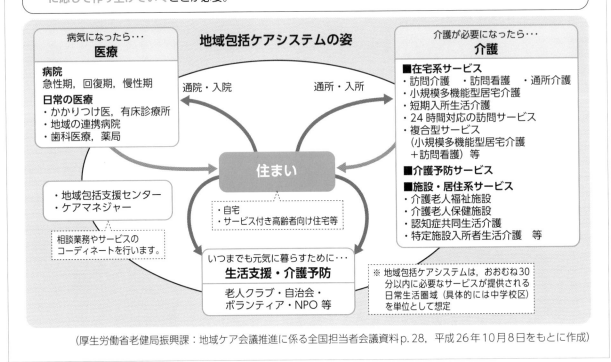

(厚生労働省老健局振興課：地域ケア会議推進に係る全国担当者会議資料p.28，平成26年10月8日をもとに作成)

図1 地域包括ケアシステム

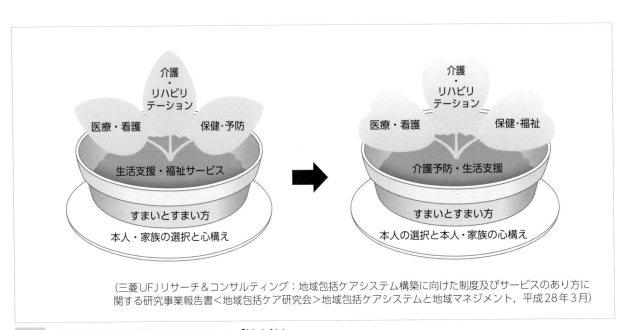

(三菱UFJリサーチ＆コンサルティング：地域包括ケアシステム構築に向けた制度及びサービスのあり方に関する研究事業報告書＜地域包括ケア研究会＞地域包括ケアシステムと地域マネジメント，平成28年3月)

図2 進化する地域包括ケアシステムの「植木鉢」

移行するとされました。これまで専門職（葉）の中に位置づけられてきた軽度者向けの予防活動の多くは，自助や互助などの取り組みを通して社会参加の機会が確保され，おのおのの日常生活の中で生活支援や介護予防の機能が発揮されるため，「介護予防・生活支援」を一体として再整理されました。

また，令和22年（2040年）に向けて，単身高齢者や低年金の高齢者増加に伴う経済格差の拡大と貧困問題など，複雑な福祉的課題を抱えた高齢者世帯数の増大が予測されており，ソーシャルワーカーの重要性は大きくなります。高齢者の社会的孤立も含め，地域での生活課題を抱える人々の問題はさまざまであるため，専門職（葉）が関わる分野として，「保健・福祉」が改めて組み込まれました。

そして最後に，鉢の基礎となる「本人・家族の選択と心構え」ですが，地域生活の継続を選択するにあたっては，本来は「本人の選択」が最も重視されるべきであり，それに対して本人・家族がどのように心構えを持つかが重要であるとの考え方から，「本人の選択と本人・家族の心構え」と改められました。

では，自助・互助・共助・公助とはどういうことを指すのでしょうか（図3）。

①自助

他人の力によらず，自費で市場サービスを利用したり，介護予防や健診（検診）などで健康管理を行い，当事者である自分（本人）の力だけで課題を解決することです。

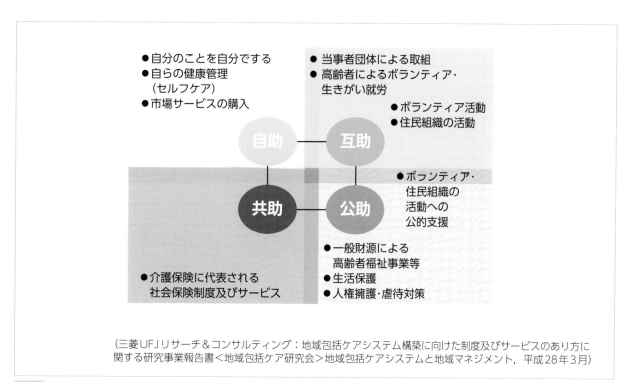

(三菱UFJリサーチ＆コンサルティング：地域包括ケアシステム構築に向けた制度及びサービスのあり方に関する研究事業報告書＜地域包括ケア研究会＞地域包括ケアシステムと地域マネジメント，平成28年3月)

図3 「自助・互助・共助・公助」から見た地域包括ケアシステム

②互助

　当事者の周囲にいる近しい人（家族や友人，近所の人，ボランティアなど）が，制度に基づかず，お互いを助け合い課題解決することです。

③共助

　社会保険方式の医療・介護サービスなどを利用して課題を解決することです。医療保険，介護保険，年金などがこれにあたります。

④公助

　自助・互助・共助でも対応できない課題に対するための制度で，生活保護，権利擁護，虐待防止など自治体が提供するサービスを受けて課題を解決することです。

　基礎となるのは「自助」，そして「自助」を支えるのは「互助」，「互助」で難しい課題には「共助」，それでも難しい課題には「公助」という関係です。それぞれの負担を軽減するには，それぞれが質の向上を図り，密接な連携が必要になってくるのです。

2 地域包括支援センター

　地域包括支援センターは，「地域住民の心身の健康の保持及び生活の安定のために必要な援助を行うことにより，その保健医療の向上及び福祉の増進を包括的に支援することを目的とする施設」（介護保険法第115条の46）です（図4）。市町村は地域包括支援センターの役割や，委託の場合は行政との関係を明確にしたうえで，地域包括支援センターの位置づけを明確にし，効果的な活用を図ることが求められています。つまりは，この地域包括ケアシステムを推進するための中核機関となるわけです。

　センターには，保健師（もしくは経験豊富な看護師）や社会福祉士，主任ケアマネジャーが配置されていて，地域に暮らす人たちの介護予防や日々の暮らしをさまざまな側面からサポートすることを主な役割としています。高齢者の暮らしを地域でサポートするための拠点として，介護だけでなく，福祉，健康，医療などさまざまな分野から総合的に高齢者とその家族を支えるための機関です。

　地域の窓口ですので，高齢者本人だけではなく，家族や地域住民の悩みや相談なども，地域包括支援センターが中心になって適切な機関と連携して解決していきます。

　主な業務は，介護予防支援および包括的支援事業（①総合相談・支援事業，②介護予防ケアマネジメント事業，③権利擁護業務，④包括的・継続的ケアマネジメント支援事業）で，制度横断的な連携ネットワークを構築して実施します。

①総合相談・支援事業

　地域包括支援センターのすべての業務の入り口となるのが総合相談です。総合相談は，住民の各種相談を幅広く受け付けて，行政機関，保健所，医療機関，児童相談所など必要なサービスにつなぐ多面的（制度横断的）な支援を展開していきます。

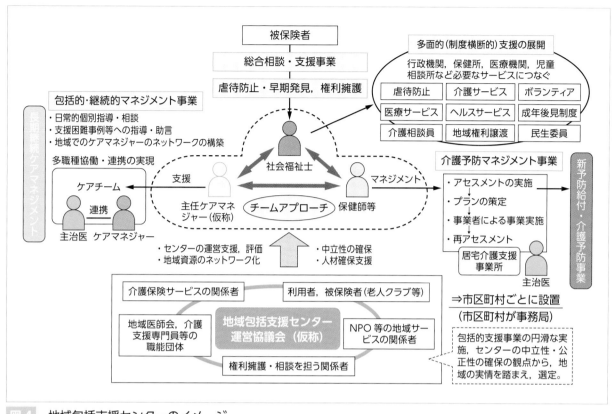

図4 地域包括支援センターのイメージ

②介護予防ケアマネジメント事業

　高齢者の自立支援を目的として，その人の心身の状況や置かれている環境，その他の状況に応じて対応を考えていきます。

　訪問型サービス（第1号訪問事業），通所型サービス（第1号通所事業），その他の生活支援サービス（第1号生活支援事業）のほか，一般介護予防事業や市町村の独自施策，市場において民間企業により提供される生活支援サービスも含め，要支援者等の状況にあった適切なサービスが包括的かつ効率的に提供されるよう必要な援助を行います。

③権利擁護業務

　地域の住民，民生委員，介護支援専門員などの支援だけでは十分に問題が解決できない，適切なサービス等につながる方法が見つからないなどの困難な状況にある高齢者が，地域において尊厳のある生活を維持し，安心して生活を行うことができるよう，専門的・継続的な視点から，権利擁護のための支援を専門的に行います。特に権利侵害行為の対象となっている高齢者や権利侵害の対象になりやすい高齢者，あるいは自ら権利主張や権利行使することができない状況にある高齢者に対しての権利擁護支援を行います。

④包括的・継続的ケアマネジメント支援事業

　高齢者が住み慣れた場所で暮らし続けることができるよう，地域における連携・協働の体制づくり（ケアマネジャー，主治医，地域の関係機関などの連携，在宅と施設の連携など）や，個々のケ

アマネジャーに対する支援等を行います。「地域ケア会議」等を通じた自立支援型ケアマネジメントの支援や，支援困難事例等への指導・助言も行います。

3 地域ケア会議

国は，平成23年6月の介護保険法改正により，関係者との連携努力義務を明記しました。そして，多種職協働のもと，フォーマル・インフォーマルな資源やサービスも活用しながら，個別ケースの支援内容の検討を行い，その積み重ねを通し，関係者の課題解決能力の向上や地域包括支援ネットワークを構築するための有効な手法として，地域ケア会議を位置づけました（図5）。

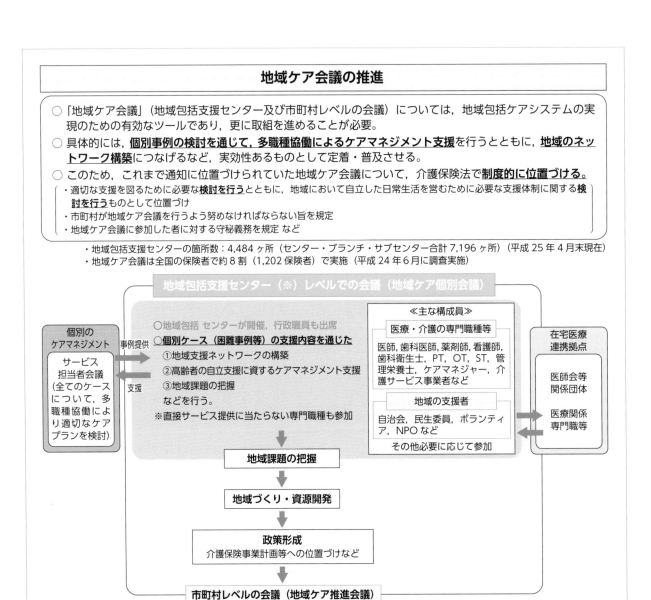

図5　地域ケア会議の推進

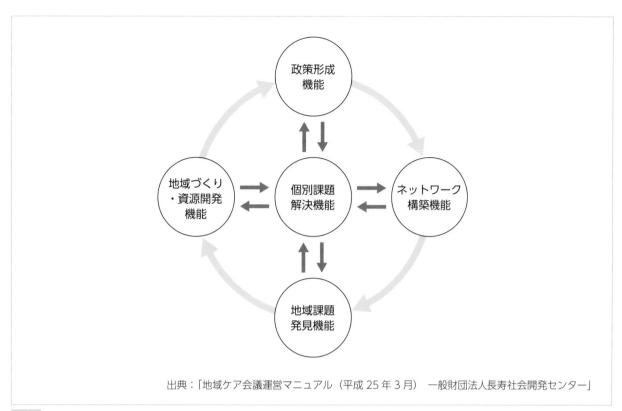

出典：「地域ケア会議運営マニュアル（平成25年3月）　一般財団法人長寿社会開発センター」

図6　地域ケア会議の持つ機能

　地域ケア会議とは，地域包括ケア実現のため，各地域の実情に沿って，地域資源をどのように構築していくべきか，課題を的確に把握し，解決していく手段を導き出すための手法です。具体的には，多職種で話し合う場を設け，問題解決にあたります。

　個別ケースに係る支援内容の検討のために行う関係機関，団体に属する多職種，地域住民を招集して行う会議から，行政，介護サービス事業者，医療機関，民生委員等の地域の代表者等を招集して実施する「地域課題の把握」や「ネットワークの強化」，「政策形成」を目的として開催される会議までがその対象となります。

　現状では地域ケア会議の設置主体は，地域包括支援センター，または市町村（保険者）です。地域ケア会議は主に5つの機能を有します（図6）。個別ケースの支援内容の検討を繰り返し行うことにより，①個別課題解決機能，②ネットワーク構築機能，③地域課題発見機能が発揮されます。①，②，③の機能が発揮されることにより，④地域づくり・資源開発機能，⑤政策形成機能が発揮されると考えられます。

　今後は地域に必要とされるかかりつけ薬剤師を目指すため，特に①，②，③の機能を発揮させるよう個別ケース地域ケア会議，包括レベル地域ケア会議への積極的な参加が求められます。

地域ケア会議とその他の会議との相違点

　さまざまな個別検討会議がありますが，皆さんも聞き慣れているサービス担当者会議との違いを見てみましょう。

　表1を見てわかるように，「サービス担当者会議」は，介護支援専門員が主催し，利用者がその

表1 サービス担当者会議との相違点

地域ケア会議（個別ケース検討）	項目	サービス担当者会議
地域包括支援センターまたは市町村	開催主体	介護支援専門員（契約が前提）
ケース当事者への支援内容の検討，地域包括支援ネットワーク構築，自立支援に資するケアマネジメントの支援，地域課題の把握など	目的	利用者の状況等に関する情報共有，サービス内容の検討および調整など
・「地域支援事業の実施について」（厚生労働省老健局長通知） ・「地域包括支援センターの設置運営について」（厚生労働省老健局振興課長ほか連名通知）	根拠	「指定居宅介護支援等の事業の人員及び運営に関する基準」第13条第9号
行政職員，センター職員，介護支援専門員，介護サービス事業者，保健医療関係者，民生委員，住民組織，本人・家族等	参加者	居宅サービス計画の原案に位置づけた指定居宅サービス等の担当者，主治医，インフォーマルサービスの提供者，本人・家族等
サービス担当者会議で解決困難な課題等を多職種で検討 （例） ・支援者が困難を感じているケース ・支援が自立を阻害していると考えられるケース ・支援が必要だと判断されるがサービスにつながっていないケース ・権利擁護が必要なケース ・地域課題に関するケース　　　等	内容	・サービス利用者の状況等に関する情報の担当者との共有 ・当該居宅サービス計画原案の内容に関する専門的見地からの意見聴取

出典：「地域ケア会議運営マニュアル（平成25年3月）　一般財団法人長寿社会開発センター」

ニーズに応じたサービスを適切に活用できるように，ケアマネジメントの一環として開催されます。一方，個別ケースを検討する「地域ケア会議」は，市町村や地域包括支援センターが主に主催し，包括支援事業の一環として開催されます。また，検討するケースのサービス担当者に限らず，地域の多種職の視点から課題解決に向けて検討されます。検討されるケースも要支援や要介護高齢者に限定されません。達成しようとする目的や機能に応じて，地域ケア会議の検討事例や参加者が判断されます。

4 在宅医療・介護連携推進事業

　国民が住み慣れた地域で生活することを支えるには，医療・介護にまたがるさまざまな支援を提供する必要があります。医療と介護の両方を必要とする状態の高齢者が，住み慣れた地域で自分らしい暮らしを続けることができるよう，地域における医療・介護の関係機関が連携して，包括的かつ継続的な在宅医療・介護を提供することが重要になります。このため，関係機関が連携し，多職種協働により在宅医療・介護を一体的に提供できる体制を構築するため，都道府県・保健所の支援のもと，市町村が中心となり地域の医師会等と緊密に連携しながら，地域の関係機関の連携体制の構築を推進することが重要です（図7）。

　これまで医政局施策の在宅医療連携拠点事業（平成23・24年度），在宅医療推進事業（平成25

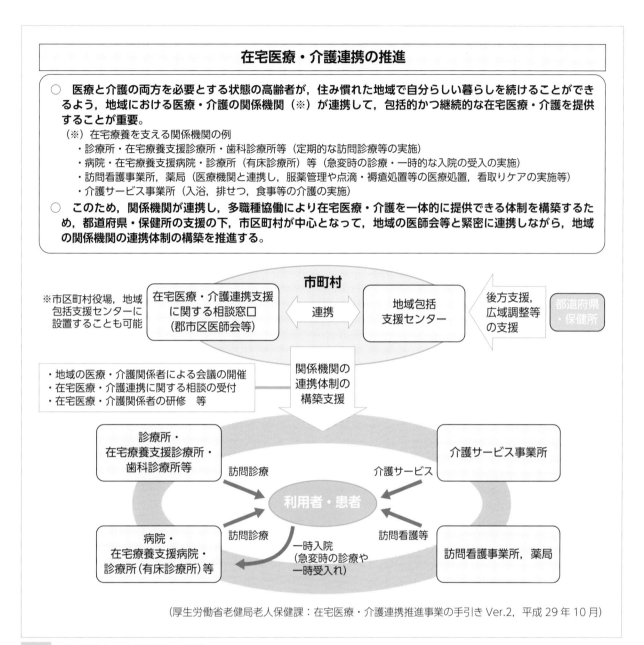

図7　在宅医療・介護連携の推進

～27年度）の推進により一定の成果が出たことから，平成27年度より介護保険法の中で制度化されました。実施可能な市町村は平成27年4月から取り組みを開始し，平成30年4月にはすべての市町村で実施されています。

1）在宅医療・介護連携推進事業の具体的取り組み

　各市町村では，原則として図8左側の8つの事業項目すべてを実施することとされていましたが，この8事業項目を行うこと自体が目的となっているのではないかとの指摘があり，「在宅医療・介護連携推進事業の手引きVer.3」（厚生労働省老健局老人保健課，令和2年9月）において，図8右側のような見直しが行われました。

　これまでの8つの事業を踏まえつつも，次のステップに向け，市町村が地域のあるべき姿を意識しながら，主体的に課題解決が図れるよう，また，最近の動向を踏まえ，地域の実情に応じ，取り

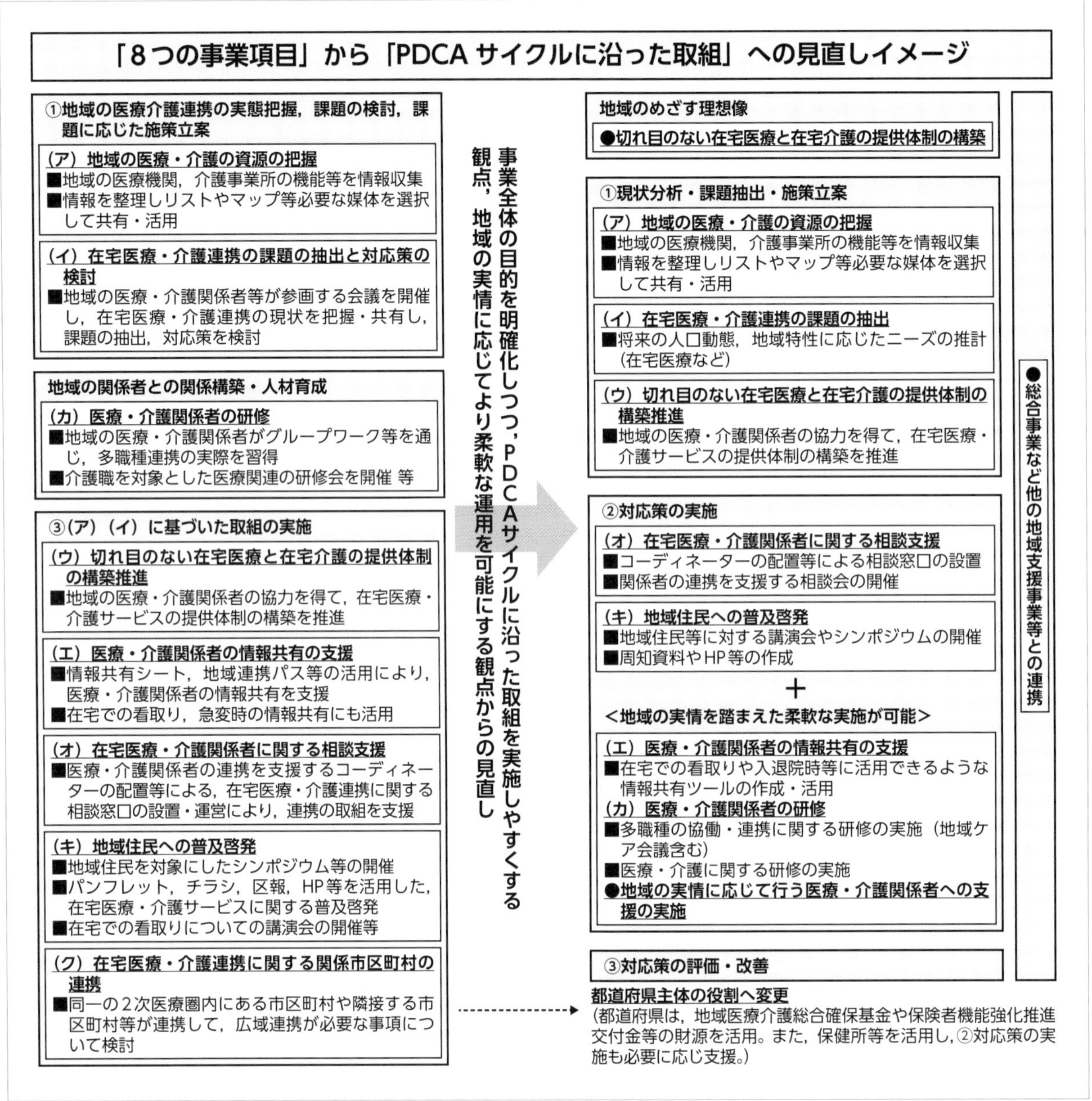

「8つの事業項目」から「PDCAサイクルに沿った取組」への見直しイメージ

①地域の医療介護連携の実態把握，課題の検討，課題に応じた施策立案

（ア）地域の医療・介護の資源の把握
- 地域の医療機関，介護事業所の機能等を情報収集
- 情報を整理しリストやマップ等必要な媒体を選択して共有・活用

（イ）在宅医療・介護連携の課題の抽出と対応策の検討
- 地域の医療・介護関係者等が参画する会議を開催し，在宅医療・介護連携の現状を把握・共有し，課題の抽出，対応策を検討

地域の関係者との関係構築・人材育成

（カ）医療・介護関係者の研修
- 地域の医療・介護関係者がグループワーク等を通じ，多職種連携の実際を習得
- 介護職を対象とした医療関連の研修会を開催 等

③（ア）（イ）に基づいた取組の実施

（ウ）切れ目のない在宅医療と在宅介護の提供体制の構築推進
- 地域の医療・介護関係者の協力を得て，在宅医療・介護サービスの提供体制の構築を推進

（エ）医療・介護関係者の情報共有の支援
- 情報共有シート，地域連携パス等の活用により，医療・介護関係者の情報共有を支援
- 在宅での看取り，急変時の情報共有にも活用

（オ）在宅医療・介護関係者に関する相談支援
- 医療・介護関係者の連携を支援するコーディネーターの配置等による，在宅医療・介護連携に関する相談窓口の設置・運営により，連携の取組を支援

（キ）地域住民への普及啓発
- 地域住民を対象にしたシンポジウム等の開催
- パンフレット，チラシ，区報，HP等を活用した，在宅医療・介護サービスに関する普及啓発
- 在宅での看取りについての講演会の開催等

（ク）在宅医療・介護連携に関する関係市区町村の連携
- 同一の2次医療圏内にある市区町村や隣接する市区町村等が連携して，広域連携が必要な事項について検討

事業全体の目的を明確化しつつ，PDCAサイクルに沿った取組を実施しやすくする観点，地域の実情に応じてより柔軟な運用を可能にする観点からの見直し

地域のめざす理想像
- ●切れ目のない在宅医療と在宅介護の提供体制の構築

①現状分析・課題抽出・施策立案

（ア）地域の医療・介護の資源の把握
- 地域の医療機関，介護事業所の機能等を情報収集
- 情報を整理しリストやマップ等必要な媒体を選択して共有・活用

（イ）在宅医療・介護連携の課題の抽出
- 将来の人口動態，地域特性に応じたニーズの推計（在宅医療など）

（ウ）切れ目のない在宅医療と在宅介護の提供体制の構築推進
- 地域の医療・介護関係者の協力を得て，在宅医療・介護サービスの提供体制の構築を推進

②対応策の実施

（オ）在宅医療・介護関係者に関する相談支援
- コーディネーターの配置等による相談窓口の設置
- 関係者の連携を支援する相談会の開催

（キ）地域住民への普及啓発
- 地域住民等に対する講演会やシンポジウムの開催
- 周知資料やHP等の作成

＋

＜地域の実情を踏まえた柔軟な実施が可能＞

（エ）医療・介護関係者の情報共有の支援
- 在宅での看取りや入退院時等に活用できるような情報共有ツールの作成・活用

（カ）医療・介護関係者の研修
- 多職種の協働・連携に関する研修の実施（地域ケア会議含む）
- 医療・介護に関する研修の実施
- ●地域の実情に応じて行う医療・介護関係者への支援の実施

③対応策の評価・改善

都道府県主体の役割へ変更
（都道府県は，地域医療介護総合確保基金や保険者機能強化推進交付金等の財源を活用。また，保健所等を活用し，②対応策の実施も必要に応じ支援。）

●総合事業など他の地域支援事業等との連携

図8 8つの事業項目の見直しイメージ（介護保険法施行規則改正イメージ）

組み内容の充実を図りつつPDCAサイクルに沿った取り組みをさらに進められるようにするための見直しです。

　実施した対応策については，立案時に設定した評価時期に，地域の実情に応じて設定した指標等を用いて評価を行うこととされています。その評価結果を踏まえ，目標設定や課題抽出，対応策の実施内容等について再度検討し，取り組みの選択と集中を繰り返しながら，地域包括ケアシステムの実現に向けてさらなる改善を行います。

2）都道府県の役割

　都道府県は，先行事例や好事例の整理・共有，都道府県が把握しているデータの提供，人材育成，広域的に実施することが効果的な研修や普及啓発の実施，関係市区町村の調整など，市区町村を積極的に支援するとともに，都道府県を通じて実施状況の把握を行います。

さあ，始めましょう

1 前準備

1）薬局に掲示するもの

- ・介護保険サービス提供事業者としての掲示
- ・在宅患者訪問薬剤管理指導の届出を行っている旨の掲示
- ・運営規定

2）準備書類等

●居宅療養管理指導を行うにあたって本人（介護保険対応は利用者，医療保険対応では患者というが，ここでは本人と統一）に記載してもらうもの
- ・重要事項説明書
- ・契約書（介護保険用，薬局・利用者各1通保存）

●在宅患者訪問薬剤管理指導を行うにあたって必要なもの
- ・重要事項説明書

●薬剤師が記入するもの
- ・訪問薬剤管理指導記録簿（薬歴）
- ・情報提供書〔主治医，他の医療関係職種，ケアマネジャー（居宅療養管理のみ）に対して〕
- ・薬学的管理指導計画書
- ・居宅療養管理指導，一部負担金の領収書（医療保険の領収書と分けるのが基本）

●身分証明書（介護保険事業者として）

2 訪問指示からの流れ

　医師や他医療スタッフ，ケアマネジャーからの訪問依頼，もしくは薬局側からの提案の場合の訪問の流れを示す。

本人または家族の訪問承諾確認および支援の必要性の確認（要件を満たせば，在宅移行初期管理料の算定が可能）

　正式な初回訪問前に本人宅を訪問し，服薬支援を行う必要性の確認を行った後，必要性が認められれば，重要事項・契約書の説明を行い，署名捺印をもらう。事前訪問の時間的猶予がない場合は，電話にて承諾を確認し，初回訪問時に重要事項説明，契約書の取り交わしを行う。医療・介護保険の情報，各受給者証の有無なども確認する（写真を撮っておくとよい）。

 本人の診療情報・介護情報の取得

　医師から診療情報の提供を受ける。担当ケアマネジャーがいる場合，ケアプラン（居宅サービス計画書）の提供を受ける。退院時カンファレンスが開催される場合，可能な限り参加し情報を収集する（注：算定要件を満たせば退院時共同指導料の算定が可能）。担当者会議が開催される場合，可能な限り参加し情報を収集する。〔情報収集の際は，在宅受け入れ可能情報提供シート（p58 ⑧参照）の活用も有用〕

 処方箋を応需する（電子処方箋の対応が可能であれば原本のやり取りは必要なくなる）

　本人宅へ訪問し，処方箋原本を受け取る。本人・家族から処方箋をFAXしてもらう（処方箋の原本の受け取りは訪問時に回収することも可。）。応需の際に，本人と家族に，アレルギー歴，副作用歴，服薬状況，残薬状況，合併症，他科受診，併用薬，飲食物，後発医薬品希望の有無などの確認を行う。

 処方箋に基づく調剤を行う

 薬学的管理指導計画書を作成する

　医師・ケアマネジャーなど多職種から収集した情報をもとに，本人の心身の特性・処方薬剤を踏まえ作成する。必要に応じ処方医と相談しながら作成する（作成した薬学的訪問指導計画書は医師に確認してもらう）。実施すべき指導の内容・訪問回数・訪問間隔等を必ず記載する。

 必要な書類をそろえ，訪問準備を行う

　得られた診療情報／介護情報の書類，薬学的管理指導計画書，訪問薬剤管理指導記録簿，領収証・明細書，本人宅への地図，重要事項説明書・契約書（事前訪問ができなかった場合），身分証明書，名札，名刺などをそろえる。

⑦ 本人宅へ連絡

訪問の日時等の確認〔介護保険などのサービス（通所介護や訪問入浴など）や食事などの時間帯と重ならないように事前に把握しておくとよい〕，駐車スペースなどの確認，清算金額のお知らせ，各種保険証・捺印等の準備依頼（事前訪問ができなかった場合）。

ポイント │ 車での訪問の注意

薬剤師が患家を訪問する際，道路事情により，やむを得ず駐車禁止の場所に車両を駐車せざるを得ない状況がある。各都道府県によって異なるが，地域によっては「駐車禁止除外指定」を受けられる場合もある。詳しくは管轄の警察署に相談。

ポイント │ 訪問時に持参するもの（必要なものは管理方法によっても異なる）

お薬カレンダー，チャック付きビニール袋などの薬剤管理用各種ツール，介護用品カタログ，訪問予定表，携帯用除菌シート，カメラ付き携帯，文房具（マジック黒・赤，セロハンテープ，はさみなど），医薬品鑑別に使用できるツール（スマートフォンなど），集金袋（釣り銭含む），体温計，血圧計，パルスオキシメーター，ピンセット，手袋など

3 訪問時

① 大切なのは挨拶です。自己紹介，身分証明書を堤示

⬇

② 重要事項説明を行い，契約書（介護保険のみ）締結。ただし，事前訪問による重要事項説明，契約締結が済んでいれば不要

⬇

③ 各保険証・情報確認

医療保険証，介護保険証，公費保険証確認（写真を撮っておくとよい）。ただし，事前訪問による各種保険証の確認が済んでいれば不要

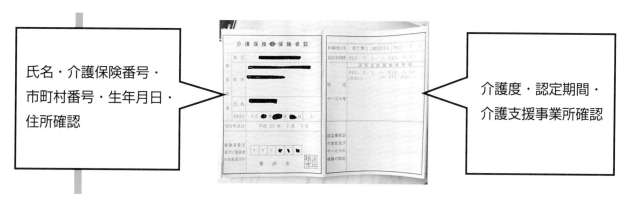

氏名・介護保険番号・市町村番号・生年月日・住所確認

介護度・認定期間・介護支援事業所確認

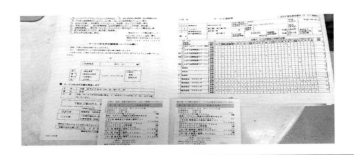

サービス提供書（介護保険のみ），お薬手帳，設置型連絡ノートなど

4 服薬管理・服薬指導（薬学的管理指導計画書で策定した管理指導も併せて実施）

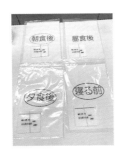

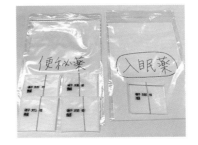

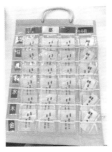

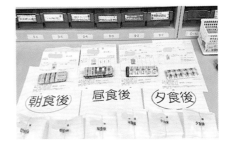

5 次回訪問日時確認

6 会計

医療保険ではBのみ

介護保険ではAとBが必要

A　介護保険領収

B　医療保険領収

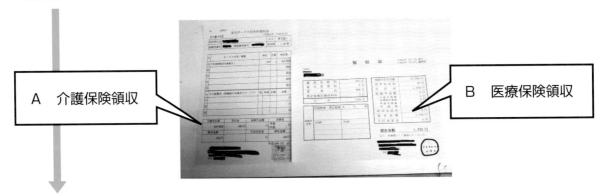

4 訪問後

1 薬歴，訪問服薬指導記録作成

↓

2 情報提供書作成

・在宅患者訪問薬剤管理指導：訪問の指示を行った医師，歯科医師に訪問結果の報告等をするとともに，必要に応じて処方医以外の医療関係職種に対しても，訪問薬剤管理指導の結果および当該医療関係職種による当該患者に対する療養上の指導に関する留意点について情報提供すること。

・居宅療養管理指導：医師または歯科医師に報告したうえで，ケアマネジャーに対するケアプランの作成等に必要な情報提供を行うこととする。ケアマネジャーへの情報提供がない場合には，算定できないこととなるため留意すること。

↓

3 次回訪問に向けての薬学的管理指導計画書作成

訪問結果を踏まえ，薬学的管理指導計画書の中で変更・追加が必要な箇所を更新する。見直し箇所がない場合であっても，1カ月に1回は更新を行う。

↓

4 給付管理業務

5 各種書式・様式

① 介護保険事業者としての掲示

利用者の皆様へ

当事業者の介護保険の取り扱いは，次の通りです。

1. 提供するサービスの種類
   居宅療養管理指導

2. 営業日及び営業時間

月曜日 ～ 金曜日	9時～19時
土曜日	9時～17時
日曜日・祝祭日	休業

緊急時は上記の時間に限りません。

3. 利用料金（介護保険負担割合1割の利用者の場合）

在宅で療養される方	518 円／ 1 回
在宅やグループホームで療養される方（同居者2～9名の場合）	379 円／ 1 回
老人ホームなどで療養される方（同居者10名以上の場合）	342 円／ 1 回
情報通信機器を用いた服薬指導を行った場合	46 円／ 1 回

（注）ただし，以下のいずれかの場合は「在宅で療養される方」の利用料金となります。
- 建築物の戸数の10％以下の場合（マンション，アパート，団地等集合住宅のケース）
- 建築物の戸数が20戸未満で，訪問指導料を算定する者の数が2人以下の場合（同居夫婦，親子等2人暮らしのケース）

神奈川県知事指定介護保険事業所「○○○薬局」

② 在宅患者訪問薬剤管理指導の届出に関しての掲示

医療保険負担割合1割の利用者の場合

ご自宅などで療養される方	650 円／ 1 回
ご自宅やグループホームで療養される方（同居者2～9名の場合）	320 円／ 1 回
老人ホームなどで療養される方（同居者10名以上の場合）	290 円／ 1 回
情報通信機器を用いた服薬指導を行った場合	59 円／ 1 回

（注）ただし，以下のいずれかの場合は「在宅で療養される方」の利用料金となります。
- 建築物の戸数の10％以下の場合（マンション，アパート，団地等集合住宅のケース）
- 建築物の戸数が20戸未満で，訪問指導料を算定する者の数が2人以下の場合（同居夫婦，親子等2人暮らしのケース）

③運営規定

指定事業者名

指定居宅療養管理指導事業所○○○薬局

- ●指定事業所番号　　○○○○○○○○○○
- ●事業所所在地　　横浜市○○区○○2-3-4
- ●電　話　番　号　　045-1234-5678

運営方針

要支援・要介護状態等にある利用者が，居宅において自立した生活を営むことができるよう，医師の指示にもとづいて薬剤師が訪問して薬剤管理をいたします。

指定居宅療養管理指導の内容

(1)主治医との連携のもとに，薬学的な管理指導と薬学的管理計画に基く指導。
(2)居宅介護支援事業者(ケアマネジャー)への，居宅サービス計画の作成等に必要な情報の提供。
(3)要介護者または家族への，居宅サービス利用上の留意事項や介護方法の指導・助言。
(4)その他，療養生活向上のための指導・助言等。

従事者

薬剤師　鈴木　一郎

営業日及び営業時間

月～土曜日　　○○時～○○時

利用料

(1)介護保険報酬に応じた利用者負担額をいただきます。但し公費により負担が変わる事があります。
(2)居宅療養管理指導に要した交通費等については，実費を徴収させていただきます。

苦情処理

居宅療養管理指導等に関わる苦情が生じた場合は，迅速かつ適切に対応するよう，必要な措置を講じます。

その他運営に関する重要事項

(1)健康保険法，介護保険法等を遵守し，業務を行います。
(2)個人情報に関しては運営規定により利用者に相談の上慎重に対処いたします。

④重要事項説明書

◯◯◯薬局重要事項説明書(例)

(事業の目的)

1. ◯◯◯薬局が行う居宅管理指導の業務の適正な運営を確保するために人員及び管理運営に関する事項を定め,要介護状態または要支援状態にあり,主治医の指示に基づき薬剤師の訪問を必要と認めた利用者に対し,◯◯◯薬局の薬剤師が適正な居宅療養管理指導を提供することを目的とします。
2. 利用者が要介護状態または要支援状態となった場合においても,可能な限りその居宅において,その有する能力に応じ自立した日常生活を営むことができるよう,担当する薬剤師は通院困難な利用者に対してその居宅を訪問し,その心身の状況,おかれている環境等を把握し,それらを踏まえて療養上の管理および指導を行うことにより,療養生活の質の向上を図ります。

(運営方針)

1. 要介護者又は要支援者(以下,「利用者」という)の意志,人格を尊重し利用者の立場にたったサービスの提供に努めます。
2. 地域との結びつきを尊重し,市町村,居宅介護支援事業者,他の居宅サービス事業者その他の保健,医療,福祉サービスを提供する者との親密な連携に努めます。
3. 適正かつ円滑なサービスを提供するため,以下の条件を満たすものとします。
   ・保険薬局であること。
   ・在宅患者薬剤管理指導の届け出を行っていること。
   ・麻薬小売業者としての許可を取得していること。
   ・利用者に対して,秘密が保持でき,利用者やその家族,連携する他の職種者と相談するスペースを薬局内に確保していること。
   ・居宅療養管理指導サービスの提供に必要な設備及び備品を備えていること。

(事業所の名称) ◯◯◯薬局

　　所在地 横浜市◯◯区◯◯2-3-4
　　　　　 TEL 045-1234-5678
　　　　　 緊急時連絡 090-1234-5678

(従業者の職種,員数)

1. 管理者及び管理薬剤師　　◯◯ ◯◯
2. 訪問薬剤師　　◯◯ ◯◯
   ・指導に必要な研修を受講
   ・保険薬剤師の登録
   ・介護専門員
   他,調剤の業務に属する薬剤師が◯名(事務員◯名)従事しています。

(職務の内容)

1. 薬剤師の行う居宅療養管理指導は,医師,歯科医師の指示に基づき訪問等を行い,常に利用者の病状及び心身の状況を把握し,継続的な薬学的管理指導を行います。また,医薬品が利用者のADLやQOLに及ぼしうる影響を確認し,適切な対応を図るなど,居宅における日常生活の自立に役立つようアドバイスをいたします。
2. 訪問等に行った居宅療養管理指導の内容は,速やかに記録を作成すると共に,処方医等及び必要に応じ介護支援専門員,他のサービス事業者に報告します。

(営業日及び営業時間)

   ・原則として営業日,営業時間は保険薬局として許可された営業日,営業時間とします。但し　祝祭日,12月2◯日から1月◯日までを除きます。
   ・通常,月曜日〜土曜日の午前9時から午後7時までとします。但し緊急時を除きます。
   ・電話等で24時間常時連絡が可能な体制をとります。

(通常の事業実施地域)

1. 通常の実施地域は◯◯区,◯◯区とします。

(指定居宅管理指導の内容)

2. 薬剤師の行う居宅管理指導の主な内容は次の通りとします。
   ・処方せんによる調剤(状態に合わせた調剤上の工夫)
   ・薬剤服用歴の管理
   ・薬剤等の居宅への配送
   ・居宅における薬剤の保管,管理に関する指導
   ・使用薬剤の有効性に関するモニタリング

- 薬剤の重複投与，相互作用等の回避
- 副作用の早期発見
- ADL，QOL等に影響を及ぼす使用薬剤の確認
- 使用薬剤，用法，用量等に関する，医師等への連絡調整
- 麻薬製剤の管理とその評価
- 病態と服薬状況の確認，残薬及び過不足薬の確認，指導
- 在宅医療機器，用具，材料等の供給
- 在宅介護用品，福祉機器等の供給，相談応需
- その他，介護・福祉における相談応需

（利用料）

1. 介護法の告示上の額とします。
2. 居宅療養管理指導の実施前に，予め利用者またはその家族にサービスの内容及び費用について文書で説明し，同意を得ることとします。
3. 月4回を限度に，利用者より1回につき518円（麻薬使用の場合100円を加算）の利用者負担を徴収します。別途薬剤費等は医療保険の負担割合に応じた額が発生します。（特定疾患，生保，特別な医療は除きます。但し例外として特別な医療の場合月8回の訪問を要することがあります。）

（緊急時等における対応方法）

居宅療養管理指導の実施中に，利用者の症状急変その他緊急事態が生じた場合速やかに主治医等に連絡します。

（その他，運営に関する重要事項）

1. ○○○薬局は，社会的使命を十分認識し，従業者の質的向上を図るため定期的な研修の機会を設け，また質の保証ができうる業務態勢の整備をします。
2. 従業者は，業務上知り得た患者，家族の秘密を漏洩しません。
3. サービス担当者会議等において，利用者の個人情報を用いる場合は利用者の同意を，また，家族の情報を用いる場合は当該家族の同意を得る事とします。

（契約外条項）

この契約及び介護保健法の関係法令で定められていない事項については，介護保険法，その他関係法令の趣旨を尊重し，利用者と事業者の協議により定めます。

（苦情申し立て窓口）

当事業者のサービスの提供にあたり，苦情や相談がある場合，下記までご連絡ください。

連絡先　TEL. 045-1234-5678
本規定は令和○年○月○日より施行します。

当事業者は○○○○に対する居宅療養管理指導サービスの提供に当たり重要事項説明書に基づき説明いたしました。

（乙）○○○薬局

横浜市○○区○○2-3-4

説明者氏名　鈴木 一郎　印

上記重要事項説明書に基づき，乙からサービス内容及び重要事項の説明を受けました。

令和　　　年　　　月　　　日		
（利用者）	住所	
	氏名	印
	電話番号	-　　　　-

居宅療養管理指導サービス契約書

　　　　　　　　　　　　　　　様（以下，利用者といいます）と○○○薬局（以下，薬局といいます）は，薬局が利用者に対して行う居宅療養管理指導サービスについて，次のとおり契約します。

（契約の目的）
　第1条　この契約は，要介護状態または要支援状態にあり，主治医等の指示に基づき薬剤師の訪問指導を必要と認めた利用者に対し，薬局の薬剤師が適正な居宅療養管理指導を提供することを目的とします。

（薬剤師）
　第2条　利用者は，薬剤師が利用者に不足の損害を与えたとき，その他必要と認めるときは，薬局に対して，薬剤師の変更を求めることができます。
　2．薬局は，薬剤師に身分証を常に携帯させ，利用者またはその家族から求められたときは，これを提示させます。

（居宅療養管理指導の内容）
　第3条　薬局は，利用者に対し，次に定める居宅療養管理指導を提供します。
　（1）薬局の薬剤師が，医師の指示に基づき薬学的管理指導計画を作成します。そして医師の発行する処方せんにより薬剤を調剤するとともに，利用者の居宅を訪問し，管理計画に基づいて薬剤を有効かつ安全にご使用いただけるよう薬学的管理指導を行います。
　（2）薬についての質問や相談には，担当の薬剤師が責任をもってお答えいたします。

（秘密保持義務）
　第4条　薬局及び薬局の従業員は，正当な理由がない限り，その業務上知り得た利用者またはその家族の秘密を漏洩しません。
　2．薬局は，薬局の従業員が退職後，在職中に知り得た利用者またはその家族の秘密を漏洩する事がないよう必要な措置を講じます。
　3．薬局は，利用者の個人情報を用いる場合，利用者の家族の個人情報を用いる場合は，家族の同意を得ない限り，サービス担当者会議等において，利用者またはその家族の個人情報を用いません。

（契約期間）
　第5条　この契約の期間は，令和　　年　　月　　日〜令和　　年　　月　　日とします。但し，契約期間満了日以前に利用者が要介護（支援）状態区分の変更の認定を受け，要介護（支援）認定有効期間の満了日が更新された場合には，変更後の要介護（支援）認定有効期間の満了日までとします。
　2．前項の契約期間満了日の7日以上前に利用者から更新解除の申し出がない場合，薬局は利用者に対し，契約更新の意思を確認し，その旨の合意書を取り交わします。

（利用料）
　第6条　介護保険制度の規定により，以下の通り定められています。
（1）居宅療養管理指導サービス費として，自宅等において療養されている方の場合月1回518円，居住系施設入所されている方の場合1回379円または342円で月4回までご利用になれます。但し，前回請求日との間には最低6日間の間隔を要します。また，別に厚生労働大臣が定める者に対してサービスを提供した場合には，週に2回かつ月8回を限度としてご利用になれます。
（2）麻薬等の特別な薬剤が使用されている場合には1回あたり100円を加算します。
（3）医療保険での調剤費と薬代は別途ご負担となります。

（契約の終了）
　第7条
（1）利用者は，いつでもこの契約書を解約できます。この場合には，3日の予告期間をもって届け出るものとし，予告期間満了日に契約は解除されます。
（2）薬局は，原則としてこの契約を解約することはできません。但し，薬局は，利用者がこの契約を継続し難いほどの背信行為を行ったと認めるときは，文書で通知することにより，直ちにこの契約を解約することができます。
（3）次の事由に該当する場合，この契約は自動的に終了します。
　　　①利用者が入院または居宅療養管理指導が及ばない老人保健施設などに入所した場合
　　　②利用者の要介護認定区分が非該当（自立）と認定された場合
　　　③利用者が死亡した場合

（損害賠償）

第8条　薬局は，居宅療養管理指導を提供する上で，この契約の条項に違反し，又は，利用者に損害を与えた場合には，その損害を速やかに賠償する義務を負います。

（相談・苦情対応）

第9条　薬局は，利用者からの相談・苦情等に対応する窓口を設置し，居宅療養管理指導等に関する利用者の要望，苦情等に対し，迅速に対応します。

（情報の保存，開示義務）

第10条　薬局は，利用者の主治医や介護保険専門員等に訪問日ごとの報告書を提出します。また必要に応じ他のサービス事業者に報告します。これらの書類等はこの契約終了後2年間保存します。

（その他）

第11条　この契約に定めのない事項については，介護保険法その他の関係法令に従い，利用者及び薬局が信義に従い誠実に協議して決定します。

上記の契約の成立を証するため，利用者及び薬局が署名または記名押印のうえ，この契約書を2通作成し，各自その1通を保存します。

令和　　年　　月　　日

利用者氏名　＿＿＿＿＿＿＿＿＿＿＿＿　印

住所　＿＿＿＿＿＿＿＿＿＿＿＿＿

代理人
　住所　＿＿＿＿＿＿＿＿＿＿＿＿＿

　氏名　＿＿＿＿＿＿＿＿＿＿＿＿　印

居宅療養管理指導サービス事業者

所在地　横浜市○○区○○2-3-4

名称　　○○○薬局

代表者氏名　　鈴木　一郎

⑥情報提供書　医師 → 薬剤師

情報提供先薬局名

　　　　　　　　　薬局　　　　薬剤師　　　　　　　　殿

令和　　　年　　　月　　　日

　　　　　　　提供元医療機関の所在地及び名称

　　　　　　　　　　　　　電話番号

　　　　　　　　　　　　　医師氏名　　　　　　　印

患者氏名	性別　男・女
患者住所	
電話番号	
生年月日　　　　　　　年　　　月　　　日（　　歳）	

傷病名
既往歴及び家族歴
症状経過及び検査結果
治療経過
現在の処方
備　考

備考　１．必要がある場合は続紙に記載して添付すること。
　　　２．患者住所及び電話番号を必ず記入すること。

⑦サービス計画書　（1）サービス計画書

作成年月日：令和5年7月1日

居宅サービス計画（1）

初回　照会　継続　　認定済　申請中

利用者氏名　　　　県薬　太郎　　様　　　生年月日　　昭和23年7月9日　　　住所　○○市○○1丁目1－1

居宅サービス計画作成者氏名　　　　○○　○○

居宅介護支援事業者・事業所名及び所在地　　○○市○○2丁目3－4

居宅サービス計画作成（変更）日　　令和5年7月1日　初回居宅サービス計画作成日　　　令和5年7月1日

認定日　　令和5年7月1日　認定の有効期間　　令和5年7月1日　～　令和7年6月30日

要介護状態区分	要支援　　要介護1　　要介護2　　要介護3　　要介護4　　要介護5

利用者及び家族の生活に対する意向	本人：病院での生活は安心感はあるが家族と共に過ごす時間が短い。できる限り薬などで苦痛を軽くしてもらい，自宅で家族と生活を送りたい。 妻：自宅で暮らさせてあげたいが，自分も高齢のうえ，病弱でどこまで支えてあげることができるかわからず不安です。医療・介護従事者の手を借りて，本人の希望通りなるべく苦痛なく自宅で過ごさせてあげたい。 長男：妻と共働きのため平日日中はサポートできないが，できる限り家族との楽しい時間を多く持たせてあげたいと思います。 長男妻：勤務のため平日日中はサポートできませんが，可能な限り義母の手助けをしたいと思います。
介護認定審査会の意見及びサービスの種類の指定	特になし
総合的な援助の方針	ご本人の心身機能の維持，奥様の負担をできる限り軽減できるように介護や医療サービスの調整を行い，在宅での充実した生活が続けられるように支援していきたいと思います。
家事援助中心型の算定理由	1　　1人暮らし　　2　　家族等が障害，疾病　　3　　その他（　　　　　　　　　　　）

下記の項目について，介護支援専門員より説明等を受けました。 ①居宅サービス計画(1)，(2)について説明を受け同意しました。 ②介護保険サービス等に対してのサービス種類や内容の説明を受けました。 ③さまざまなサービス提供事業者から選択できることの説明を受け自分で事業者を選択しました。	説明・同意日	令和　　年　　月　　日
	利用者同意欄	

居宅サービス計画（2）

利用者名　　　県薬　太郎　様

生活全般の解決すべき課題（ニーズ）	援助目標				援助内容					
	長期目標	（期間）	短期目標	（期間）	サービス内容	＊1	サービス種別	＊2	頻度	期間
通院が困難であるため訪問診療による医学的な管理や処置，状態観察が必要である。	穏やかに在宅生活を送ることができる。	R5.7 ～ R6.6	体調の変化に気を付けて，継続的な診察・医学的処置や管理を受けることができる。	R5.7 ～ R5.10	診察・相談・助言・服薬指導・適宜検査・緊急対応・緊急入院対応等。	医	訪問診療	Mクリニック	火	R5.7 ～ R6.6
					緊急対応，バイタルチェック，状態観察，排便コントロール指導，疼痛コントロール処置，清潔保持に必要な対応（シャワー浴等）。	医	訪問看護	N訪問看護ステーション	月～土	
筋力や体力の低下があるため，段差昇降や起き上がりが困難である。	けがや転倒の不安なく生活できる。	R5.7 ～ R6.6	福祉用具を利用して，起き上がりや段差昇降を転倒やけがなく行うことができる。	R5.7 ～ R5.10	移動・立位・起き上がり・立ち上がり・段差昇降の時に転倒によるけがの予防やバランス保持・身体にかかる負担軽減のための玄関上り台と手すり・ベットの手すりレンタル・床ずれ防止用具レンタル。	○	福祉用具貸与	Sサービス（株）	必要に応じて	R5.7 ～ R6.6
薬の飲み忘れ，飲み間違いがあり，病状の進行や副作用が心配。	健康の維持。	R5.7 ～ R6.6	薬を用法用量通りきちんと服用する。 病状進行による苦痛をできる限り軽減する。 副作用の早期発見。	R5.7 ～ R5.10	診察・治療。	医	訪問診療	Mクリニック	火	R5.7 ～ R6.6
					服薬管理，服薬指導，薬のカレンダーセット。	○	居宅療養管理指導	☆☆薬局	月4回必要時	
					服薬支援		家族	妻	随時	
					生活指導と助言。薬のカレンダーセット。服薬状況の確認。	○	訪問看護	N訪問看護ステーション	月～土	

＊1　「保険給付対象か否かの区分」について，保険給付対象内サービスについては○印を付す。
＊2　「当該サービス提供を行う事業所」について記入する。

計画実践期間	令和5年7月1日～令和6年6月30日
計画更新予定月	令和6年7月

⑦サービス計画書　（2）週間サービス計画表

週間サービス計画表

利用者名　　県薬　太郎　様　　　　　　　　作成年月日：令和5年7月1日

		（月）	（火）	（水）	（木）	（金）	（土）	（日）	主な日常生活上の活動
深夜	4：00								
早朝	6：00								
	8：00								起床 朝食
午前	10：00	訪問看護	訪問看護	訪問看護	訪問看護	訪問看護	訪問看護		
	12：00								昼食
午後	14：00		訪問診療						
	16：00								
	18：00								夕食
夜間	20：00								
	22：00								就寝
深夜	0：00								
	2：00								
	4：00								

週単位以外のサービス	居宅療養管理指導（薬局），福祉用具貸与

⑧在宅受入可能薬局 情報提供シート

在宅受入可能薬局　情報提供シート

【依頼先薬局】

薬局名	

【申込者】

事業所名・職種	
電話・FAX	
担当者名（フリガナ）	

【患者様（利用者）情報事項】

①	患者様名	
②	住所	
③	電話番号	
④	要支援度・要介護度	要支援度（1・2）　要介護度（1・2・3・4・5）
⑤	介護保険番号	
⑥	介護保険有効期間	
⑦	負担割合	
⑧	普段のADL	意思疎通（可能・一部・不能） 歩行（寝たきり・車いす・杖・自立）
⑨	認知症（程度）	重・中・軽・なし
⑩	主介護者（家族等）	氏名（　　　　　）関係（　　）連絡先（　　　　　　）
⑪	併用薬	
⑫	お薬手帳の有無	お薬手帳を　持っている　・　持ってない
⑬	主治医情報	氏名： 医療機関名： 連絡先：TEL：　　　　　FAX： メールアドレス：
⑭	担当介護支援専門員情報	氏名： 連絡先：TEL：　　　　　FAX： メールアドレス：

⑮ 患者様の現在状態 ※当てはまる状態に○を つけてください。	中心静脈栄養	ターミナル	認知症	導尿カテーテル
	人工呼吸器（IPPV）	経管栄養	胃ろう	腸ろう
	人工肛門	在宅酸素	褥瘡	持続皮下注射

⑯	申込者がかかりつけ医の場合，この用紙を「訪問薬剤管理指導・指示書」とすることができる	する　・　しない
⑰	その他連絡事項	

【事前にご確認ください】
・薬代に加えて，薬剤師居宅療養管理指導別途518円負担発生の患者様へのご説明。7日間で1回のみ518円（1割負担の場合）負担発生。よって月2,072円（1割負担の場合）負担が最大となります。
ただし，末期の悪性腫瘍の患者様，注射による麻薬の投与が必要な患者様および中心静脈栄養法の対象患者様の場合は7日間で2回かつ月8回合計4,144円（1割負担の場合）負担が最大となります。
プライバシーポリシー：ここに記載された情報は在宅医療活動以外の目的に使用することは決してありません。

⑨薬学的管理指導計画書

薬学的管理指導計画書

計画作成日　令和○年○月○日

フリガナ	ケンヤク タロウ		住所	○○市○○ 1 丁目 1 － 1	
氏　名	県薬　太郎　　　㊚・女		電話	自宅	045 － 444 － 4444
				その他	
生年月日　明・大・㊎・平 23 年 7 月 9 日					

要介護認定有効期間		要介護区分	事業所		事業所番号
①	○.○.○〜○.○.○	介護 3	D 訪問サービス		・・・・・・・・・
②	〜		連絡先	電話	045 － 555 － 5555
③				FAX	045 － 555 － 5556
訪問予定	1 週 /1 回（水）10 時頃		担当介護支援専門員氏名		源 しずか

主治医	医療機関名	M クリニック	住所	中央区東町 21
	医師名	郷田 和彦	電話	045 － 666 － 6666
			FAX	045 － 666 － 6667

症状と注意点	コンプライアンス管理，疼痛管理，便通管理，医療用麻薬使用による副作用（便秘，吐き気，呼吸抑制等）発現早期発見
処方医からの情報病歴	膀胱がん（全摘出），第 4 腰椎，脳転移（末期がん），骨転移（末期がん），肺転移（末期がん），便秘症
処方薬に関する情報	タケキャブ錠 10mg 1 錠 /1 ×朝食後 フロセミド錠 20mgNP 1 錠 /1 ×朝食後 クエン酸第一鉄 Na 錠 50mg「サワイ」2 錠 /2 ×朝夕食後 ロキソプロフェンナトリウム錠 60mgEMEC 3 錠 /3 ×毎食後 ビオフェルミン錠剤 3 錠 /3 ×毎食後 酸化マグネシウム錠 330mg「ヨシダ」3 錠 /3 ×毎食後 ナルサス錠 2mg 3 錠 /1 × 10 時に服用（令和 2 年 8 月 5 日より開始） ナルラピド錠 1mg 1 錠 / 回 疼痛時（令和 2 年 8 月 5 日より開始） プルゼニド錠 12mg 2 錠 / 回　便秘時 グリセリン浣腸 60mL 便秘時
患者さんの予後 ADL に影響を及ぼす傷病名	膀胱がん（全摘出），第 4 腰椎，脳転移（疼痛，せん妄，認知機能低下） 便秘症（食欲不振）
併用薬・他科受診	なし

実施すべき指導内容	**短期的管理** ・多職種連携による服用薬剤適正管理 ・体調に対する薬の影響チェック（排便状況・吐き気・痛みの状況など） ・定時薬は一包化。名前，用法を印字して朝食後はピンクライン，昼食後は黄色ライン，夕食後は水色ラインで色付け ・調子に応じて服用の調整が必要であるナルサス錠 2mg，ナルラピド 1mg はシートのまま管理 ・酸化マグネシウム錠 330mg「ヨシダ」，プルゼニド錠 12mg は便通の調子に応じてコントロールできるように別包，定時薬の後へテープ止めする ・酸化マグネシウム錠 330mg「ヨシダ」，プルゼニド錠 12mg 服用量の判断は本人，妻のみでは困難なため，医師，訪問看護師の訪問ごとに服用量についてアドバイスをしていただく ・投薬カレンダーから本人への薬手渡し：妻，訪問看護師，薬剤師 ・投薬カレンダーへのセット：薬剤師 ・ナルサス錠 2mg　3 錠 /1 × はコンプライアンスの精度を上げるため日曜日以外は訪問看護師が訪問する時間である 10 時に服用とする。日曜日は長男，長男妻にも声かけしていただく ・より質の高い情報共有を行うため，訪問看護師と直接会って話ができる 9 時 30 分〜 10 時 30 分頃の訪問とする ・薬の取り間違えがないかの確認を関係多職種で行う 【保管場所】ベッド頭側に張り付けた投薬カレンダーにて服薬管理 　　　　　　ベッド右横タンスの一番下段の引き出しにその他の薬を保管 **長期的管理** ご本人の希望に沿った薬剤管理。 （苦痛軽減を可能な限り優先した薬剤管理）

家庭生活状況・家族構成・介護者

病気がちな妻（74 歳），長男家族（長男，長男妻：平日日中は勤務のため自宅不在）と暮らしている。
病院での生活は安心感はあるが家族と共に過ごす時間が短い。できる限り薬などで苦痛を軽くしてもらい，自宅で家族と生活を送りたいと思っている。

サービスの利用状況

サービス種類	利 用 状 況	事業所連絡先
訪問看護	週 6 回	045 － 777 － 7777
往診	1 週 1 回（火曜日）	045 － 666 － 6666

感染症の有無（肝炎　MRSA　結核　疥癬　梅毒　AIDS）	有　・　⊕無
MRSA・HBV・HCV 感染なし	

⑩情報提供書　薬剤師 → 医師　例1

担当医

令和　　年　　月　　日

_____　殿

電　話
ＦＡＸ
保険薬局名
保険薬剤師氏名　　　　　印

患者氏名	性別（ 男 ・ 女 ）
生年月日　　　　　　　年　　月　　日生（　　歳）	
住　　所　　　　　　　　　　電話番号	

処方せん発行日 令和　　年　　月　　日	調剤日 令和　　年　　月　　日
処方薬剤の服薬状況（コンプライアンス）に関する情報	

併用薬（一般用医薬品を含む）の有無　（　有 ・ 無　）
薬剤名：

患者の訴え（アレルギー・副作用・相互作用と思われる症状等）に関する情報

症状等に関する家族，介護者等からの情報

その他　特記すべき事項（薬剤保管状況等）

主治医　　　　　　　　　　殿	令和　　年　　月　　日
	薬局

患者	氏名　　　　　　　　　　男・女	住所	
	生年月日　　　　年　　月　　日	TEL　　　　　　　FAX	
	住所　　　　　　　TEL	薬剤師氏名　　　　　　印	

訪問日　令和　　年　　月　　日

定期処方		臨時処方	
他科受診 有・無 併用薬有・無	病院・医院名	医薬品名	
医療材料の供給 有・無 介護用品の供給 有・無			
調剤状況 ヒート・一包化・粉砕	留意点	問題点と対策	
薬剤保管状況 良・不良			
薬剤管理者 自身・家族・その他 （　　　　　　）	薬剤保管状況：良・不良		
環境衛生 良・不良	問題点と対策		
服薬状況 良・不良	問題点と対策		
薬識 良・不良	問題点と対策		
薬剤の問題点 有・無	□ 相互作用 □ 副作用 □ 長期服用 □ ADL低下 □ その他		
嗜好品・生活習慣 の薬剤への影響 有・無	問題点と対策		
生活・介護状況 良・不良	問題点と対策		
介護サービス利用 有・無 利用状況 良・不良	□ 訪問入浴 □ ヘルパー □ デイ・ショート □ その他	問題点と対策	

⑩情報提供書　薬剤師 → 医師　記載例

居宅療養管理指導における報告書

M クリニック
担当医　郷田 和彦　先生

令和○年○月○日
保険薬局名　　　○○○薬局
保険薬剤師氏名　鈴木 一郎　印

患者氏名：県薬 太郎
性別　(男)・女)
住所：○○市○○ 1 丁目 1 － 1

訪問日：初回・(継続)　　　　令和○年○月○日（○）
訪問時間：10：00 ～ 10：30

処方薬剤の服薬状況に関する情報
痛みのコントロールが困難であるためナルサス錠 2mg 3 錠 /1 × 10 時に服用，ナルラピド錠 1mg 1 錠 / 回疼痛時 10 回分追加。定時薬は継続服用。定時薬（タケキャブ錠 10mg 1 錠 /1 ×朝食後，フロセミド錠 20mg「NP」1 錠 /1 ×朝食後，クエン酸第一鉄 Na 錠 50mg「サワイ」2 錠 /2 ×朝夕食後，ロキソプロフェンナトリウム錠 60mg「EMEC」3 錠 /3 ×毎食後，ビオフェルミン錠剤 3 錠 /3 ×毎食後）を一包化（名前，用法を印字して朝食後はピンクライン，昼食後は黄色ライン，夕食後は水色ラインで色付け）して投薬カレンダーにて薬剤管理します。
調子に応じて服用の調整が必要であるナルサス錠 2mg，ナルラピド錠 1mg はシートのまま管理します。
酸化マグネシウム錠 330mg「ヨシダ」1 錠 /1 ×夕食後，プルゼニド錠 12mg 2 錠 /1 ×夕食後は便通の調子に応じてコントロールできるように別包，定時薬の後へテープ止めしています。
投薬カレンダーから本人への薬手渡し：妻，訪問看護師，薬剤師
投薬カレンダーへのセット：薬剤師
ナルサス錠 2mg3 錠 /1 ×はコンプライアンスの精度を上げるため日曜日以外は訪問看護師が訪問する時間である 10 時に服用。日曜日は長男，長男妻にも声かけしていただきます。

併用薬剤の有無　(有)・無)
グリセリン浣腸 60mL 便秘時，ラキソベロン内用液（摘便前日 15 滴使用）

訴えに関する情報
特にトイレ利用やシャワー浴などの体動時に強い痛みがあるため，ナルサス錠 2mg 3 錠 /1 × 10 時に服用，ナルラピド錠 1mg 1 錠 / 回疼痛時 10 回分追加となりました。
Numerical Rating Scale：7 ～ 8（体動時），3 ～ 5（安静時）。

症状等に関する家族，介護者等からの情報
ご本人，奥様のご希望より酸化マグネシウム錠 330mg「ヨシダ」，プルゼニド錠 12mg 服用量の判断は訪問ごとに郷田先生，訪問看護師さんとご相談して決めることになりました（訪問看護師さんからのご報告）。

特記事項（薬剤師の対応，意見等）
排便コントロールについて訪問看護師さんと協議し，酸化マグネシウム錠 330mg「ヨシダ」1 錠，プルゼニド錠 12mg 2 錠は便秘改善するまでは継続的に服用，適宜ラキソベロン内用液（摘便前日 15 滴使用），グリセリン浣腸 60mL 使用による訪問看護師さん処置にて管理することになりました。

⑪領収証

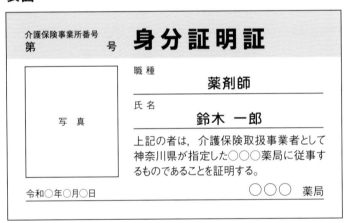

領 収 証

令和○年○月○日

県薬 太郎　様

金　５１８円

但し，介護保険における居宅療養管理指導一部負担金として（○月○日分）
※厚生労働省が定める診療情報や薬価等には，医療機関等が仕入時に負担する消費税が
反映されています。

横浜市○○区○○2-3-4
○○○薬局

TEL 045-1234-5678　FAX 045-1234-6789

⑫身分証明証

表面

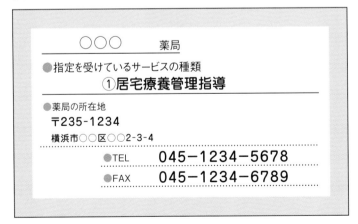

介護保険事業所番号
第　　　　号

身 分 証 明 証

職　種

薬剤師

氏　名

鈴木　一郎

写　真

上記の者は，介護保険取扱事業者として
神奈川県が指定した○○○薬局に従事す
るものであることを証明する。

令和○年○月○日

○○○　薬局

裏面

○○○　　　薬局

●指定を受けているサービスの種類
　①居宅療養管理指導

●薬局の所在地
　〒235-1234
　横浜市○○区○○2-3-4
　　　　●TEL　045-1234-5678
　　　　●FAX　045-1234-6789

⑬情報提供書　薬剤師 → 介護支援専門員（ケアマネジャー）

令和　　年　　月　　日

情報提供先介護支援事業者名

介護支援専門員　　　　　　　　　　　　　様

○○○薬局
横浜市○○区○○2-3-4
電話FAX番号　045-1234-5678
薬剤師名　鈴木 一郎　　　印

氏名		性別　男 ・ 女
患者住所		
電話番号		
生年月日	年　　月　　日	

訪問日時
処方薬に関する情報　　　　処方日　　　　調剤日 処方内容　　　　　　　　　定時処方変更　　なし　あり
服用薬の変更・臨時処方に関しての情報
薬剤の副作用・相互作用等留意事項に関しての注意点
訪問時の状況　　　　状況変化　　あり　なし
ケアマネへの伝達事項
次回訪問予定日

在宅患者訪問薬剤管理指導(医療保険)と居宅療養管理指導(介護保険)の違い —業務の流れに沿って—

	医療保険の場合	介護保険の場合
対象者	介護認定を受けていない患者 在宅での療養を行っている患者であって通院が困難なもの	要支援1か2あるいは要介護認定1～5の認定を受けた要介護者
点数および単位数	在宅患者訪問薬剤管理指導料 ・単一建物診療患者が1人の場合　650点 ・単一建物診療患者が2人以上9人以下の場合　320点 ・単一建物診療患者が10人以上の場合　290点	(介護予防)居宅療養管理指導料 ・単一建物診療患者が1人の場合　518単位 ・単一建物診療患者が2人以上9人以下の場合　379単位 ・単一建物診療患者が10人以上の場合　342単位
	在宅患者(緊急)オンライン薬剤管理指導料　59点	情報通信機器を用いて行う場合　46単位
	在宅患者緊急訪問薬剤管理指導料 1　計画的な訪問薬剤管理指導にかかわる疾患の急変に伴うものの場合　500点 2　1以外の場合　200点	
	在宅患者緊急時等共同指導料　700点	
	退院時共同指導料　600点	
	〈加算〉 麻薬管理指導加算　100点 医療用麻薬持続注射療法加算　250点 在宅中心静脈栄養法加算　150点　など	〈加算〉 麻薬管理指導加算　100単位 医療用麻薬持続注射療法加算　250点 在宅中心静脈栄養法加算　150点　など
訪問回数	在宅患者訪問薬剤管理指導料 月4回まで(算定間隔は中6日間以上)。末期の悪性腫瘍の患者,心不全や呼吸不全で注射による麻薬の投与が必要な患者および中心静脈栄養法の対象者の場合は週2回かつ月8回まで可 在宅患者緊急訪問薬剤管理指導料 1と2を合わせて月4回まで	(介護予防)居宅療養管理指導料 左記に同じ

		在宅患者訪問薬剤管理指導（医療保険）	居宅療養管理指導（介護保険）
前準備	訪問の距離制限	保険薬局の所在地と患家の所在地との直線距離で16kmを超えた場合にあっては，特殊の事情があった場合を除き算定できない。 ただし平成24年3月31日以前に医師からの訪問の指示があった場合を除く。	なし
	必要な届出	在宅訪問薬剤管理指導に係る届出 （地域管轄の厚生局事務所へ）	多くの場合は「みなし指定」を受けているが，「みなし指定」を断っていた場合は新たに指定の届出が必要
		生活保護法指定機関	生活保護法指定介護機関 （平成12年3月31日以前に開局した薬局のみ必要）
		中国残留邦人等支援法 （生活保護法指定医療機関）	中国残留邦人等支援法 （平成20年3月31日以前に開局した薬局のみ必要）
		保険薬局の指定に伴い手続き済み（請求は医療保険のレセプトによる）	介護給付費の請求および受領に関する届
	必要書類等	訪問時の名札 在宅患者訪問薬剤管理指導報告書（患者情報提供書） 薬学的管理計画	重要事項説明書・契約書 訪問時の名札 居宅療養管理報告書（患者情報提供書） 薬学的管理計画書
	掲示	在宅訪問薬剤管理指導料に係る届出等に使用した届出書の内容のうち，届出を行ったことにより患者が受けられるサービスの内容等を薬局内に掲示	運営規程の概要，居宅療養管理指導従業者の勤務の体制その他の利用申込者のサービスの選択に資すると認められる重要事項を薬局内に掲示
訪問前	医師からの指示書	必要	必要 （サービス担当者会議に参加し，居宅療養管理の必要性を提案するのでもよい。できれば文書で保存）
	薬学的管理計画	必要（訪問前に作成） （少なくとも1月に1回は見直しを行うほか，処方薬剤の変更があった場合および他職種から情報提供を受けた場合にも適宜見直しを行うこと）	必要 左記に同じ
訪問時	会計	調剤における医療保険一部負担金	領収書は調剤における医療保険一部負担金と介護保険一部負担金を別にする。経理上も別の区分にする。
	薬剤服用歴記入方法	連携の情報は薬剤服用歴管理記録簿に添付	連携の情報は薬剤服用歴管理記録簿に添付。薬剤服用歴管理記録簿に下線または枠で囲う等で他の記録と区別する。

| 訪問後 | 薬剤服用歴記載事項 | ア 患者の基礎情報（氏名，生年月日，性別，被保険者証の記号番号，住所，必要に応じて緊急連絡先）
イ 処方及び調剤内容等（処方した保険医療機関名，処方医氏名，処方日，調剤日，調剤した薬剤，処方内容に関する照会の要点等）
ウ 患者の体質（アレルギー歴，副作用歴等を含む），薬学的管理に必要な患者の生活像及び後発医薬品の使用に関する患者の意向
エ 疾患に関する情報（既往歴，合併症及び他科受診において加療中の疾患に関するものを含む。）
オ 併用薬（要指導医薬品，一般用医薬品，医薬部外品及び健康食品を含む。）等の状況及び服用薬と相互作用が認められる飲食物の摂取状況
カ 服薬状況（残薬の状況を含む。）
キ 患者の服薬中の体調の変化（副作用が疑われる症状など）及び患者又はその家族等からの相談事項の要点
ク 服薬指導の要点
ケ 手帳活用の有無（手帳を活用しなかった場合はその理由と患者への指導の有無）
コ 今後の継続的な薬学的管理及び指導の留意点
サ 指導した保険薬剤師の氏名

以下訪問による情報
ア 訪問の実施日，訪問した薬剤師の氏名
イ 処方医から提供された情報の要点
ウ 訪問に際して実施した薬学的管理指導の内容（薬剤の保管状況，服薬状況，残薬の状況，投薬後の併用薬剤，投薬後の併診，副作用，重複服用，相互作用等に関する確認，実施した服薬支援措置等）
エ 処方医に対して提供した訪問結果に関する情報の要点
オ 処方医以外の医療関係職種との間で情報を共有している場合にあっては，当該医療関係職種から提供された情報の要点及び当該医療関係職種に提供した訪問結果に関する情報の要点 | ア 利用者の氏名，生年月日，性別，介護保険の被保険者証の番号，住所，必要に応じて緊急時の連絡先等の利用者についての記録
イ 以降同じ |

	カ　在宅協力薬局の薬剤師が訪問薬剤管理指導を行った場合規定する事項	
医師への報告	訪問の結果を文書で行った場合在宅患者訪問薬剤管理指導料が算定できる。また，提供した文書等の写しがある場合は，記録に添付する等により保存することとする。	訪問の結果を文書で行った場合居宅療養管理指導費が算定できる。また，提供した文書等の写しがある場合は，記録に添付する等により保存することとする。
ケアマネジャーへの報告	該当なし	訪問のたびごとの情報提供が必要（但しセルフケアプランの利用者等，ケアマネジャーが介在しない場合は不要）
他職種への情報提供	医療関係職種	医療関係職種および介護サービス関連事業者等
記録の保管	最後の記入の日から最低２年間	最後の記録の日から最低３年間

薬局間麻薬譲渡
(麻薬小売業者間譲渡)

1 薬局間麻薬譲渡とは

　麻薬小売業者間譲渡許可は，疼痛等の緩和を目的とする在宅医療の推進のため，麻薬が適切かつ円滑に患者に対し提供される必要性が高まっている中，麻薬小売業者が自らの麻薬の在庫不足により，急な麻薬処方箋に対応できないという問題に対応するため，麻薬が適切かつ円滑に患者に対し提供されるよう「麻薬及び向精神薬取締法施行規則」を改正して設けたものです。

　この趣旨から，例えば患者に対して適正かつ円滑に麻薬を提供することに資するものではないと認められる程度に各麻薬小売業者の業務所が離れている場合や，必要以上に多くの小売業者が共同で申請する場合などは許可されないことがあります。

　なお，麻薬小売業者は，本来，麻薬施用者が発行する麻薬処方箋による調剤を円滑に行うことができるよう，地域の実情に応じ，それぞれ必要な麻薬を備蓄すべきという基本的な考え方は変わりません。このため，定期的に在庫確認を行うとともに，在庫が不足していることがわかった場合には，麻薬卸売業者から麻薬を購入し，在庫を確保するようにしてください。薬局間麻薬譲渡には次に示す通り，いくつかの注意点があります。ルールを適正に理解し，あらかじめ申請手続きを済ませておくことが重要です。

・麻薬の在庫量の不足のため麻薬処方箋により調剤することができない場合に限られています。備蓄や貸し借りのためといった事由は認められていません。
・譲渡・譲受を行う場所は，事故の未然防止の観点から，薬局内などの適切と考えられる場所であることが必要です。また，麻薬の運搬については，それぞれの管理薬剤師またはその管理のもとで業務に従事する者が行うこととし，麻薬卸売業者や配送業者が行ってはなりません。
・あまりに各麻薬小売業者の業務所が離れている場合や，必要以上に多くの小売業者が共同で申請するなど，制度の趣旨に反していると判断される場合は，許可されないことがあります（原則10業者まで，移動時間30分以内）。

①薬局間麻薬譲渡

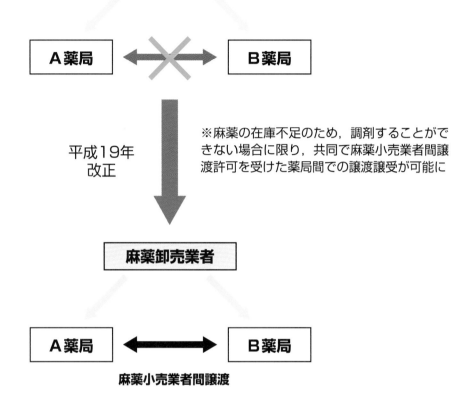

平成19年
改正

※麻薬の在庫不足のため，調剤することができない場合に限り，共同で麻薬小売業者間譲渡許可を受けた薬局間での譲渡譲受が可能に

麻薬小売業者間譲渡

②薬局を追加する場合

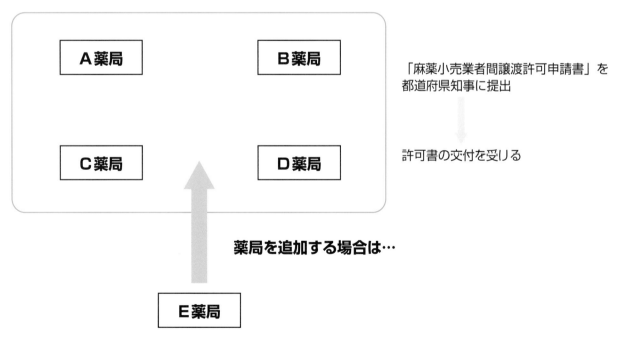

「麻薬小売業者間譲渡許可申請書」を
都道府県知事に提出

許可書の交付を受ける

薬局を追加する場合は…

許可業者以外の麻薬小売業者を含め，麻薬の譲渡・譲受
を行おうとする場合は，新たな許可を申請し直すこと

③条件
・麻薬の在庫不足のため麻薬処方箋により調剤することができない場合に限る
・いずれの麻薬小売業者も，当該免許に係る麻薬業務所の所在地が同一都道府県の区域内であること

④申請

　麻薬小売業者間譲渡許可申請は都道府県知事への申請・届です。詳細は都道府県のホームページで確認のうえ，必要書類のダウンロードをしてください。

> ①申請：2つ以上のグループに加入はできません
> ②変更届：許可グループのうちいずれかの麻薬小売業者がグループから脱退するとき
> 　　　　　許可グループの中で業務廃止した麻薬小売業者があるとき
> 　　　　　開設者の氏名・住所の変更，麻薬事業所の名称変更
> ③追加届：許可有効期限内に新たに麻薬小売業者を含め麻薬の譲渡・譲受を行おうとするとき
> ④再交付申請：許可書を毀損・亡失したとき
> ⑤返納届：麻薬小売業者免許の失効などに伴い許可業者が1事業者となる場合
> 　　　　　麻薬小売業者間譲渡許可に基づく譲渡・譲受を行わないこととする場合

　許可の有効期限は許可を受けた年の，翌々年の12月31日までです（最長3年）。麻薬免許の有効期限は3年です。申請の時期がずれると許可期限がずれるおそれがあります。それぞれの有効期限を確認しておきましょう。

⑤書類の受け渡し

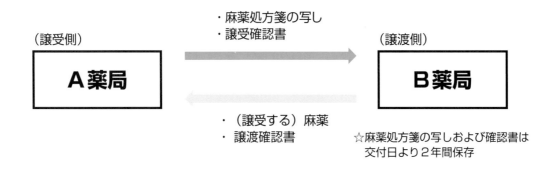

⑥譲渡・譲受

　麻薬小売業者間譲渡許可を受けた麻薬小売業者（以下，「許可業者」）は，許可業者間で麻薬の譲渡・譲受を行う場合，以下の点に注意します。
・麻薬の在庫不足のために，麻薬処方箋により調剤することができない場合に限り，当該不足分を譲渡・譲受すること
・許可にあたって付された条件を遵守すること
・譲渡・譲受を行う場所は，事故の未然防止の観点から，適切と考えられる場所とすること

・麻薬の運搬については，それぞれの管理薬剤師またはその管理のもとで業務に従事する者が行うこととし，麻薬卸売業者や配送業者が行ってはならないこと
・譲り渡す許可業者は，予製した麻薬ではなく，原末を譲渡すること

⑦許可業者の義務

（ⅰ）報告

都道府県知事への届出（麻薬及び向精神薬取締法第47条）を行う際は，品名ごとに，許可業者間における譲渡・譲受に係る数量の合計を算出し，合計欄に内数としてカッコ書きで併記します（毎年11月30日までに提出）。

（ⅱ）記録

許可業者間における麻薬の譲渡・譲受についても，麻薬帳簿への記載を行います。

（ⅲ）書類等の保管

麻薬小売業者間譲渡許可書：許可を受けた日から5年間保存

麻薬処方箋の写し・麻薬譲受確認書，麻薬譲渡確認書：交付を受けた日から2年間保存

許可業者以外の麻薬小売業者（薬局の移転等で新たな麻薬小売業者の免許を受ける場合も含む）を含めて麻薬小売業者間で麻薬の譲渡・譲受を行おうとする場合，新たな麻薬小売業者間譲渡許可を共同して申請する必要があります。

譲渡・譲受を行った場合，麻薬帳簿に譲渡・譲受した麻薬の品名，数量等について記載する必要があります。

「地域薬局でしっかりと麻薬を管理する」という理念のもと，すばらしい連携を取っている薬局が存在します。円滑に行うためにはおのおのがこの制度を十分に理解し，相互の関係を良好に保つことが大切です。

2 帳簿記載の例，様式

帳簿の記載例（A，B，C，Dの4麻薬小売業者間での譲渡許可）

A薬局における麻薬帳簿（オキシコンチンTR錠20mgの口座）

月　日	受入	払出	残量	患者氏名	備　考
3. 22		14	33	田中太郎	
3. 28		28	5	鈴木三郎	
4. 4	5	10	0	山本一郎	B薬局から譲渡
4. 5	14	14	0	田中太郎	B薬局から譲渡
4. 7	100		100		△△薬品（ロット番号○○○○○）
4. 11		28	72	鈴木三郎	
4. 23		14	58		C薬局へ譲渡

A薬局の補助簿（薬局間譲渡用）

月　日	受入 （譲受）	払出 （譲渡）	品　名	相手方薬局名
2. 11	3		デュロテップMTパッチ2.1mg	C薬局
3. 20	2		MSコンチン錠60mg	C薬局
4. 4	5		オキシコンチンTR錠20mg	B薬局
4. 5	14		オキシコンチンTR錠20mg	B薬局
4. 9	3		デュロテップMTパッチ8.4mg	C薬局
4. 23		14	オキシコンチンTR錠20mg	C薬局

別記第10号の２様式（第九条の二関係）

麻薬小売業者間譲渡許可申請書

　共同して申請する他の麻薬小売業者がその在庫量の不足のため麻薬処方せんにより調剤することができない場合において，当該不足分を補足する必要があると認めるとき又は麻薬卸売業者から譲り受けた麻薬であつて，その譲受けの日から90日を経過したものを保管しているとき，若しくは麻薬卸売業者から譲り受けた麻薬について，その一部を法第24条第11項若しくは第12項の規定に基づき譲り渡した場合において，その残部であつて，その譲渡しの日から90日を経過したものを保管しているときに限り，麻薬を譲り渡したいので申請します。

年　　月　　日

譲渡人・譲渡先	①	麻薬業務所	所在地	
			名　称	
		申　請　者	住所（法人にあつては，主たる事務所の所在地）	
			氏名（法人にあつては，名称）	
	②	麻薬業務所	所在地	
			名　称	
		申　請　者	住所（法人にあつては，主たる事務所の所在地）	
			氏名（法人にあつては，名称）	
	③	麻薬業務所	所在地	
			名　称	
		申　請　者	住所（法人にあつては，主たる事務所の所在地）	
			氏名（法人にあつては，名称）	
代表者の氏名（法人にあつては，名称）				
備　　　考				

都道府県知事　殿

（注意）
　1　用紙の大きさは，A4とすること。
　2　麻薬業務所欄及び申請者欄にその全てを記載することができないときは，別紙に記載すること。

（別紙様式1）

譲渡人・譲渡先	①	麻薬業務所	所在地	
			名称	
		申請者	住所（法人にあっては，主たる事務所の所在地）	
			氏名（法人にあっては，名称）	
	②	麻薬業務所	所在地	
			名称	
		申請者	住所（法人にあっては，主たる事務所の所在地）	
			氏名（法人にあっては，名称）	
	③	麻薬業務所	所在地	
			名称	
		申請者	住所（法人にあっては，主たる事務所の所在地）	
			氏名（法人にあっては，名称）	
	④	麻薬業務所	所在地	
			名称	
		申請者	住所（法人にあっては，主たる事務所の所在地）	
			氏名（法人にあっては，名称）	

（注意）　　1　用紙の大きさは，A4とすること。
　　　　　　2　余白には，斜線を引くこと

別記第10号の3様式（第九条の二関係）

麻薬小売業者間譲渡許可変更届

許可年月日		年　　月　　日	許可番号	
変更前	麻薬業務所	所在地		
		名　称		
	住所	法人にあつては，主たる事務所の所在地		
	氏名	法人にあつては，名称		
変更後	麻薬業務所	所在地		
		名　称		
	住所	法人にあつては，主たる事務所の所在地		
	氏名	法人にあつては，名称		
変更・免許の失効の事由及びその年月日				

☐　当該許可を受けた他の麻薬小売業者全員の同意を得ている。

上記のとおり，麻薬小売業者間譲渡許可免許の失効・変更を行ったので届け出ます。
　　　　年　　　月　　　日

①麻薬業務所名称

　住所（法人にあつては，主たる事務所の所在地）

　氏名（法人にあつては，名称）

②麻薬業務所名称

　住所（法人にあつては，主たる事務所の所在地）

　氏名（法人にあつては，名称）

　神奈川県知事殿

備考	

（注意）
1　用紙の大きさは，A4とすること。
2　届出者欄に，麻薬小売業者間譲渡許可を受けた者の全てを記載することができないときは，別紙に記載すること。
3　代表者の変更を届け出る場合は，変更前の氏名欄に変更前の代表者を，変更後の氏名欄に変更後の代表者を，変更・免許の失効の事由及びその年月日欄に代表者を変更する旨を記載すること。
4　代表者のみが届出を行う場合は，当該届出の内容について，当該許可を受けた他の麻薬小売業者全員の同意を得た上で，必要事項を記載すること。また，同意を得ている場合は，同意欄にチェックを入れること。

（別紙様式３）

麻薬譲受確認書					年　月　日
麻薬を譲渡する 麻薬小売業者の 麻薬業務所	所　在　地				
	名　　　称				
麻薬を譲受する 麻薬小売業者の 麻薬業務所	所　在　地				
	名　　　称				印
品　　　名	容　　量	箇　　数	数　　量	備　　考	

（注意）
1　用紙の大きさは，Ａ４とすること。
2　余白には，斜線を引くこと。
3　在庫の不足のために麻薬を譲り受ける場合，調剤することができなかった処方せんの写しを添付すること。
4　麻薬を譲受する麻薬小売業者の印については，麻薬専用印若しくは薬局開設者印とすること。
5　備考に麻薬及び向精神薬取締法施行規則第９条の２第１項第１号のイ，ロどちらに該当する譲受であるか記載すること。
6　備考に製品番号を記載すること。

（別紙様式４）

麻薬譲渡確認書					年　月　日
麻薬を譲渡する 麻薬小売業者の 麻薬業務所	所　在　地				
	名　　　称				印
麻薬を譲受する 麻薬小売業者の 麻薬業務所	所　在　地				
	名　　　称				
品　　　名	容　　量	箇　　数	数　　量	備　　考	

（注意）
1　用紙の大きさは，Ａ４とすること。
2　余白には，斜線を引くこと。
3　麻薬を譲渡する麻薬小売業者の印については，麻薬専用印若しくは薬局開設者印とすること。
4　備考に麻薬及び向精神薬取締法施行規則第９条の２第１項第１号のイ，ロどちらに該当する譲受であるか記載すること。
5　備考に製品番号を記載すること。

別記第10号の４様式（第九条の二関係）

麻薬小売業者間譲渡許可申請者追加届

許可年月日	年　　月　　日	許可番号	

追加する麻薬小売業者

麻薬業務所	所在地	
	名称	
住所	法人にあつては，主たる事務所の所在地	
氏名	法人にあつては，名称	

☐ 代表者及び追加する麻薬小売業者のみが届出を行う場合であり，当該許可を受けた他の麻薬小売業者全員の同意を得ている。

　上記のとおり，麻薬小売業者間譲渡許可を受けた麻薬小売業者に他の麻薬小売業者を加える必要があるので届け出ます。共同して申請する他の麻薬小売業者がその在庫量の不足のため麻薬処方せんにより調剤することができない場合において，当該不足分を補足する必要があると認めるとき又は麻薬卸売業者から譲り受けた麻薬であつて，その譲受けの日から90日を経過したものを保管しているとき，若しくは麻薬卸売業者から譲り受けた麻薬について，その一部を法第24条第11項若しくは第12項の規定に基づき譲り渡した場合において，その残部であつて，その譲渡しの日から90日を経過したものを保管しているときに限り，麻薬を譲り渡したいので届け出ます。

　　　　　年　　月　　日

①麻薬業務所名称

　住所（法人にあつては，主たる事務所の所在地）

　氏名（法人にあつては，名称）

②麻薬業務所名称

　住所（法人にあつては，主たる事務所の所在地）

　氏名（法人にあつては，名称）

③麻薬業務所名称

　住所（法人にあつては，主たる事務所の所在地）

　氏名（法人にあつては，名称）

　都道府県知事　殿

備考	

（注意）
1　用紙の大きさは，A4とすること。
2　届出者欄に，麻薬小売業者間譲渡許可を受けた者の全てを記載することができないときは，別紙に記載すること。
3　追加する麻薬小売業者については，追加する麻薬小売業者の欄を記入した上で，届出者欄についても必要事項を記入すること。
4　代表者及び追加する麻薬小売業者のみが届出を行う場合は，当該届出の内容について，当該許可を受けた他の麻薬小売業者全員の同意を得た上で，必要事項を記入すること。また，同意を得ている場合は，同意欄にチェックを入れること。

給付管理

1 在宅患者訪問薬剤管理指導を請求する場合

　調剤基本料，薬剤調整料，在宅患者訪問薬剤管理指導料，これらに関する加算，および薬剤料は，医療保険として国民健康保険団体連合会または社会保険診療報酬支払基金へ請求する。

2 居宅療養管理指導を請求する場合

①医療保険分のレセプト請求について

　調剤基本料，薬剤調整料，薬剤料，および薬剤調整料に係る加算は医療保険で請求する。在宅に係る薬学管理料（服薬管理指導料，かかりつけ薬剤師管理指導料，在宅訪問薬剤管理指導料，外来服薬支援料1，服薬情報等提供料など），およびこれらに係る加算については，薬学的管理指導計画に係る疾病の場合は，介護保険の居宅療養管理指導料に包括されるため医療保険では請求しない。

②医療保険のレセプト摘要欄の記載

　介護保険に相当するサービスを行った場合に，当該患者が要介護者または要支援者である場合は，居宅療養管理指導費，介護予防居宅療養管理指導費により訪問指導を行った日〔訪問指導年月日（居宅療養管理指導費等）；（元号）yy"年"mm"月"dd"日"〕，月末時点での要支援度および要介護度を選択し，摘要欄に記載する（令和6年6月1日から適用）。

3 サービスコード表

居宅療養管理指導サービスコード表

サービスコード 種類	項目	サービス内容略称		算定項目				合成単位数	算定単位
31	1221	薬剤師居宅療養Ⅰ1	ハ 薬剤師が行う場合	(1)医療機関の薬剤師の場合(月2回限度)	(一)単一建物居住者が1人の場合 566 単位			566	1回につき
31	1222	薬剤師居宅療養Ⅰ1・特薬				特別な薬剤の場合＋100 単位		666	
31	1251	薬剤師居宅療養Ⅰ2			(二)単一建物居住者が2人以上9人以下の場合 417 単位			417	
31	1252	薬剤師居宅療養Ⅰ2・特薬				特別な薬剤の場合＋100 単位		517	
31	1244	薬剤師居宅療養Ⅰ3			(三)(一)及び(二)以外の場合 380 単位			380	
31	1245	薬剤師居宅療養Ⅰ3・特薬				特別な薬剤の場合＋100 単位		480	
31	1223	薬剤師居宅療養Ⅱ1		(2)薬局の薬剤師の場合	(一)単一建物居住者が1人の場合 518 単位	がん末期の患者・中心静脈栄養患者以外の場合（月4回限度）		518	
31	1224	薬剤師居宅療養Ⅱ1・特薬					特別な薬剤の場合＋100 単位	618	
31	1255	薬剤師居宅療養Ⅱ2				がん末期の患者・中心静脈栄養患者の場合（月8回限度）		518	
31	1256	薬剤師居宅療養Ⅱ2・特薬					特別な薬剤の場合＋100 単位	618	
31	1225	薬剤師居宅療養Ⅱ3			(二)単一建物居住者が2人以上9人以下の場合 379 単位	がん末期の患者・中心静脈栄養患者以外の場合（月4回限度）		379	
31	1226	薬剤師居宅療養Ⅱ3・特薬					特別な薬剤の場合＋100 単位	479	
31	1253	薬剤師居宅療養Ⅱ4				がん末期の患者・中心静脈栄養患者の場合（月8回限度）		379	
31	1254	薬剤師居宅療養Ⅱ4・特薬					特別な薬剤の場合＋100 単位	479	
31	1246	薬剤師居宅療養Ⅱ5			(三)(一)及び(二)以外の場合 342 単位	がん末期の患者・中心静脈栄養患者以外の場合（月4回限度）		342	
31	1247	薬剤師居宅療養Ⅱ5・特薬					特別な薬剤の場合＋100 単位	442	
31	1248	薬剤師居宅療養Ⅱ6				がん末期の患者・中心静脈栄養患者の場合（月8回限度）		342	
31	1249	薬剤師居宅療養Ⅱ6・特薬					特別な薬剤の場合＋100 単位	442	
31	1257	薬剤師居宅療養Ⅱ7		(四)情報通信機器を用いて行う場合(月1回限度) 46 単位				46	

介護予防居宅療養管理指導サービスコード表

サービスコード 種類	項目	サービス内容略称		算定項目				合成単位数	算定単位
34	1221	予防薬剤師居宅療養Ⅰ1	ハ 薬剤師が行う場合	(1)医療機関の薬剤師の場合(月2回限度)	(一)単一建物居住者が1人の場合 566 単位			566	1回につき
34	1222	予防薬剤師居宅療養Ⅰ1・特薬				特別な薬剤の場合＋100 単位		666	
34	1251	予防薬剤師居宅療養Ⅰ2			(二)単一建物居住者が2人以上9人以下の場合 417単位			417	
34	1252	予防薬剤師居宅療養Ⅰ2・特薬				特別な薬剤の場合＋100 単位		517	
34	1271	予防薬剤師居宅療養Ⅰ3			(三)(一)及び(二)以外の場合 380 単位			380	
34	1272	予防薬剤師居宅療養Ⅰ3・特薬				特別な薬剤の場合＋100 単位		480	
34	1223	予防薬剤師居宅療養Ⅱ1		(2)薬局の薬剤師の場合	(一)単一建物居住者が1人の場合 518 単位	がん末期の患者・中心静脈栄養患者以外の場合（月4回限度）		518	
34	1224	予防薬剤師居宅療養Ⅱ1・特薬					特別な薬剤の場合＋100 単位	618	
34	1255	予防薬剤師居宅療養Ⅱ2				がん末期の患者・中心静脈栄養患者の場合（月8回限度）		518	
34	1256	予防薬剤師居宅療養Ⅱ2・特薬					特別な薬剤の場合＋100 単位	618	
34	1225	予防薬剤師居宅療養Ⅱ3			(二)単一建物居住者が2人以上9人以下の場合 379 単位	がん末期の患者・中心静脈栄養患者以外の場合（月4回限度）		379	
34	1226	予防薬剤師居宅療養Ⅱ3・特薬					特別な薬剤の場合＋100 単位	479	
34	1253	予防薬剤師居宅療養Ⅱ4				がん末期の患者・中心静脈栄養患者の場合（月8回限度）		379	
34	1254	予防薬剤師居宅療養Ⅱ4・特薬					特別な薬剤の場合＋100 単位	479	
34	1273	予防薬剤師居宅療養Ⅱ5			(三)(一)及び(二)以外の場合 342 単位	がん末期の患者・中心静脈栄養患者以外の場合（月4回限度）		342	
34	1274	予防薬剤師居宅療養Ⅱ5・特薬					特別な薬剤の場合＋100 単位	442	
34	1275	予防薬剤師居宅療養Ⅱ6				がん末期の患者・中心静脈栄養患者の場合（月8回限度）		342	
34	1276	予防薬剤師居宅療養Ⅱ6・特薬					特別な薬剤の場合＋100 単位	442	
34	1257	予防薬剤師居宅療養Ⅱ7		(四)情報通信機器を用いて行う場合(月1回限度) 46 単位				46	

様式第一（附則第二条関係）

介護給付費請求書

| 令和 | | | 年 | | | 月分 |

事業所番号								

保　険　者

（別記）殿

下記のとおり請求します。

　　　　　　令和　　年　月　日

請求事業所	名　称								
	所在地	〒　　　　-							
	連絡先								

保険請求

区　　分	サービス費用						特定入所者介護サービス費等				
	件数	単位数・点数	費用合計	保険請求額	公費請求額	利用者負担	件数	費用合計	利用者負担	公費請求額	保険請求額
居宅・施設サービス 介護予防サービス 地域密着型サービス等											
居宅介護支援・ 介護予防支援											
合　　計											

公費請求

区　　分		サービス費用				特定入所者介護サービス費等		
		件数	単位数・点数	費用合計	公費請求額	件数	費用合計	公費請求額
12	生保 居宅・施設サービス 介護予防サービス 地域密着型サービス等							
	生保 居宅介護支援・ 介護予防支援							
10	感染症　37条の2							
21	障自・通院医療							
15	障自・更生医療							
19	原爆・一般							
54	難病法							
51	特定疾患等 治療研究							
81	被爆者助成							
86	被爆体験者							
87	有機ヒ素・緊急措置							
88	水俣病総合対策 メチル水銀							
66	石綿・救済措置							
58	障害者・支援措置 （全額免除）							
25	中国残留邦人等							
合　　計								

様式第二 （附則第二条関係）

居宅サービス・地域密着型サービス介護給付費明細書

（訪問介護・訪問入浴介護・訪問看護・訪問リハ・居宅療養管理指導・通所介護・通所リハ・福祉用具貸与・定期巡回・随時対応型訪問介護看護・
夜間対応型訪問介護・地域密着型通所介護・認知症対応型通所介護・小規模多機能型居宅介護（短期利用以外）・小規模多機能型居宅介護（短期利用）・
複合型サービス（看護小規模多機能型居宅介護・短期利用以外）・複合型サービス（看護小規模多機能型居宅介護・短期利用））

公費負担者番号	
公費受給者番号	

令 和		年		月分
保険者番号				

被保険者	被保険者番号	
	（フリガナ）	
	氏名	
	生年月日	1.明治 2.大正 3.昭和　年　月　日　性別 1.男 2.女
	要介護状態区分	要介護1・2・3・4・5
	認定有効期間	1.平成 2.令和　年　月　日 から　令和　年　月　日 まで

請求事業者	事業所番号	
	事業所名称	
	所在地	〒　－
	連絡先	電話番号

居宅サービス計画	1. 居宅介護支援事業者作成　　2. 被保険者自己作成	
	事業所番号	事業所名称

開始年月日	1.平成 2.令和　年　月　日	中止年月日	令和　年　月　日
中止理由	1. 非該当 3. 医療機関入院 4. 死亡 5. その他 6. 介護老人福祉施設入所 7. 介護老人保健施設入所 8. 介護療養型医療施設入院 9. 介護医療院入所		

	サービス内容	サービスコード	単位数	回数	サービス単位数	公費分回数	公費対象単位数	摘要
給付費明細欄								

		サービス内容	サービスコード	単位数	回数	サービス単位表	公費分回数	公費対象単位数	施設所在保険者番号	摘要
給付費明細欄	住所地特例対象者									

請求額集計欄	①サービス種類コード／②名称				
	③サービス実日数	日	日	日	日
	④計画単位数				
	⑤限度額管理対象単位数				
	⑥限度額管理対象外単位数				
	⑦給付単位数（④⑤のうち少ない数）＋⑥				
	⑧公費分単位数				
	⑨単位数単価	▲ 円／単位	▲ 円／単位	▲ 円／単位	▲ 円／単位
	⑩保険請求額				
	⑪利用者負担額				
	⑫公費請求額				
	⑬公費分本人負担				

給付率（/100）　保険　公費　合計

社会福祉法人等による軽減欄	軽減率	▲ %	受領すべき利用者負担の総額（円）	軽減額（円）	軽減後利用者負担額（円）	備考

枚中　枚目

介護予防サービス・地域密着型介護予防サービス介護給付費明細書

（介護予防訪問入浴介護・介護予防訪問看護・介護予防訪問リハ・介護予防居宅療養管理指導・
介護予防通所リハ・介護予防福祉用具貸与・介護予防認知症対応型通所介護・
介護予防小規模多機能型居宅介護（短期利用以外）・介護予防小規模多機能型居宅介護（短期利用））

公費負担者番号		令 和	年	月分
公費受給者番号		保険者番号		

<table>
<tr><td rowspan="6">被保険者</td><td>被保険者番号</td><td colspan="2"></td><td rowspan="6">請求事業者</td><td>事業所番号</td><td></td></tr>
<tr><td>（フリガナ）</td><td colspan="2"></td><td>事業所名称</td><td></td></tr>
<tr><td>氏名</td><td colspan="2"></td><td rowspan="2">所在地</td><td>〒　　-</td></tr>
<tr><td>生年月日</td><td>1.明治 2.大正 3.昭和
年　　月　　日</td><td>性別　1.男 2.女</td><td></td></tr>
<tr><td>要支援状態区分</td><td colspan="2">要支援1・要支援2</td><td rowspan="2">連絡先</td><td rowspan="2">電話番号</td></tr>
<tr><td>認定有効期間</td><td>1.平成
2.令和　年　　月　　日 から
令和　　年　　月　　日 まで</td><td></td></tr>
</table>

介護予防サービス計画	2. 被保険者自己作成　　　3. 介護予防支援事業者作成		
	事業所番号	事業所名称	

開始年月日	1.平成 2.令和	年	月	日	中止年月日	令和	年	月	日

中止理由　1. 非該当 3. 医療機関入院 4. 死亡 5. その他 6. 介護老人福祉施設入所 7. 介護老人保健施設入所 8. 介護療養型医療施設入院 9. 介護医療院入所

給付費明細欄	サービス内容	サービスコード	単位数	回数	サービス単位数	公費分回数	公費対象単位数	摘要

給付費明細欄 住所地特例対象者	サービス内容	サービスコード	単位数	回数	サービス単位表	公費分回数	公費対象単位数	施設所在保険者番号	摘要

請求額集計欄	①サービス種類コード／②名称					
	③サービス実日数	日	日	日	日	
	④計画単位数					
	⑤限度額管理対象単位数					
	⑥限度額管理対象外単位数					給付率(/100)
	⑦給付単位数（④⑤のうち少ない数）＋⑥					保 険
	⑧公費分単位数					公 費
	⑨単位数単価	▲ 円/単位	▲ 円/単位	▲ 円/単位	▲ 円/単位	合 計
	⑩保険請求額					
	⑪利用者負担額					
	⑫公費請求額					
	⑬公費分本人負担					

社会福祉法人等による軽減欄	軽減率	▲ ％	受領すべき利用者負担の総額（円）	軽減額（円）	軽減後利用者負担額（円）	備 考

枚中	枚目

5 請求サンプル

①介護保険のみ

様式第一（附則第二条関係）

介護給付費請求書

令和 **6** 年 **1** 月分

| 事業所番号 | **1 4 4 0 0 0 0 0 0 0** |

保　険　者

（別　記）殿

下記の通り請求します。

令和 **6** 年 **1** 月 **10**日

請求事業所	名　称	○○○薬局
	所在地	〒**2 3 5** - **1 2 3 4**
		横浜市○○区○○2-3-4
	連絡先	**045－1234－5678**

保険請求

| 区　分 | サービス費用 | | | | | | 特定入所者介護サービス費等 | | | | |
	件数	単位数・点数	費用合計	保険請求額	公費請求額	利用者負担	件数	費用合計	利用者負担	公費請求額	保険請求額
居宅・施設サービス 介護予防サービス 地域密着型サービス等	1	1036	10360	9324	0	1036					
居宅介護支援・介護予防支援											
合　計	1	1036	10360	9324	0	1036					

公費請求

| 区　分 | | サービス費用 | | | | 特定入所者介護サービス費等 | | |
		件数	単位数・点数	費用合計	公費請求額	件数	費用合計	公費請求額
12	生保 居宅・施設サービス 介護予防サービス 地域密着型サービス							
	生保 居宅介護支援・介護予防支援							
10	感染症　37条の2							
21	障自・通院医療							
15	障自・更正医療							
19	原爆・一般							
54	難病法							
51	特定疾患等 治療研究							
81	被爆者助成							
86	被爆体験者							
87	有機ヒ素・緊急措置							
88	水俣病総合対策 メチル水銀							
66	石綿・救済措置							
58	障害者・支援措置 （全額免除）							
25	中国残留邦人等							
	合　計							

居宅サービス・地域密着型サービス介護給付費明細書

（訪問介護・訪問入浴介護・訪問看護・訪問リハ・居宅療養管理指導・通所介護・通所リハ・福祉用具貸与・定期巡回・随時対応型訪問介護看護・
夜間対応型訪問介護・地域密着型通所介護・認知症対応型通所介護・小規模多機能型居宅介護(短期利用以外)・小規模多機能型居宅介護(短期利用)・
複合型サービス(看護小規模多機能型居宅介護・短期利用以外)・複合型サービス(看護小規模多機能型居宅介護・短期利用))

| 公費負担者番号 | | | | | | | | | | 令 和 | 6 | 年 | 1 | 月分 |
| 公費受給者番号 | | | | | | | | | | 保険者番号 | 1 1 4 0 0 0 | | | |

被保険者	被保険者番号	0 1 1 1 1 1 1 1 1 1		請求事業者	事業所番号	1 4 4 0 0 0 0 0 0 0
	（フリガナ）	ケンヤク タロウ			事業所名称	○○○薬局
	氏名	県薬 太郎			所在地	〒235-1234 横浜市○○区○○2-3-4
	生年月日	1.明治 2.大正 ③.昭和 22年 7月 9日	性別 ①.男 2.女			
	要介護状態区分	要介護 1・2・③・4・5			連絡先	電話番号 045-1234-5678
	認定有効期間	1.平成 ②.令和 5年 7月 1日 から 令和 6年 6月 30日 まで				

| 居宅サービス計画 | 1. 居宅介護支援事業者作成　　　2. 被保険者自己作成 | | |
| | 事業所番号 | | 事業所名称 | |

| 開始年月日 | 1.平成 2.令和 | 年 | 月 | 日 | 中止年月日 | 年 | 月 | 日 |
| 中止理由 | 1. 非該当 3. 医療機関入院 4. 死亡 5. その他 6. 介護老人福祉施設入所 7. 介護老人保健施設入所 8. 介護療養型医療施設入院 9. 介護医療院入所 | | | | | | | |

給付費明細欄	サービス内容	サービスコード	単位数	回数	サービス単位数	公費分回数	公費対象単位数	摘要
	薬剤師居宅療養Ⅱ2	3 1 1 2 5 5	5 1 8	2	1 0 3 6			3, 17

給付費明細欄 住所地特例対象者	サービス内容	サービスコード	単位数	回数	サービス単位表	公費分回数	公費対象単位数	施設所在保険者番号	摘要

請求額集計欄	①サービス種類コード/②名称	3 1 居宅療養管理指導				
	③サービス実日数	2 日	日	日	日	
	④計画単位数					
	⑤限度額管理対象単位数					
	⑥限度額管理対象外単位数					給付率(/100)
	⑦給付単位数(④⑤のうち少ない数)+⑥	1 0 3 6				保 険 9 0
	⑧公費分単位数					公 費
	⑨単位数単価	1 0 0 0 円/単位	円/単位	円/単位	円/単位	合 計
	⑩保険請求額	9 3 2 4				9 3 2 4
	⑪利用者負担額	1 0 3 6				1 0 3 6
	⑫公費請求額					
	⑬公費分本人負担					

社会福祉法人等による軽減欄	軽減率	%	受領すべき利用者負担の総額(円)	軽減額(円)	軽減後利用者負担額	備考

枚中 枚目

②公費併用（生保，特定疾病）

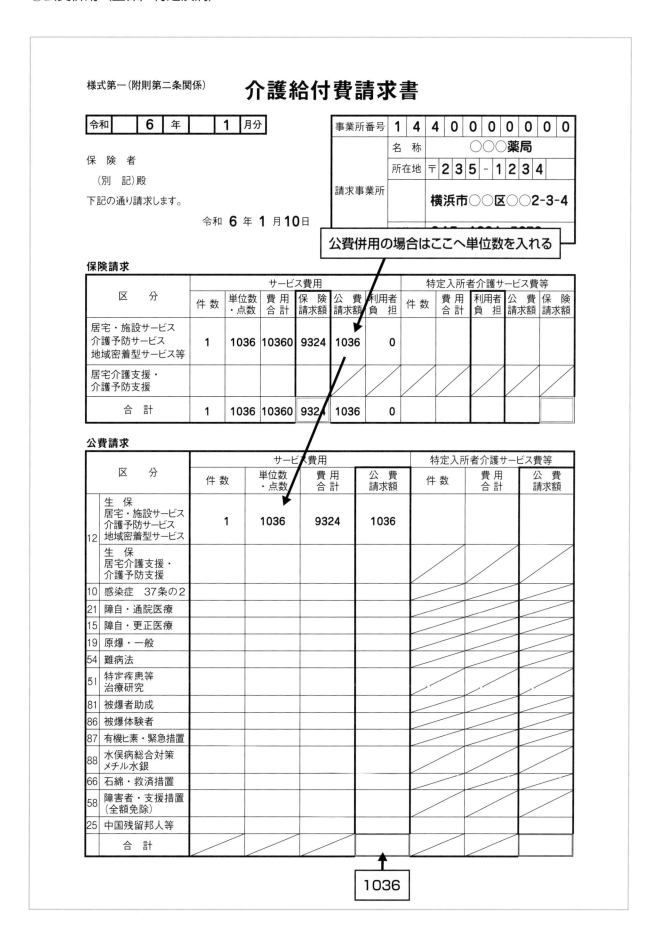

様式第一（附則第二条関係）

介護給付費請求書

令和 **6** 年 **1** 月分

保　険　者

（別　記）殿

下記の通り請求します。

令和 **6** 年 **1** 月 **10**日

事業所番号	1 4 4 0 0 0 0 0 0 0	
名　称	○○○薬局	
所在地	〒 2 3 5 - 1 2 3 4	
請求事業所	横浜市○○区○○2-3-4	

公費併用の場合はここへ単位数を入れる

保険請求

区　分	サービス費用						特定入所者介護サービス費等				
	件数	単位数・点数	費用合計	保険請求額	公費請求額	利用者負担	件数	費用合計	利用者負担	公費請求額	保険請求額
居宅・施設サービス 介護予防サービス 地域密着型サービス等	1	1036	10360	9324	1036	0					
居宅介護支援・ 介護予防支援											
合　計	1	1036	10360	9324	1036	0					

公費請求

区　分		サービス費用				特定入所者介護サービス費等		
		件数	単位数・点数	費用合計	公費請求額	件数	費用合計	公費請求額
12	生保 居宅・施設サービス 介護予防サービス 地域密着型サービス	1	1036	9324	1036			
	生保 居宅介護支援・ 介護予防支援							
10	感染症　37条の2							
21	障自・通院医療							
15	障自・更正医療							
19	原爆・一般							
54	難病法							
51	特定疾患等 治療研究							
81	被爆者助成							
86	被爆体験者							
87	有機ヒ素・緊急措置							
88	水俣病総合対策 メチル水銀							
66	石綿・救済措置							
58	障害者・支援措置 （全額免除）							
25	中国残留邦人等							
	合　計							

1036

様式第二（附則第二条関係）

80 障害は記入しない

居宅サービス・地域密着型サービス介護給付費明細書

（訪問介護・訪問入浴介護・訪問看護・訪問リハ・居宅療養管理指導・通所介護・通所リハ・福祉用具貸与・定期巡回・随時対応型訪問介護看護・夜間対応型訪問介護・地域密着型通所介護・認知症対応型通所介護・小規模多機能型居宅介護（短期利用以外）・小規模多機能型居宅介護（短期利用）・複合型サービス（看護小規模多機能型居宅介護・短期利用以外）・複合型サービス（看護小規模多機能型居宅介護・短期利用））

| 公費負担者番号 | 1 2 × × × × × × |
| 公費受給者番号 | 1 1 × × × × × |

| 令 和 | 6 年 1 月分 |
| 保険者番号 | 1 1 4 0 0 0 |

被保険者

被保険者番号	0 1 1 1 1 1 1 1 1 1 1
（フリガナ）	ケンヤク タロウ
氏名	県薬 太郎
生年月日	1.明治 2.大正 ③.昭和　性別 ①.男 2.女　2 2 年 7 月 9 日
要介護状態区分	要介護 1・2・③・4・5
認定有効期間	1.平成 ②.令和 5 年 7 月 1 日 から　令和 6 年 6 月 30 日 まで

請求事業者

事業所番号	1 4 4 0 0 0 0 0 0 0 0
事業所名称	○○○薬局
所在地	〒 2 3 5 - 1 2 3 4　横浜市○○区○○2-3-4
連絡先	電話番号 045-1234-5678

| 居宅サービス計画 | 1．居宅介護支援事業者作成　2．被保険者自己作成 |
| | 事業所番号　　　　　　　　事業所名称 |

| 開始年月日 | 1.平成 2.令和　年　月　日 | 中止年月日 | 年　月　日 |
| 中止理由 | 1. 非該当　3. 医療機関入院　4. 死亡　5. その他　6. 介護老人福祉施設入所　7. 介護老人保健施設入所　8. 介護療養型医療施設入院　9. 介護医療院入所 |

給付費明細欄

サービス内容	サービスコード	単位数	回数	サービス単位表	公費分回数	公費対象単位数	摘要
薬剤師居宅療養Ⅱ2	3 1 1 2 5 5	5 1 8	2	1 0 3 6	2	1 0 3 6	3, 17

給付費明細欄（住所地特例対象者）

サービス内容	サービスコード	単位数	回数	サー	摘要

公費はここの記入も忘れずに

請求額集計欄

①サービス種類コード／②名称	3 1	居宅療養管理指導			
③サービス実日数	2 日	日	日	日	
④計画単位数					
⑤限度額管理対象単位数					
⑥限度額管理対象外単位数					給費率(/100)
⑦給付単位数（④⑤のうち少ない数）＋⑥	1 0 3 6				保険 9 0
⑧公費分単位数	1 0 3 6				公費 1 0 0
⑨単位数単価	1 0.0 0 円/単位	円/単位	円/単位	円/単位	合計
⑩保険請求額	9 3 2 4				9 3 2 4
⑪利用者負担額					
⑫公費請求額	1 0 3 6				1 0 3 6
⑬公費分本人負担					

社会福祉法人等による軽減欄

軽減率	%	受領すべき利用者負担の総額（円）	軽減額（円）	軽減後利用者負担額	備考

枚中　枚目

88

③生保単独

様式第一（附則第二条関係）

介護給付費請求書

令和 **6** 年 **1** 月分

事業所番号	**1 4 4 0 0 0 0 0 0 0**
名　称	○○○**薬局**
所在地	〒**2 3 5** - **1 2 3 4**
請求事業所	**横浜市○○区○○2-3-4**
連絡先	**045-1234-5678**

保　険　者

（別　記）殿

下記の通り請求します。

> 生保単独の時はこの欄に記入しない

保険請求

区　分	サービス費用						特定入所者介護サービス費等				
	件数	単位数・点数	費用合計	保険請求額	公費請求額	利用者負担	件数	費用合計	利用者負担	公費請求額	保険請求額
居宅・施設サービス 介護予防サービス 地域密着型サービス等											
居宅介護支援・ 介護予防支援											
合　計											

公費請求

区　分		サービス費用				特定入所者介護サービス費等		
		件数	単位数・点数	費用合計	公費請求額	件数	費用合計	公費請求額
12	生保 居宅・施設サービス 介護予防サービス 地域密着型サービス	2	1036	10360	10360			
	生保 居宅介護支援・ 介護予防支援							
10	感染症　37条の2							
21	障自・通院医療							
15	障自・更正医療							
19	原爆・一般							
54	難病法							
51	特定疾患等 治療研究							
81	被爆者助成							
86	被爆体験者							
87	有機ヒ素・緊急措置							
88	水俣病総合対策 メチル水銀							
66	石綿・救済措置							
58	障害者・支援措置 （全額免除）							
25	中国残留邦人等							
	合　計				10360			

居宅サービス・地域密着型サービス介護給付費明細書

（訪問介護・訪問入浴介護・訪問看護・訪問リハ・居宅療養管理指導・通所介護・通所リハ・福祉用具貸与・定期巡回・随時対応型訪問介護看護・
夜間対応型訪問介護・地域密着型通所介護・認知症対応型通所介護・小規模多機能型居宅介護（短期利用以外）・小規模多機能型居宅介護（短期利用）・
複合型サービス（看護小規模多機能型居宅介護・短期利用以外）・複合型サービス（看護小規模多機能型居宅介護・短期利用））

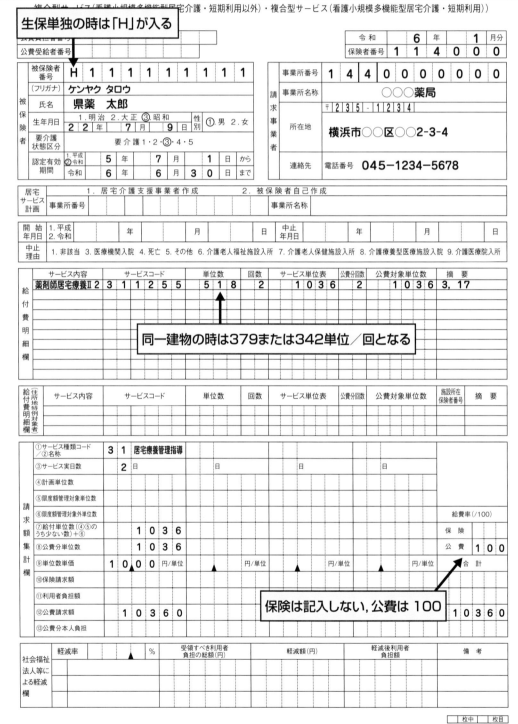

生保単独の時は「H」が入る

同一建物の時は379または342単位／回となる

保険は記入しない，公費は 100

6 参考例

A-1 薬学的管理指導計画書（往診同行による施設入居者への服薬管理）

薬学的管理指導計画書

計画作成日　令和 6 年 4 月 25 日

フリガナ	ケンヤク ジロウ		住所	○○市○○ 1 － 1 － 1	
氏　名	県薬　二郎　　（男）・女		電話	自宅	○○○－○○○－○○○○
				その他	
生年月日　明・大・（昭）・平 25 年 7 月 4 日					

	要介護認定有効期間	要介護区分	事業所		事業所番号
①	R5.7.1 ～ R7.6.30	介護 3	D 訪問サービス		○○○○○○○○○
②			連 絡 先	電話	○○○－○○○－○○○○
③				FAX	○○○－○○○－○○○○

訪問予定	2 週 /1 回（土）14 時頃			担当介護支援専門員氏名	源 しずか
主治医	医療機関名	M クリニック	住所	東市西区南町西○－○○－○○○○	
	医師名	郷田 和彦	電話	045 － 666 － 6666	
			FAX	045 － 666 － 6667	

症状と注意点	コンプライアンス管理，血圧管理，便通管理，睡眠管理，ポリファーマシー
処方医からの情報 病歴	高血圧，高尿酸血症，便秘症，腎機能低下，貧血，肝機能障害，心筋梗塞，糖尿病，腰椎圧迫骨折既往，冠動脈ステント留置術
処方薬に関する情報	アロプリノール錠 100mg　1 錠 / 1 ×朝食後 フロセミド錠 20mg　1 錠 / 1 ×朝食後 スピロノラクトン錠 25mg　1 錠 / 1 ×朝食後 バルサルタン錠 40mg　1 錠 / 1 ×朝食後 シロスタゾール錠 100mg　2 錠 /2 ×朝夕食後 トコフェロールニコチン酸カプセル 200mg　2cp/2 ×朝夕食後 ウルソデオキシコール酸錠 100mg　3 錠 /3 ×朝昼夕食後 ビフィズス菌錠 12mg　3 錠 /3 ×朝昼夕食後 球形吸着炭細粒 2g　6 g /3 ×朝昼夕食後 2 時間 ピコスルファート Na 内用液 0.75%　　便秘時　1 回 10 ～ 15 滴で調整 ジクロフェナク Na ゲル　1 日 3 回　膝 テルビナフィン塩酸塩外用液　1 日 1 回　足指間

患者さんの予後 ADL に影響を及ぼす傷病名	便秘症，腎機能低下，貧血
併用薬・他科受診	ミルセラ注シリンジ 50μg 0.3mL（月 2 回往診時に Ns が注射）
実施すべき指導内容	**短期的管理** ・医師の往診同行による服用薬剤適正管理。 ・体調に対する薬の作用チェック（食事・排便・睡眠状況など） ・バイタルによる薬の効果チェック（血圧，SpO_2，脈拍） ・定時薬は一包化。名前，用法，服用日を印字して朝食後は青線，昼食後は赤線，夕食後は緑線で色付け。 ・ピコスルファート Na 内用液 0.75％は便秘の調子に応じて滴数を調節。 ・服薬トレイへの薬剤セット：施設内で薬剤師がセット ・服薬トレイからの薬手渡し：施設職員 ・薬の取り間違えがないかの確認を関係多職種で行う。 【くすりの保管場所】 ・施設事務所内の 1 番上段の棚に服薬トレイを保管 **長期的管理** ・QOL を可能な限り優先した薬剤管理

家庭生活状況・家族構成・介護者

・施設内で暮らしている。デイサービスも利用している。
・キーパーソンは妹。感染症予防対策の一環で，面会者の訪問規制が厳しくなっている。
・施設職員に対してたまに暴言があるが，基本的には関係は良好であり，便秘や睡眠の状況を随時相談できている。

サービスの利用状況

サービス種類	利用状況	事業所連絡先
施設	毎日	○○○－○○○－○○○○
病院往診	2 週 1 回（土曜日）	○○○－○○○－○○○○

感染症の有無（肝炎　MRSA　結核　疥癬　梅毒　AIDS）	有　・　(無)
感染なし	

A-2　居宅療養管理指導における報告書（往診同行による施設入居者への服薬管理）

居宅療養管理指導における報告書

Ｍクリニック
担当医　郷田 和彦　先生

令和6年5月1日
保険薬局名　　　○○○薬局
保険薬剤師氏名　鈴木 一郎　印

患者氏名：県薬　二郎
性別 （男）・女）
住所：○○市○○1−1−1

訪問日：初回 （継続）　　　　令和6年5月4日（土）
訪問時間：14：00 〜 15：00

処方薬剤の服薬状況に関する情報
◆調剤方法：朝，昼，夕食後で一包化し，施設の服薬トレイに2週間分セットしました
・服薬トレイから本人への薬手渡し：施設職員
・服薬トレイへのセット：薬剤師が訪問時2週間分セット
◆コンプライアンス：服用日を印字し，現在までに飲み忘れはなく良好
◆残薬状況：ピコスルファート Na 内用液0.75％2本，ポリスチレンスルホン酸カルシウムゼリー21個
　予備薬：1週間

併用薬剤の有無 （有）・無）
ミルセラ注シリンジ50μg 0.3mL（月2回往診時に Ns が直接投与）

訴えに関する情報
◆臨床データ：血圧141/81，SpO_2 99％，脈拍55，血糖値170，HbA1c 5.7％，血清クレアチニン値2.3，BNP 43.8，K 2.8
◆排便状況：センノシドを毎日服用では下痢をするので処方中止。ピコスルファート Na 内用液0.75％を便秘時に頓用に変更となっていることを説明しました。
◆カリウム値：依然として低いのでポリスチレンスルホン酸カルシウムゼリーは中止しています。
◆膝の痛み：ケトプロフェンテープはかぶれましたが，ジクロフェナク Na ゲルに変更しかぶれも軽快し，膝の痛みも治まっているようです。
◆睡眠状況：ふらつき防止でゾピクロンは休薬。睡眠は約6時間とれており問題ありません。
◆その他：眼の中に黒い物体が見えるとの訴えがあったため，眼科の受診を検討中です。

症状等に関する家族，介護者等からの情報
・施設職員が患者の足の指にテルビナフィンクリームを塗ることに抵抗があるということで，外用液に処方変更していただきましたが，施設職員の使用に問題ありません。

特記事項（薬剤師の対応，意見等）
◆排便コントロールについて施設職員と協議し，ピコスルファート Na 内用液0.75％は通常は10滴で使用し，便秘気味の時は15滴までの範囲で調節して使用することにしました。
◆以前，ほかの医師から水分を制限するように言われたことを記憶しており，極端に水を飲まないようにしてしまっていました。薬局からも水分は摂取するように説明しましたが，次回の往診時に先生からも説明をお願いします。
◆減薬について：診察の際，昼分のウルソデオキシコール酸錠，ビフィズス菌錠，球形吸着炭細粒の減量または削除の可否を検討いただけますと幸いです。

薬学的管理指導計画書

計画作成日：2024 年○月○日
訪問薬局：○○○○薬局
薬剤師名：鈴木　三郎

患者名	氏名		県薬 三男 様	医療機関名	○○クリニック
	性別	男	生年月日 ○○年○月○日	介護度	要介護2

介護事業所名等	○○ケアステーション　○○　様		
訪問予定日	2024 年○月○日	初回訪問	2022 年○月○日

処方薬に関する情報	管理者：本人（息子が補助を行っている。）
	管理状況：お薬カレンダーでの管理　インスリンと目薬は冷蔵庫内
	調剤形態：内服薬一包化
	服用状況：服薬状況が悪化，お薬カレンダーでの管理開始　服用方法要継続検討

主病名	糖尿病，高血圧，高脂血症，脳梗塞後遺症，軽度認知症

副作用・相互作用アレルギーなど	特になし

併用薬に関する情報他科受診・OTC 服用など	併用薬なし，歯科の訪問診療あり

心身の状態
1 【精神状態】基本穏やかだが，時々激高することあり
2 【言語障害・視力障害・聴力障害】軽度の認知症があるが，日常会話は問題なし
3 【運動障害】糖尿病の合併症か足に炎症あり，少し歩きづらそう
4 【生活状態（○／×）】食事○ 排泄○ 着脱衣○ 入浴○ 歩行△ 睡眠○
5 【生活圏】主に居室。電動車いすでの外出もほとんどしない
6 【褥瘡】なし
7 【感染症】なし

使用中の医療器具・介護サービスなど	電動車いす（あまり使用していない），ヘルパー週3回（月・水・金），訪問看護週2回（火・木），訪問リハビリ週1回（月），ショートステイ（不定期）

家族状況注意事項など	夫婦2人暮らし。基本面倒くさがり屋で，服薬忘れや自己判断での服薬休止あり。妻は精神疾患があり，服薬の補助は難しい。生活状況確認のため，息子が週末に様子を見に来るか，電話連絡している。 趣味だった音楽も最近はおっくうで弾いていない。できる限りこの家で過ごしたい。 昼夜逆転状態で，食事は1日1〜2回しか摂っていない。

実施すべき指導内容 その他特記事項	・内服薬一包化。服用日印字。 ・内服薬はお薬カレンダーにセット。外用薬は冷蔵庫へ。 ・内服薬の服用状況確認。外用薬の使用状況・用法の理解確認。 ・ふらつき・低血糖のなどの副作用状況確認。 ・インスリン使用状況・手技の確認。 ・自己血糖測定の実施状況，検査値の確認。（医師より毎日検査の指示あり） ・生活習慣の改善状況（起床・入眠時間，食事の回数など） ・便秘の状況（便秘薬処方はないが，前回訪問時便秘気味の訴えあり）

B-2　訪問薬剤管理指導報告書（生活習慣の改善が見られない糖尿病患者）

訪問薬剤管理指導報告書

報告日 2024 年○月○日
○○○○薬局
薬局住所
薬局電話番号
担当薬剤師　：鈴木 三郎　㊞

氏　名	県薬　三男	☑ 男　□ 女	要介護認定状況	要介護2
医療機関	○○クリニック	訪問日	2024 年○月○日	

患者状況検査値等の情報	・相変わらず朝5時ごろまでテレビを見ながら起きていて，昼頃に起きる状態。食事も起床時と夕方頃の2回しか食べていない。足の炎症もひどく，足を引きずって歩いている。便は3日に1回くらい出ている。 ・今月のショートステイも面倒なので断ってしまった。 ・毎日の自己血糖測定も面倒なので自分では行っておらず,他職種に言われて行うくらい。訪問時，食後4時間血糖で 308mg/dL，血圧 152/78，心拍 84，SpO$_2$ 97%。
薬剤管理服薬状況	・継続薬は内服薬すべて一包化（朝食後のみ。服用日印字し，お薬カレンダーにセット），注射薬はトリルシティ皮下注 0.75mg（週1回，土曜日），外用薬はトラボプロスト点眼液（1日1回両眼），アンテベート軟膏・ヒルドイドソフト軟膏混合薬（足の炎症部に1日1〜2回） ・頓用薬はゾルピデム酒石酸塩錠 10mg（不眠時），センノシド錠 12mg（便秘時）。薬袋のまま渡し。 ・継続薬は平日はヘルパーなどの多職種の訪問時に使用の声かけを行っており，週末は息子が電話などで服薬確認を行う。 ・お薬カレンダーにセットした一包化薬については飲み忘れなく服用状況良好。トリルシティ皮下注は息子の補助で問題なく使用できている。手技も問題ない。外用薬や頓用薬はほぼ使用していなかった。
副作用症状など	☑ 認められず　□ 疑いあり
患者への指導内容実施項目等	・お薬は一包化し，薬剤師が食卓横お薬カレンダーにセットした。忘れず服用継続するよう指導。 ・インスリンの手技について確認。息子も手伝ってくれるので,問題なく使用できている。 ・目薬や軟膏などの外用剤があまり使用されていなかった。日薬の手技を確認し，使用は問題ないことを確認。面倒であまり使用していない。目が見えにくくなることや足の炎症の悪化を防ぐため，継続して使用するよう指導。 ・生活習慣の改善があまり見られず，間食なども多い。糖尿病等の改善のため，生活習慣の見直しを勧めた。併せて定期的な自己血糖測定も再指導。 ・頓用薬の服用状況確認。ゾルピデムはほぼ毎日服用しているが，センノシドはほぼ服用していない。本人は便秘気にならず，腹痛や排便時の痛みなどは感じない様子。 ・奥様とも患者の服薬状況等について話したが，よく理解していない様子だった。
申し送り事項	・外用薬について，使用の意義をあまり感じていないようです。次回の訪問診療時に医師からも使用の意義についてご説明お願いします。 ・便の状態はそれほど悪くなく，センノシドはほぼ使用していないようです。センノシドの頓用処方の削除をご検討ください。

服薬管理者	☑ 本人　☑ 家族（息子　　）　☑ 介護職　☐ その他（　　　　　　　　　　　）
残薬状況	☐ 無　☑ 有　　朝食後一包化薬 2/4 分までお薬カレンダーにセット（今回服用忘れ 3包あり） トラボプロスト点眼液 3 本，ゾルピデム酒石酸塩錠 10mg 14 錠，センノシド錠 12mg 11 錠
他科受診・併用薬 （OTC 健食含む）	☐ 無　☑ 有　　歯科の訪問診療あり（薬の処方はなし）
重複薬剤	☑ 無　☐ 有
相互作用飲食物等	☑ 無　☐ 有

上記のとおり，訪問薬剤管理指導の実施について報告いたします。

C-1 薬学的管理指導計画書（老老介護での服薬管理）

薬学的管理指導計画書

令和6年1月25日

患者氏名	県薬 五郎		性別	☑ 男 　□ 女
生年月日	昭和3年3月2日			
住所	○○市○○　1－1－1			

訪問予定日	担当薬剤師
令和6年2月7日	横浜　一郎
令和6年2月21日	横浜　一郎

多職種からの情報提供

医師	腰痛のため鎮痛薬処方
看護師	老老介護で服薬管理依頼
介護士	入浴介助時，痛みなし
ケアマネジャー	妻が薬を管理

傷病名・既往歴

便秘，第1腰椎圧迫骨折，不眠症，高血圧，心房細動

指導事項（必要に応じて短期，長期管理項目設定）

【短期的管理】
#服薬アドヒアランス
　老老介護のため服薬は介護者の状態が影響する。介護者に負荷のかからない処方設計，服薬管理を考慮する。
#排便コントロール実施
　便通，正常確認し適正な薬剤の提案
#抗凝固薬による有害作用確認
　腎機能低下傾向にあることから出血の確認，および適正量の確認
NSAIDs に関する効果的服薬
　腰痛に対する鎮痛薬適正使用の確認
#ベンゾジアゼピン薬による影響の確認
　抗コリン作用の確認および長期的服薬による影響の検討
#腎機能低下に関する適正使用の確認
　ダビガトラン，酸化マグネシウム，ファモチジン，ロキソプロフェン，リセドロン酸 Na 錠
#リハビリへの薬剤の影響の確認
　抗コリン作用，打撲による出血，便通への影響などへの確認
【長期的管理】
室内歩行を可能とするため服薬管理，適正使用の検討

居宅療養管理指導実施報告書

Aクリニック
担当医　○○　○○　　　先生御侍史

令和6年2月8日
保険薬局名　　○○○○薬局
保険薬剤師氏名　横浜　一郎

患者氏名	県薬 五郎		性別	☑男 □女
生年月日	昭和3年3月2日			
住所	○○市○○1-1-1			

訪問日・時間

訪問日：□ 初回　☑ 継続　　　　　令和6年2月7日（水）
訪問時間：10：00 ～ 10：30
指導対象：本人，家族

服薬管理に関する情報（詳細は服薬状況に関する情報に記載）

薬剤の保管状況：カレンダー管理	飲み忘れ：☑ なし　□ あり
残薬の状況：☑ なし　□ あり	併用薬剤：□ なし　☑ あり　市販薬のカルシウム製剤
併診：☑ なし　□ あり	副作用：☑ なし　□ あり
重複服用相互作用等：☑ なし　□ あり	服薬支援措置等：□ なし　☑ あり　一包化

管理・指導事項

#服薬アドヒアランス
　本人管理では飲み忘れが多いことから高齢の妻が服薬管理を行っているため，一包化調剤を行い，ポケット付きカレンダーにて管理を行っています。訪問看護師，ヘルパーにも服薬確認を行っていただいており，現在飲み忘れはありません。

#排便コントロール実施
　時々軟便となることがあります。下痢の場合には酸化マグネシウムを一時中止するよう指導しています。服用しなかった場合にはカレンダーに残すよう指示しています。今後軟便が続くようであれば，マグネシウムの定期服用量の調整を検討します。

#抗凝固薬による有害作用確認
　リハビリを行っており，まれに床に膝をつくことがありますが，その際にも出血は見られません。

NSAIDs に関する効果的服薬
　リハビリ実施担当者，入浴介助を行っているヘルパーに確認しましたが，負荷のかかった状態でも痛みを訴えることはほとんどないとのことです。本人，妻に鎮痛剤服用リスクを説明し，ロキソプロフェンの減量も検討。

#ベンゾジアゼピン薬による影響の確認
　本人からは眠れないとの訴えがありますが，妻からは21時には寝ているとの情報がありました。ただし，4時には目が覚めるとのことです。

#腎機能低下に関する適正使用の確認
　前回の採血では，Cr 1.0mg/dL，eGFR54 でした。現服用薬では，ダビガトラン，酸化マグネシウム，ファモチジン，ロキソプロフェン，リセドロン酸Na錠について腎機能が影響するため，定期的な検査をお願いします。また，血清中Mg濃度の測定もお願いします。

#リハビリへの薬剤の影響の確認
　訪問リハ担当者に確認したところ，リハビリは午前に行っているが，現在のところ傾眠，ふらつき等ブロチゾラムの影響は見られないとのことです。

特記事項・提案等

＃ベンゾジアゼピン薬による影響の確認

　現在は眠れているとのことです。服用しているブロチゾラムは，短時間型であること，BZD のため筋弛緩作用もあり，超短時間型非 BZD であるエスゾピクロンへの変更を検討します。

＃ NSAIDs に関する効果的服薬

　痛みが軽減していることから，ロキソプロフェン継続のリスクを理解させ，減量を行っていくことが望ましいと考えます。

　なお，ロキソプロフェン減量時，および眠剤変更時には訪看，ヘルパーとも情報共有し確認します。また，電話にてフォローし，不適時には医師指示のもと，変更前へ可及的速やかに処方を戻すことも可能です。

処方

酸化マグネシウム 1.5g/3 ×
ロキソプロフェン（60）3 錠 /3 ×
ファモチジン OD 錠（20）1 錠 /3 ×
ダビガトランカプセル（75）4C/2 ×
ブロチゾラム OD 錠（0.25）1 錠 /1 ×寝る前
リセドロン酸 Na 錠（17.5）1 錠 /1 ×起床時　週 1 回服用
頓服　センノシド錠 1 錠　便秘時

D-1 薬学的管理指導計画書（抗悪性腫瘍薬による軟便，手足症候群発現に対応したケース）

薬学的管理指導計画書

計画作成日：令和5年11月20日
保険薬局名：県薬薬局
保険薬剤師氏名：県薬一郎　印

患者名	氏名		神奈川はじめ		医療機関名	ほうもんクリニック
	性別	男	生年月日	昭和19年4月13日	介護度	要介護2

介護事業所名等	スマイル〇〇〇2号館
訪問予定日	令和5年12月13日，12月27日（2週間ごと）
処方薬に関する情報	レゴラフェニブ錠40mg　4錠 トルバプタンOD7.5mg　1錠 スピロノラクトン錠25mg　2錠 ナルデメジントシル酸塩錠　1錠 ランソプラゾールOD15mg　1錠　／1×朝食後 オキシコドン塩酸塩水和物徐放錠5mg　2錠 ルビプロストンカプセル24μg　2C　／2×朝夕食後 スボレキサント錠15mg　1錠　／1×就寝前 d-クロルフェニラミンマレイン酸塩錠2mg　1T/頓　かゆい時　10回分 混合）ベタメタゾン吉草酸エステルクリーム0.12%　10g 　　　　ヘパリン類似物質油性クリーム0.3%　10g　1日3回塗布　両手足
主病名	直腸がん，肺転移，腎細胞がん，心不全，逆流性食道炎，便秘症，不眠症
副作用・相互作用・アレルギーなど	レゴラフェニブ錠服用開始後に軟便傾向，手足のかゆみ・紅斑等の手足症候群発生にてベタメタゾン吉草酸エステルクリーム，ヘパリン類似物質油性クリームを追加
併用薬に関する情報，他科受診・OTC服用など	他科受診（－）
心身の状態 1）精神状態　不眠（薬剤の服用で問題はない） 2）言語障害　なし 3）運動障害　なし 4）生活状態　食事〇，排便×，入浴×（介助必要） 5）生活圏　　寝たきり 6）褥瘡　　　なし 7）感染症　　なし	
使用中の医療器具・介護サービスなど	
家族状況注意事項など	奥様と2人暮らし。奥様の服薬管理にて服用問題ない。一包化調剤
実施すべき指導内容	①レゴラフェニブ錠服用によるSE経過確認（軟便傾向，手足症候群） ②食事内容の確認（高脂肪食によるレゴラフェニブ錠の吸収低下に注意） ③疼痛コントロール（現在良好） ④服薬管理（一包化調剤）

D-2　居宅療養管理指導における報告書（抗悪性腫瘍薬による軟便，手足症候群発現に対応したケース）

居宅療養管理指導における報告書

クリニック名：ほうもんクリニック
担当医：訪問太郎　先生

令和5年12月25日
保険薬局名：県薬薬局
保険薬剤師指名：県薬一郎　印

患者氏名：神奈川はじめ
性別：男
住所：神奈川県〇〇市〇〇 345 − 6

訪問日：2週間ごと　令和5年12月13日
訪問時間：14：00 〜 15：00

処方薬剤の服薬状況に関する情報
①レゴラフェニブ錠服用開始2週間後より軟便傾向と手足のかゆみ，むくみの訴えあり。今回ベタメタゾン吉草
　酸エステルクリーム，ヘパリン類似物質油性クリームとd-クロルフェニラミンマレイン酸塩錠2mgが追加
　処方。塗布・頓服服用について指導確認し理解されました。
　軟便傾向から下痢になるようであれば便秘薬ナルデメジントシル酸塩錠の調節服用も理解されていました。
②レゴラフェニブ錠は高脂肪食の摂取，空腹時服用にて吸収が低下しますので，朝食の内容のみ注意確認しまし
　た。現状問題ないと思われます。
③がん性疼痛による突出痛などはなく睡眠もとれておりコントロールは問題ありません。
④服薬は奥様のサポートで問題ありません。

併用薬剤の有無（なし）

訴えに関する情報
レゴラフェニブ錠服用による軟便，手足のかゆみ，紅斑の訴え

症状等に関する家族，介護者等からの情報
同上

特記事項（薬剤師の対応，意見など）
レゴラフェニブ錠による血圧上昇はなく121/71mmHg，肝機能低下に伴う倦怠感，黄疸等の発現もない様子。
食事量がやや低下傾向にて今後は脱水にも注意して経過観察してまいります。

薬学的管理指導計画書

令和5年6月24日作成

作成者　ベイブリッジ薬局　薬剤師氏名：鈴木一郎

患者氏名（フリガナ）	県薬　花子（ケンヤク　ハナコ）
生年月日	昭和33年4月1日生（66歳）
性別	女性
住所	神奈川県横浜市1－1－201
電話番号	045－012－3456
訪問回数	(2週間ごと)　　　1週間ごと　　　1カ月ごと その他（　　　　　　　）　○曜日訪問
処方内容	メマンチン塩酸塩OD錠（20）　1錠　分1朝食後 アムロジピンOD（5）　1錠　分1朝食後 オランザピンOD（2.5）　1錠　分1夕食後 オランザピンOD（1.25）　1錠　分1夕食後 ブレクスピプラゾール（2）　1錠　分1就寝前 ミルタザピンOD（15）　1錠　分1就寝前 ルビプロストンカプセル（24）　2カプセル　分2朝・夕食後 ウラピジルカプセル（15）　2カプセル　分2朝・夕食後 酸化マグネシウム錠（330）6錠　分3毎食後 ベタネコール散5%　0.6g　分3毎食後 レボフロキサシン点眼液1.5%　5mL　1日2回両眼点眼 ピコスルファート内用液10mL　1回5〜15滴　便秘時
併用薬（OTC・サプリメント・健康食品等）	なし
副作用・アレルギーなど	特になし
服薬状況・保管に関する情報	服薬状況：良好 保管状況：問題なし
医師からの情報	アルツハイマー型認知症（HDSR7，MMSE：10），高血圧，統合失調症，便秘症，神経因性膀胱に伴う排尿困難
注意事項など	・夕方まで排尿なければ導尿 ・トイレ誘導と膀胱マッサージ
状態変化・訴えに関する情報	
家族・介護者	Nsより，目脂が多くなっているとのこと。

実施すべき指導内容	
短期的管理	・過鎮静傾向のため，Dr と処方内容の検討が必要 ・前回オランザピンを 20mg → 5mg まで減量し，過鎮静症状安定傾向のため中断。現在症状等落ち着いており，減量再開を Dr と相談。 ・メジャートランキライザー 2 種類を服用中のため，単剤化を推奨。SCAP 法での減量を提案し，オランザピンを 3.75mg へ減量。2 週間経過観察，症状等問題なければ次回 2.5mg へ減量予定。 ・減量に伴う，コリンリバウンド，悪性症候群，活動性増加にも注意が必要。
長期的管理	・処方変更に伴う状態変化や，患者様の状態に応じて，薬剤の有効性と危険性を評価していく。 ・ポリファーマシーの改善，減薬による離脱症状等に注意する。

居宅療養管理指導における報告書

神奈川クリニック
担当医：神奈川 太郎　先生御侍史

令和 5 年 7 月 1 日
保険薬局名：ベイブリッジ薬局
保険薬剤師氏名：鈴木一郎　印

患者氏名（フリガナ）：県薬　花子（ケンヤク　ハナコ）
性別：　男　・　⟨女⟩
住所：神奈川県横浜市 1 － 1 － 201

【訪問日時】
訪問日：7 月 1 日

【訪問時の状況】
居室ベッドでお休み中だったが，話しかけると小さいが受け答えをしてくれた。
問いかけに対し，以前よりスムーズに返答あり。手指硬直あり。
血圧：102/65mmHg
脈拍：73 回 / 分
体温：36.8℃
血中酸素濃度：95%

【服薬管理】
服薬状況：一包化にて，良好（日付：7/3 〜 7/16）
＜継続中の残薬＞
・レボフロキサシン点眼液 1.5%　5mL　1 本
・ピコスルファート内用液　10mL　1 本

【状態変化・訴えに関する情報】
家族・介護者⇒ Ns より，便通も改善しているのか，ピコスルファート内用液の使用頻度も減ってきている。

【薬剤から考えられる問題点と対策（副作用・相互作用・その他）】
オランザピン減量再開に伴い，抗コリン作用が弱まり，副交感神経優位になっている可能性あり。BP 低下や便秘は改善傾向。オランザピン減量により，SBP90 〜 100 台のため Dr と処方内容検討。徐脈等の副作用はないため，ベタネコール散は Do で継続。オランザピンは引き続き減量し 3.75mg → 2.5mg にするため，アムロジピン服用量を相談。反跳性の血圧上昇も否めないため，アムロジピンの服用量は変更なく，まずはオランザピン 2.5mg に減量で経過観察へ。便通に関しては安定しているため，引き続き症状悪化時にピコスルファート内用液を使用にて対応。ベタネコール散も副交感神経を刺激するため，尿失禁，下痢，徐脈，BP 低下に注意が必要と思われます。

【次回訪問予定】
7 月 15 日

F-1 薬学的管理指導計画書（訪問歯科診療と腎機能低下の情報を共有し，処方を適正にしたケース）

薬学的管理指導計画書

計画作成日：令和 5 年 6 月 25 日
保険薬局名：はだのし薬局
保険薬剤師氏名：秦野一郎　印

患者名	氏名			県薬昭子	医療機関名	ほうもんクリニック
	性別	女	生年月日	昭和 22 年 9 月 10 日	介護度	要介護 2

介護事業所名等	スマイル○○○ 2 号館
訪問予定日	令和 5 年 7 月 7 日
処方薬に関する情報	グーフィス（5），バイアスピリン（100），アムロジピン（10），アロプリノール（50），トラゼンタ（5），スピロノラクトン（25），フォシーガ（10），フェロミア（50），ランソプラゾール（15），ドキサゾシン（2），フロセミド（20），ノイロトロピン（4），エンレスト（50），ポリスチレンスルホン酸 Ca 経口ゼリー，カロナール（500），エペリゾン（50），エベレンゾ（50），ゾルピデム（5）
主病名	糖尿病，慢性腎機能不全，腎性貧血，高血圧，不眠症，便秘症
副作用・相互作用・アレルギーなど	腎機能不全のため投与薬剤に注意
併用薬に関する情報，他科受診・OTC 服用など	他科受診（－）

心身の状態
1) 精神状態：厳しい食事管理（豆腐のみなど）でイライラが募っている
2) 言語障害・視力障害・聴覚障害：なし
3) 運動障害：室内歩行が可能になったらリハビリに通いたい旨の希望（＋）
4) 生活状態（○／×）：食事○，排便×，入浴×（介助必要）
5) 生活圏：ベッドサイド周りのみ，車いすで移動
6) 褥瘡：なし
7) 感染症：なし

使用中の医療器具・介護サービスなど	訪問歯科診療
家族状況注意事項など	①腎機能は重度の低下のため，薬剤の投与量，投与の可否に注意 ②減塩食の継続的指導
実施すべき指導内容	①低血糖（＋）なので継続確認 ②排便コントロール ③ ADL

F-2 居宅療養管理指導における報告書（訪問歯科診療と腎機能低下の情報を共有し，処方を適正にしたケース）

居宅療養管理指導における報告書

クリニック名：ほうもんクリニック
担当医：訪問太郎　先生

令和 5 年 6 月 25 日
保険薬局名：はだのし薬局
保険薬剤師氏名：秦野一郎　印

患者氏名：県薬昭子 性別：女 住所：神奈川県○○市○○ 345 － 6
訪問日：2 週間ごと　令和 5 年 6 月 23 日 訪問時間：14：00 ～ 15：00
処方薬剤の服薬状況に関する情報 ①服用方法，薬剤管理状況，副作用などの有害事象は問題ありません ②腎機能低下しており，訪問歯科診療の処方について疑義照会を行いました
併用薬剤の有無（なし）
訴えに関する情報 便秘の訴えが見られるため，マグミット（330）1 Ｔ分 1 を以前の投与量の 3 Ｔ分 3 へ増量し，アローゼン 1g/Ｐ も頓服で 10 回分処方追加をご検討お願いします。腎機能低下もあり連用はせず，排便に合わせた調節服用を指導していきます。
症状などに関する家族，介護者等からの情報 排便コントロール良好で便秘薬の中止，減量となっていましたが，最近便秘の訴えが見られます。マグミット（330）を以前の用量に増量し，アローゼン 1g も頓服で 10 回分処方追加してほしい。
特記事項（薬剤師の対応，意見など） 訪問歯科診療を受けておられ，歯科医から直接フロモックス（100）3T 分 3，ロキソニン（60）3 Ｔ分 3 が処方され，6 月 27 日の抜歯後から服用予定ですが，eGFR18 と腎機能は低下しておりますので施設長を通して減量処方を提案しました。 結果：フロモックス（100）➡ミノマイシン（50）2 Ｔ分 1 　　　ロキソニン（60）➡手持ちのカロナール（200）を頓服 となりました。 歯科医，近隣薬局には腎機能低下について伝えていなかったとのことでしたので情報提供を行いました。

G-1 薬学的管理指導計画書（サービス担当者会議で排便の情報を共有したケース）

薬学的管理指導計画書

計画作成日：令和5年〇月〇日
保険薬局名：はだのし薬局
保険薬剤師氏名：秦野一郎　印

患者名	氏名			神奈川三郎	医療機関名	ほうもんクリニック
	性別	男	生年月日	昭和17年12月24日	介護度	要介護3

介護事業所名等	かながわケアプラン
訪問予定日	令和5年9月30日
処方薬に関する情報	メマンチン（10），抑肝散，酸化マグネシウム錠（250），レボレキサント（2.5），クエチアピン（25）
主病名	アルツハイマー型認知症
副作用・相互作用・アレルギーなど	便がやや硬くなっている⇒リンゼス処方提案済み
併用薬に関する情報，他科受診・OTC服用など	セレコキシブ（100），ロキソプロフェンテープ（腰）

心身の状態
1) 精神状態：治療前に比べ興奮状態が落ち着いてきている
2) 言語障害・視力障害・聴覚障害：問題なし
3) 運動障害：足腰の筋力を落とさない目的でも室内の掃除は手伝ってもらう⇒転倒には配慮
4) 生活状態（〇／×）：食事〇，排便△（失敗あり），入浴×（介助必要）
5) 生活圏：家族と一緒に散歩，買い物に行くことはできる
6) 褥瘡：なし
7) 感染症：なし。Covid19ワクチン接種済み

使用中の医療器具・介護サービスなど	尿道カテーテル（＋） 訪問ヘルパー：週3回
家族状況注意事項など	①娘夫婦と同居 ②娘は週2回（午前中だけ）のレジパート以外は自宅にいる
実施すべき指導内容	①メマンチン：不穏，易怒性など有害事象 ②尿路感染対策，水分摂取などの指導
その他特記事項	家族に対するケア

居宅療養管理指導における報告書

施設名：ほうもんクリニック
担当医：訪問太郎　先生

令和5年9月19日
保険薬局名：はだのし薬局
保険薬剤師氏名：秦野一郎　印

患者氏名：神奈川三郎
性別：男
住所：神奈川県○○市○○区○○○町890

訪問日：継続　令和5年9月16日
訪問時間：10：00～11：00

処方薬剤の服薬状況に関する情報
■服用状況，薬剤管理状況
家族が管理しておりコンプライアンスは良好。常に1週間分の残薬があるよう管理していますが，先日のサービス担当者会議で排便が少ないと家族からお話がありました。

併用薬剤の有無（なし）
あさひく整形：セレコキシブ(100)，ロキソプロフェンテープ（腰）

訴えに関する情報
■副作用およびその兆候：問題なし
■体調・指導
①往診日翌日に37.9度の発熱でレボフロキサシン（500）を処方いただきましたが，服薬により翌日には解熱し，下痢などの有害事象も（－）です。本日午後からはデイサービスにも行かれており，体調は問題ないようです。
②アルツハイマー型認知症：夕方になるとせん妄状態が散見される。
③排便：3～4日に1回程度（＋）。コロコロ便
④睡眠：入眠は問題ないが午前2時ごろ覚醒すると明け方まで寝てくれない。

症状などに関する家族，介護者等からの情報
①見守りがある場合はリビングで過ごすことが多い。
②1階のモップがけなどの手伝いをよく行っている（几帳面な性格でしっかり掃除している）⇒転倒に注意するよう指導してきました。

特記事項（薬剤師の対応，意見など）
①排便：漢方薬など食前薬がありアドヒアランスの維持ができるため，リンゼス（0.25）の処方追加はいかがでしょうか？
②睡眠：中途覚醒の頻度を確認していきます。ご家族のQOLが低下する場合は，日中の活動量を増やすことの提案のほかに，睡眠改善薬の追加など提案を検討してまいります。

H-1 薬学的管理指導計画書（腫瘍熱に対し施設を緊急訪問したケース）

薬学的管理指導計画書

計画作成日：令和5年7月1日
保険薬局名：みどりく薬局
保険薬剤師氏名：新緑一郎　印

患者名	氏名		かながわ五郎		医療機関名	よこはまホームクリニック
	性別	男	生年月日	昭和13年10月1日	介護度	要介護2

介護事業所名等	みどりの地域包括支援センター
訪問予定日	令和5年6月21日
処方薬に関する情報	エンシュアリキッド（ストロベリー），酪酸菌製剤錠，アセトアミノフェン錠200mg，ランソプラゾール口腔内崩壊錠15mg，ベタメタゾン錠0.5mg
主病名	S状結腸癌，食道癌，高血圧症
副作用・相互作用・アレルギーなど	特になし
併用薬に関する情報／他科受診・OTC服用など	スルファジアジン銀クリーム1%，ゲンタマイシン軟膏0.1%

心身の状態
1）精神状態：疼痛コントロールもできており，せん妄なども見られない
2）言語障害・視力障害・聴覚障害：聴力の衰えはあるがQOLは支障なし
3）運動障害：室内の移動は問題ない
4）生活状態（○／×）：食事○，排便○，入浴△（介助があった方が安心）
5）生活圏：ほぼ室内
6）褥瘡：かかと，仙骨の皮膚に赤みあり
7）感染症：なし

使用中の医療器具・介護サービスなど	電動ベッド，ヘルパー週3回（月，木，土），訪問看護週1回（火）
家族状況注意事項など	独居。子どもは2人いるが大阪と静岡に嫁いでおり月1回帰省してくる。服薬管理は訪問看護，ヘルパー，薬剤師で交互に確認するが，週末の管理が困難。週末の服薬については子どもたちから電話連絡してもらうなどの対策が必要。絵を描くことが好きなので体調が良い時は道具を用意して座位にて絵を描くことが気分転換になっている。
実施すべき指導内容	①腫瘍熱の経過の確認 ②内服薬一包化（日付印字） ③ADL

居宅療養管理指導における報告書

クリニック名：よこはまホームクリニック
担当医：横浜一郎　先生

令和 5 年 7 月 1 日
保険薬局名：みどりく薬局
保険薬剤師氏名：新緑一郎　印

患者氏名：かながわ五郎
性別：男
住所：神奈川県○○市○○区○○○町 1230

訪問日：2 週間ごと　令和 5 年 6 月 30 日
訪問時間：14：00 ～ 15：00

処方薬剤の服薬状況に関する情報
● 6/30　緊急訪問
①腫瘍熱による一時的な 37.8 度の発熱（＋）のため緊急訪問しました。
②今回処方のアセトアミノフェン錠 300mg はヒートで準備し，食卓の上の薬箱に入れてあります。
③定時服用薬は一包化されておりカレンダーにセットされていますが，土日祝日は本人で管理していることもあり服薬ができていないことがあります➡薬局または子供から電話フォローなどの対応を進めていきます。
④残薬は確認できませんでしたので次回報告いたします。

併用薬剤の有無：有
スルファジアジン銀クリーム 1 ％，ゲンタマイシン軟膏 0.1 ％

訴えに関する情報
　訪問した際は，手持ちのアセトアミノフェン錠 300mg（最後の 1 錠）をすでに看護師より投与済みで体温も 37.2 度まで下がっていました。食欲は落ちておらずエンシュア 1 日 2 本摂取しており，嚥下なども問題ありませんでした。

症状などに関する家族，介護者等からの情報
①訪問時はテレビを見ており，せん妄や苦悶症状は確認されませんでした。アセトアミノフェン錠 300mg（全 5 錠）は食卓の上の薬箱に置き，痛みや 38 度以上の発熱時に 1 錠頓用すること，および水分補給を促しました。
②本日（7 月 1 日），朝 10 時に電話確認したところ体温は 36.5 度に下がっていることを確認しました。

特記事項（薬剤師の対応，意見など）
仰臥位になっていることが多く，かかとや仙骨付近の皮膚の赤みが見られました。次回の訪問時に診察をお願いいたします。訪問 Ns 吉田様からアズノール軟膏の処方追加提案がありました。

I-1 薬学的管理指導計画書（独居高齢者に対し多職種で服薬支援したケース）

薬学的管理指導計画書

計画作成日：令和5年〇月〇日
保険薬局名：みどりく薬局
保険薬剤師氏名：新緑一郎　印

患者名	氏名	秋空月子			医療機関名	よこはまホームクリニック
	性別	女	生年月日	昭和5年10月10日	介護度	要介護2

介護事業所名等	福祉クラブみどりの
訪問予定日	令和5年8月2日
処方薬に関する情報	酸化マグネシウム錠330mg，アセトアミノフェン錠200mg，フェキソフェナジン塩酸塩錠60mg，トラマドール塩酸塩徐放錠100mg，アルファカルシドール錠1.0μg，レバミピド錠100mg，アズレンスルホン酸ナトリウム・L-グルタミン配合錠0.5，ロキソプロフェンNaテープ100mg，経腸成分栄養剤（イノラス），ピコスルファートNa錠2.5mg，デノスマブ皮下注60mgシリンジ
主病名	白内障，胃がん，骨粗鬆症，変形性膝関節症
副作用・相互作用・アレルギーなど	特になし
併用薬に関する情報／他科受診・OTC服用など	特になし

心身の状態
1) 精神状態：認知機能やや低下
2) 言語障害・視力障害・聴覚障害：右耳（失聴），左耳（補聴器使用）
3) 運動障害：室内の移動はほぼ問題ない
4) 生活状態（〇／×）：食事〇，排便〇，入浴△（ヘルパーの介助必要）
5) 生活圏：ほぼ室内。たまに近くのスーパーに買い物に行くことあり。
6) 褥瘡：なし
7) 感染症：なし

使用中の医療器具・介護サービスなど	電動ベッド，ヘルパー：水曜（10～11時半）・土曜（14時～）訪問 Dr：第1・第3月曜 薬局の訪問：第1・第3火曜 訪問看護師：第2・第4・第5火曜 補聴器の交換：月・金曜 〇〇整形：痛みに応じて通院（お灸）
家族状況注意事項など	独居。娘が2人いて近くに住んでいる。キーパーソンは長女。たまにスポーツドリンクを買って置いておいてくれる。服薬管理は訪問看護，ヘルパー，薬剤師で交互に確認する。子どもたちとの情報共有が必要。自炊をしていた時に，火をかけっ放しにしたことがあるのでケアマネや本人と相談し，自炊することは禁止するようにしている。
実施すべき指導内容	①経過の確認 ②内服薬一包化（日付印字） ③ADL ④木・土の服薬の促し
その他特記事項	

居宅療養管理指導における報告書

クリニック名：よこはまホームクリニック
担当医：横浜一郎　先生

令和 5 年 7 月 21 日
保険薬局名：みどりく薬局
保険薬剤師氏名：新緑一郎　印

患者氏名：秋空月子
性別：女
住所：神奈川県〇〇市〇〇区〇〇〇町 4567

訪問日：継続　令和 5 年 7 月 19 日
訪問時間：13：15 ～ 14：15

処方薬剤の服薬状況に関する情報
■服用状況
・期間：7/4 ～ 7/18（14 日間）で 6 回飲み忘れ（木・日で 4 回 +7/7，7/10）。服用忘れによる体調悪化はない➡木，土で薬局から服薬を促す電話を入れます。
・ピコスルファート Na 錠 2.5mg は 2 回服用しただけで排便コントロールは OK だったが，直近 5 日間は排便がない。
・経腸成分栄養剤（イノラス）：7/11 ～ 7/18（7 日間）で 7 回服用した。毎回 1/3 ～ 1/2 程度は残しているようだが問題なしと判断。
■薬剤管理状況：薬は訪問看護師，ヘルパーと連絡とって管理。今回は，残薬を用いて内服薬を 2 週間分改めて用意し事務所にセットしました。

併用薬剤の有無（あり・なし）　なし

訴えに関する情報
→白内障，胃がん，骨粗鬆症，変形性膝関節症
■副作用およびその兆候：問題なし
■体調・指導
・体重：35kg と前回と変わらず。ここ最近で一番活力があり，認知機能もクリアな様子。経腸成分栄養剤（イノラス）による栄養補給の効果が出ていると考えられる。
・難聴のため普段はこちらの声が聞こえていないが，今回は聞こえている反応が数回ありました。
・腰の湿布貼付については，今回は腰・背中の痛みの訴えはなく手伝い依頼なし。
・排便状況：5 日間出ていないとのことなので，ピコスルファート錠 2.5mg を服薬カレンダーへセットし今日の寝る前服用するように患者へ説明。

症状などに関する家族，介護者等からの情報
・右膝・腰が痛くて夜寝ている時に起きてしまうこともある→ロキソプロフェン Na テープの処方をご検討お願いします。
・食事を一度にたくさん食べると胃が痛くなるので，少量を複数回に分けて食べるようにしているそうです。
・右眼は光が当たるとチカチカして不快。そのため眼帯をテープで貼付している。眼帯を貼っているとその症状は緩和されています。

特記事項（薬剤師の対応，意見など）
＃熱中症　＃脱水症に対する注意
　訪問時，窓は全開でエアコンはついていませんでした（室温32度）。ご本人に暑くないか確認したところ，冷房の希望があったので窓を閉め冷房をつけましたが，帰り際に「寒いので冷房を切って」との依頼あり。こまめな水分補給をすることを約束いただき，冷房を切り，窓を開けました。ケアマネやヘルパーには部屋の温度調節に注意するよう依頼済みです。長女が買ってきたスポーツドリンクも飲むよう指導しました。
・一包化日付印字
・1種類でも一包化
・臨時薬は別包（見分けがつくよう色線を引く）

J-1 薬学的管理指導計画書（患者家族と相談して減薬に向け支援したケース）

薬学的管理指導計画書

計画作成日：令和 5 年〇月〇日
保険薬局名：つきじの薬局
保険薬剤師氏名：中央次郎　印

患者名	氏名			江戸一郎	医療機関名	XYZ ホームクリニック
	性別	男	生年月日	昭和 12 年 1 月 1 日	介護度	要介護 1

介護事業所名等	訪問看護ステーション江戸：とくがわ様
訪問予定日	令和 5 年 8 月 18 日
処方薬に関する情報	ナトリックス（1），カルブロック（16），アジルバ（20），タムスロシン（0.2），ロスバスタチン（2.5），モサプリド（5），ムコソルバン（15），メコバラミン（500），ランソプラゾール（15），ビオスリー，五苓散，マグミット（330），セレコキシブ（100），テオフィリン徐放錠（100），フランドルテープ（40），オーキシス 9 μ 吸入，ロキソプロフェン Na テープ，ウレパール Cr，ボアラ軟膏
主病名	COPD，高血圧，十二指腸潰瘍，狭心症，腰痛症，便秘症
副作用・相互作用・アレルギーなど	①モサプリド（5），メコバラミン（500）の漫然投与の必要性の判断 ②ビオスリー，五苓散，マグミットの調節服用の可能性検討
併用薬に関する情報／他科受診・OTC 服用など	充血について眼科医受診の必要性の判断

心身の状態
1）精神状態：安定している
2）言語障害・視力障害・聴覚障害：問題なし
3）運動障害：なし
4）生活状態（〇／×：食事〇，排便〇，入浴〇
5）生活圏：息子と同居しており，付き添いがあれば外出可能
6）褥瘡：なし
7）感染症：なし

使用中の医療器具・介護サービスなど	訪問看護
家族状況注意事項など	①息子と同居 ②ポリファーマシーの改善（漫然投与も気になる）
実施すべき指導内容	目の充血は治まっているか？
その他特記事項	多剤で飲み忘れてしまうので一包化

J-2 居宅療養管理指導における報告書（患者家族と相談して減薬に向け支援したケース）

居宅療養管理指導における報告書

施設名：XYZ ホームクリニック
担当医：田中太郎

令和 5 年 9 月 19 日
保険薬局名：つきじの薬局
保険薬剤師氏名：中央次郎　印

患者氏名：江戸一郎
性別：男
住所：東京都中央区〇〇〇町 890

訪問日：継続　令和 5 年 9 月 16 日
訪問時間：10：00 ～ 11：00

処方薬剤の服薬状況に関する情報
■服用状況，薬剤管理状況
①オーキシスの吸入も問題なく痰（－），せき込み（－）で COPD はコントロール良好
②フランドルテープも毎晩貼り替えており狭心症症状（胸痛）は（－）
③昼分の飲み忘れが何回かある（朝 1 回，昼 6 回）。朝・夕の分はほぼ 100％服用できており，昼の服薬を忘れた際はスキップし夕飯から再開を指導しました。息子さんも多剤服用について心配されていました。
　➡昼の服用忘れが散見され，状態も安定していることから，分 3 から分 2 処方への検討をお願いいたします。

併用薬剤の有無：（なし）

訴えに関する情報
■副作用およびその兆候：問題なしだが，多剤服用について本人・家族とも抵抗あり
■体調・指導
①訪問した際は和室で横になって，テレビで大リーグを楽しまれていました（野球観戦がお好きです）。
②多剤服用については，まずは昼分の処方を減らせないか往診医に報告する旨を説明しました。
③ロキソニンテープは毎日腰に貼り替えているが，かぶれなど AE（－）です。
④排便コントロールは良好。

症状などに関する家族，介護者等からの情報
目の充血が気になっているようでした。状態はひどい充血ではありませんでしたので，次回診察時にご確認をお願いいたします。

特記事項（薬剤師の対応，意見など）
①これから涼しくなる季節の変わり目になるので，着衣，空調などにも配慮して訪問を続けます。
②昼分処方の削除，モサプリド減量などのご検討をお願いいたします。

薬学的管理指導計画書

計画作成日：令和 5 年 9 月 19 日
保険薬局名：つきじの薬局
保険薬剤師氏名：中央次郎　印

患者名	氏名		東京一郎		医療機関名	あかしクリニック
	性別	男	生年月日	1959 年 10 月 16 日	介護度	要介護 4

介護事業所名等	○○ライフケア　ケアマネジャー：佐藤 様
訪問予定日	令和 5 年 9 月 30 日
処方薬に関する情報	アマンタジン（50），リバーロキサバン（15），フェブキソスタット（20），カルベジロール（10），酸化マグネシウム錠（330），ビベグロン（50），レボドパ 100・カルビドパ配合錠，ゲーベン Cr，ゲンタマイシン軟膏，ミロガバリン（5），トラマドール（100）
主病名	パーキンソン病，腰部脊椎間狭窄症
副作用・相互作用・アレルギーなど	①プレガバリン服用により，浮遊性のめまい・ふらつき（＋） ②ワントラムで食欲不振➡有害事象発生時は減量可の指示あり
併用薬に関する情報／他科受診・OTC 服用など	前医からのハルロピテープ（40）が余っている。使い切ったところから処方再開

心身の状態
1) 精神状態：問題なし
2) 言語障害・視力障害・聴覚障害：問題なし
3) 運動障害：移動は介護タクシー，車いす
4) 生活状態（○ / ×）：食事○，排泄△（介助ありでトイレへ移動），睡眠○
5) 生活圏：独居，日中はベッドの上で過ごしている
6) 褥瘡：仙骨部に炎症の強い創（＋）➡ゲーベンで経過観察中
7) 感染症：創部の衛生，感染対策に注意！

使用中の医療器具・介護サービスなど	①デイサービス（月曜）：軽い運動 ②訪問看護，訪問介護，訪問リハビリを利用 ③居宅療養管理指導は訪問看護師（田中氏）からの相談で開始
家族状況注意事項など	①寝すぎて（？）腰部の疼痛ありますが脊柱管狭窄症の進行はありません。 ②またゴルフをやりたい。オデッセイのパター購入した（本人談）。
実施すべき指導内容	①減薬の希望があり対応済。現状は減薬提案できる薬剤はなし。 ②一包化：薬剤数が多く管理困難➡日付を印字し，カレンダーに重ねてセットする。 ③褥瘡の観察。処方薬の適正使用。 ④血圧も高いので観察，食事指導。

K-2　居宅療養管理指導における報告書（訪問看護師から依頼を受けパーキンソン病の患者に介入したケース）

居宅療養管理指導における報告書

クリニック名：あかしクリニック
担当医：明石太郎

令和 5 年 9 月 30 日
保険薬局名：つきじの薬局
保険薬剤師氏名：中央次郎　印

患者氏名：東京一郎
性別：男
住所：東京都中央区〇〇〇町 1 － 20 － 3

訪問日：2 週間ごと　令和 5 年 9 月 30 日
訪問時間：14：00 ～ 15：00

処方薬剤の服薬状況に関する情報
①今回から薬剤管理は薬剤師が訪問することになりました。
②薬剤による有害事象の有無について確認します：ミロガバリンによる浮遊性のめまい，リバーロキサバンによる出血傾向，トラマドールによる食欲低下など。
③パーキンソン病による振戦，固縮などはなくコントロール良好です。
④ミロガバリン，トラマドールにより腰部疼痛もほとんど感じていません。

併用薬剤の有無：（なし）

訴えに関する情報
①ハルロピテープ（40）があと 15 枚程度となっています。次回から処方をお願いします。
②褥瘡はやや炎症が強くつらそうでした。浸出液は少ないのでゲーベン Cr 継続で経過観察していきます。

症状などに関する家族，介護者等からの情報
一包化した薬剤を服薬カレンダーにセットしました。これなら間違えることなく飲めるとおっしゃっていました。手先の感覚が鈍く，一包化薬の服用の際に薬を落下させてしまうことがあるようです。薬剤師がカレンダーセットの際に，分包にハサミで切れ込みを入れて対応し，試していただいたところ，解消されております。

特記事項（薬剤師の対応，意見など）
①本日は SBP が 180mmHg と高値でしたので減塩食について指導しました。
②減薬の意向があり，以前にご提案したランソプラゾール，メコバラミン，リマプロストに関しましては前回の処方から減薬となっておりますが，その後の休調変化は見られません。

調剤報酬点数表（在宅医療）

15　在宅患者訪問薬剤管理指導料
　　1　単一建物診療患者が1人の場合　　　　650点
　　2　単一建物診療患者が2人以上9人以下の場合
　　　　　　　　　　　　　　　　　　　　　320点
　　3　1及び2以外の場合　　　　　　　　290点
　注1　あらかじめ在宅患者訪問薬剤管理指導を行う旨を地方厚生局長等に届け出た保険薬局において，在宅で療養を行っている患者であって通院が困難なものに対して，医師の指示に基づき，保険薬剤師が薬学的管理指導計画を策定し，患家を訪問して，薬学的管理及び指導を行った場合に，単一建物診療患者（当該患者が居住する建物に居住する者のうち，当該保険薬局が訪問薬剤管理指導を実施しているものをいう。）の人数に従い，患者1人につき月4回（末期の悪性腫瘍の患者，注射による麻薬の投与が必要な患者及び中心静脈栄養法の対象患者にあっては，週2回かつ月8回）に限り算定する。この場合において，1から3までを合わせて保険薬剤師1人につき週40回に限り算定できる。ただし，区分番号00に掲げる調剤基本料の注2に規定する別に厚生労働大臣が定める保険薬局においては，算定できない。
　　2　在宅で療養を行っている患者であって通院が困難なものに対して，情報通信機器を用いた薬学的管理及び指導（訪問薬剤管理指導と同日に行う場合を除く。）を行った場合に，注1の規定にかかわらず，在宅患者オンライン薬剤管理指導料として，患者1人につき，1から3までと合わせて月4回（末期の悪性腫瘍の患者，注射による麻薬の投与が必要な患者及び中心静脈栄養法の対象患者にあっては，週2回かつ月8回）に限り59点を算定する。また，保険薬剤師1人につき，1から3までと合わせて週40回に限り算定できる。ただし，区分番号00に掲げる調剤基本料の注2に規定する別に厚生労働大臣が定める保険薬局においては，算定できない。
　　3　麻薬の投薬が行われている患者に対して，麻薬の使用に関し，その服用及び保管の状況，副作用の有無等について患者に確認し，必要な薬学的管理及び指導を行った場合は，麻薬管理指導加算として，1回につき100点（注2本文に規定する在宅患者オンライン薬剤管理指導料を算定する場合は，処方箋受付1回につき22点）を所定点数に加算する。
　　4　別に厚生労働大臣が定める施設基準に適合しているものとして地方厚生局長等に届け出た保険薬局において，在宅で医療用麻薬持続注射療法を行っている患者に対して，その投与及び保管の状況，副作用の有無等について患者又はそ

の家族等に確認し，必要な薬学的管理及び指導を行った場合（注2に規定する場合を除く。）は，在宅患者医療用麻薬持続注射療法加算として，1回につき250点を所定点数に加算する。この場合において，注3に規定する加算は算定できない。
　　5　在宅で療養を行っている6歳未満の乳幼児であって，通院が困難なものに対して，患家を訪問して，直接患者又はその家族等に対して薬学的管理及び指導を行った場合は，乳幼児加算として，1回につき100点（注2本文に規定する在宅患者オンライン薬剤管理指導料を算定する場合は，処方箋受付1回につき12点）を所定点数に加算する。
　　6　児童福祉法第56条の6第2項に規定する障害児である患者又はその家族等に対して，必要な薬学的管理及び指導を行った場合は，小児特定加算として，1回につき450点（注2本文に規定する在宅患者オンライン薬剤管理指導料を算定する場合は，処方箋受付1回につき350点）を所定点数に加算する。この場合において，注5に規定する加算は算定できない。
　　7　別に厚生労働大臣が定める施設基準に適合しているものとして地方厚生局長等に届け出た保険薬局において，在宅中心静脈栄養法を行っている患者に対して，その投与及び保管の状況，配合変化の有無について確認し，必要な薬学的管理及び指導を行った場合（注2に規定する場合を除く。）は，在宅中心静脈栄養法加算として，1回につき150点を所定点数に加算する。
　　8　保険薬局の所在地と患家の所在地との距離が16キロメートルを超えた場合にあっては，特殊の事情があった場合を除き算定できない。
　　9　在宅患者訪問薬剤管理指導に要した交通費は，患家の負担とする。
15の2　在宅患者緊急訪問薬剤管理指導料
　　1　計画的な訪問薬剤管理指導に係る疾患の急変に伴うものの場合　　　　　　　　　500点
　　2　1以外の場合　　　　　　　　　　200点
　注1　1及び2について，訪問薬剤管理指導を実施している保険薬局の保険薬剤師が，在宅での療養を行っている患者であって通院が困難なものの状態の急変等に伴い，当該患者の在宅療養を担う保険医療機関の保険医又は当該保険医療機関と連携する他の保険医療機関の保険医の求めにより，当該患者に係る計画的な訪問薬剤管理指導とは別に，緊急に患家を訪問して必要な薬学的管理及び指導を行った場合に，1と2を合わせて月4回（末期の悪性腫瘍の患者又は注射による麻薬の投与が必要な患者にあっては，原則として月8回）に限り算定する。ただし，情報通信機器を用いて必要な薬学的管理及び指導を行った場合には，在宅患者緊急オンライン薬剤管理指導料として，59点を算定する。なお，区分番号00に掲げる調剤基本料の注2に規定

する別に厚生労働大臣が定める保険薬局においては，算定できない。

2　麻薬の投薬が行われている患者に対して，麻薬の使用に関し，その服用及び保管の状況，副作用の有無等について患者に確認し，必要な薬学的管理及び指導を行った場合は，麻薬管理指導加算として，1回につき100点（注1のただし書に規定する在宅患者緊急オンライン薬剤管理指導料を算定する場合は，処方箋受付1回につき22点）を所定点数に加算する。

3　別に厚生労働大臣が定める施設基準に適合しているものとして地方厚生局長等に届け出た保険薬局において，在宅で医療用麻薬持続注射療法を行っている患者に対して，その投与及び保管の状況，副作用の有無等について患者又はその家族等に確認し，必要な薬学的管理及び指導を行った場合（注1のただし書に規定する場合を除く。）は，在宅患者医療用麻薬持続注射療法加算として，1回につき250点を所定点数に加算する。この場合において，注2に規定する加算は算定できない。

4　在宅で療養を行っている6歳未満の乳幼児であって，通院が困難なものに対して，患家を訪問して，直接患者又はその家族等に対して薬学的管理及び指導を行った場合は，乳幼児加算として，1回につき100点（注1のただし書に規定する在宅患者緊急オンライン薬剤管理指導料を算定する場合は，処方箋受付1回につき12点）を所定点数に加算する。

5　児童福祉法第56条の6第2項に規定する障害児である患者又はその家族等に対して，必要な薬学的管理及び指導を行った場合は，小児特定加算として，1回につき450点（注1のただし書に規定する在宅患者緊急オンライン薬剤管理指導料を算定する場合は，処方箋受付1回につき350点）を所定点数に加算する。この場合において，注4に規定する加算は算定できない。

6　別に厚生労働大臣が定める施設基準に適合しているものとして地方厚生局長等に届け出た保険薬局において，在宅中心静脈栄養法を行っている患者に対して，その投与及び保管の状況，配合変化の有無について確認し，必要な薬学的管理及び指導を行った場合（注1のただし書に規定する場合を除く。）は，在宅中心静脈栄養法加算として，1回につき150点を所定点数に加算する。

7　保険薬局の所在地と患家の所在地との距離が16キロメートルを超えた場合にあっては，特殊の事情があった場合を除き算定できない。

8　在宅患者緊急訪問薬剤管理指導に要した交通費は，患家の負担とする。

9　1について，末期の悪性腫瘍の患者及び注射による麻薬の投与が必要な患者に対して，保険医の求めにより開局時間以外の夜間，休日又は深夜に，緊急に患家を訪問して必要な薬学的管理及び指導を行った場合は，次に掲げる点数をそれぞれ所定点数に加算する。

イ　夜間訪問加算　　　　　　　　　400点
ロ　休日訪問加算　　　　　　　　　600点
ハ　深夜訪問加算　　　　　　　　1,000点

10　注1の規定にかかわらず，感染症法第6条第7項に規定する新型インフルエンザ等感染症，同条第8項に規定する指定感染症，同条第9項に規定する新感染症の患者であって，患家又は宿泊施設で療養する者，介護老人保健施設，介護医療院，地域密着型介護老人福祉施設又は介護老人福祉施設に入所する者に対して交付された処方箋を受け付けた場合において，処方箋を発行した医師の指示により，当該保険薬局の薬剤師が患家又は当該施設を緊急に訪問し，当該患者又はその家族等に対して対面による服薬指導その他の必要な薬学的管理及び指導を実施し，薬剤を交付した場合には，1を算定する。ただし，情報通信機器を用いて必要な薬学的管理及び指導を行った場合には，在宅患者緊急オンライン薬剤管理指導料として，59点を算定する。この場合において，注10については，区分番号10の3に掲げる服薬管理指導料，区分番号13の2に掲げるかかりつけ薬剤師指導料，区分番号13の3に掲げるかかりつけ薬剤師包括管理料は，別に算定できない。

15の3　在宅患者緊急時等共同指導料　　700点
注1　訪問薬剤管理指導を実施している保険薬局の保険薬剤師が，在宅での療養を行っている患者であって通院が困難なものの状態の急変等に伴い，当該患者の在宅療養を担う保険医療機関の保険医又は当該保険医療機関と連携する他の保険医療機関の保険医の求めにより，当該保険医療機関の保険医等，歯科訪問診療を実施している保険医療機関の保険医である歯科医師等，訪問看護ステーションの保健師，助産師，看護師，理学療法士，作業療法士若しくは言語聴覚士，介護支援専門員又は相談支援専門員と共同でカンファレンスに参加し，それらの者と共同で療養上必要な指導を行った場合に，月2回に限り算定する。ただし，区分番号00に掲げる調剤基本料の注2に規定する別に厚生労働大臣が定める保険薬局においては，算定できない。

2　麻薬の投薬が行われている患者に対して，麻薬の使用に関し，その服用及び保管の状況，副作用の有無等について患者に確認し，必要な薬学的管理及び指導を行った場合は，麻薬管理指導加算として，1回につき100点を所定点数に加算する。

3　別に厚生労働大臣が定める施設基準に適合しているものとして地方厚生局長等に届け出た保険薬局において，在宅で医療用麻薬持続注射療法を行っている患者に対して，その投与及び保管の状況，副作用の有無等について患者又はそ

の家族等に確認し，必要な薬学的管理及び指導を行った場合は，在宅患者医療用麻薬持続注射療法加算として，1回につき250点を所定点数に加算する。この場合において，注2に規定する加算は算定できない。

4　在宅で療養を行っている6歳未満の乳幼児であって，通院が困難なものに対して，患家を訪問して，直接患者又はその家族等に対して薬学的管理及び指導を行った場合は，乳幼児加算として，1回につき100点を所定点数に加算する。

5　児童福祉法第56条の6第2項に規定する障害児である患者又はその家族等に対して，必要な薬学的管理及び指導を行った場合は，小児特定加算として，1回につき450点を所定点数に加算する。この場合において，注4に規定する加算は算定できない。

6　別に厚生労働大臣が定める施設基準に適合しているものとして地方厚生局長等に届け出た保険薬局において，在宅中心静脈栄養法を行っている患者に対して，その投与及び保管の状況，配合変化の有無について確認し，必要な薬学的管理及び指導を行った場合は，在宅中心静脈栄養法加算として，1回につき150点を所定点数に加算する。

7　保険薬局の所在地と患家の所在地との距離が16キロメートルを超えた場合にあっては，特殊の事情があった場合を除き算定できない。

8　区分番号15の2に掲げる在宅患者緊急訪問薬剤管理指導料は，別に算定できない。

15の4　退院時共同指導料　　　　　　　600点
注　保険医療機関に入院中の患者について，当該患者の退院後の訪問薬剤管理指導を担う保険薬局として当該患者が指定する保険薬局の保険薬剤師が，当該患者の同意を得て，退院後の在宅での療養上必要な薬剤に関する説明及び指導を，入院中の保険医療機関の保険医又は保健師，助産師，看護師，准看護師，薬剤師，管理栄養士，理学療法士，作業療法士，言語聴覚士若しくは社会福祉士と共同して行った上で，文書により情報提供した場合に，当該入院中1回に限り算定する。ただし，別に厚生労働大臣が定める疾病等の患者については，当該入院中2回に限り算定できる。なお，区分番号00に掲げる調剤基本料の注2に規定する別に厚生労働大臣が定める保険薬局においては，算定できない。

15の5　服薬情報等提供料
1　服薬情報等提供料1　　　　　　　　30点
2　服薬情報等提供料2
　イ　保険医療機関に必要な情報を文書により提供した場合　　　　　　　　　　　　　20点
　ロ　リフィル処方箋による調剤後，処方医に必要な情報を文書により提供した場合　　20点
　ハ　介護支援専門員に必要な情報を文書により提供した場合　　　　　　　　　　　　20点
3　服薬情報等提供料3　　　　　　　　50点

注1　1については，保険医療機関の求めがあった場合において，患者の同意を得た上で，薬剤の使用が適切に行われるよう，調剤後も当該患者の服用薬の情報等について把握し，保険医療機関に必要な情報を文書により提供等した場合に月1回に限り算定する。

2　2については，保険薬剤師がその必要性を認めた場合において，当該患者の同意を得た上で，薬剤の使用が適切に行われるよう，調剤後も患者の服用薬の情報等について把握し，保険医療機関又は介護支援専門員に必要な情報を文書により提供を行った場合に月1回に限り算定する。

3　3については，入院前の患者に係る保険医療機関の求めがあった場合において，当該患者の同意を得た上で，当該患者の服用薬の情報等について一元的に把握し，必要に応じて当該患者が保険薬局に持参した服用薬の整理を行うとともに，保険医療機関に必要な情報を文書により提供等した場合に3月に1回に限り算定する。

4　区分番号13の2に掲げるかかりつけ薬剤師指導料，区分番号13の3に掲げるかかりつけ薬剤師包括管理料又は区分番号15に掲げる在宅患者訪問薬剤管理指導料を算定している患者については，算定しない。

5　区分番号00に掲げる特別調剤基本料Aを算定する保険薬局において，調剤基本料の注6に規定する厚生労働大臣が定める保険医療機関への情報提供を行った場合は，算定できない。

6　区分番号00に掲げる調剤基本料の注2に規定する別に厚生労働大臣が定める保険薬局においては，算定できない。

15の6　在宅患者重複投薬・相互作用等防止管理料
1　処方箋に基づき処方医に処方内容を照会し，処方内容が変更された場合
　イ　残薬調整に係るもの以外の場合　　　40点
　ロ　残薬調整に係るものの場合　　　　　20点
2　患者へ処方箋を交付する前に処方医と処方内容を相談し，処方に係る提案が反映された処方箋を受け付けた場合
　イ　残薬調整に係るもの以外の場合　　　40点
　ロ　残薬調整に係るものの場合　　　　　20点
注1　区分番号15に掲げる在宅患者訪問薬剤管理指導料を算定している患者その他厚生労働大臣が定める患者に対して，薬剤服用歴に基づき，重複投薬，相互作用の防止等の目的で，処方医に対して処方箋の処方内容に係る照会又は患者へ処方箋を交付する前に処方内容に係る提案を行った結果，処方に変更が行われた場合に，処方箋受付1回につき所定点数を算定する。ただし，区分番号00に掲げる調剤基本料の注2に規定する別に厚生労働大臣が定める保険薬局は，算定できない。

2　区分番号10の2に掲げる調剤管理料の注3に規定する重複投薬・相互作用等防止加算，区

分番号10の3に掲げる服薬管理指導料，区分番号13の2に掲げるかかりつけ薬剤師指導料又は区分番号13の3に掲げるかかりつけ薬剤師包括管理料を算定している患者については，算定しない。

15の7　経管投薬支援料　　　　　　　　　　100点
　　　注　胃瘻若しくは腸瘻による経管投薬又は経鼻経管投薬を行っている患者若しくはその家族等又は保険医療機関の求めに応じて，当該患者の同意を得た上で，簡易懸濁法による薬剤の服用に関して必要な支援を行った場合に，初回に限り算定する。ただし，区分番号00に掲げる調剤基本料の注2に規定する別に厚生労働大臣が定める保険薬局においては，算定できない。

15の8　在宅移行初期管理料　　　　　　　　230点
　　　注1　在宅療養へ移行が予定されている患者であって通院が困難なもののうち，服薬管理に係る支援が必要なものに対して，当該患者の訪問薬剤管理指導を担う保険薬局として当該患者が指定する保険薬局の保険薬剤師が，当該患者の同意を得て，当該患者の在宅療養を担う保険医療機関等と連携して，在宅療養を開始するに当たり必要な薬学的管理及び指導を行った場合に，当該患者において区分番号15に掲げる在宅患者訪問薬剤管理指導料の1その他厚生労働大臣が定める費用を算定した初回算定日の属する月に1回に限り算定する。ただし，在宅移行初期管理料を算定した日には，区分番号14の2に掲げる外来服薬支援料1は算定できない。なお，区分番号00に掲げる調剤基本料の注2に規定する別に厚生労働大臣が定める保険薬局においては，算定できない。
　　　　2　在宅移行初期管理に要した交通費は，患家の負担とする。

16から19まで　削除

調剤報酬点数表に関する事項（在宅医療）

区分15　在宅患者訪問薬剤管理指導料
　1　在宅患者訪問薬剤管理指導料
（1）　在宅患者訪問薬剤管理指導料は，在宅での療養を行っている患者であって通院が困難なものに対して，あらかじめ名称，所在地，開設者の氏名及び在宅患者訪問薬剤管理指導（以下「訪問薬剤管理指導」という。）を行う旨を地方厚生（支）局長に届け出た保険薬局の保険薬剤師が，医師の指示に基づき，薬学的管理指導計画を策定し，患家を訪問して，薬歴管理，服薬指導，服薬支援，薬剤服用状況，薬剤保管状況及び残薬の有無の確認等の薬学的管理指導を行い，当該指示を行った医師に対して訪問結果について必要な情報提供を文書で行った場合に，在宅患者訪問薬剤管理指導料1から3まで及び在宅患者オンライン薬剤管理指導料を合わせて月4回（末期の悪性腫瘍の患者，注射による麻薬の投与が必要な患者及び中心静脈栄養法の対象患者にあっては，週2回かつ月8回）に限り算定する。在宅患者訪問薬剤管理指導料は，定期的に訪問して訪問薬剤管理指導を行った場合の評価であり，継続的な訪問薬剤管理指導の必要のない者や通院が可能な者に対して安易に算定してはならない。例えば，少なくとも独歩で家族又は介助者等の助けを借りずに来局ができる者等は，来局が容易であると考えられるため，在宅患者訪問薬剤管理指導料は算定できない。なお，在宅療養を担う保険医療機関の保険医と連携する他の保険医の求めにより，患家を訪問して必要な薬学的管理指導を行った場合は，当該保険医に加え，当該患者の在宅療養を担う保険医療機関の保険医にも必要な情報提供を文書で行うこと。また，在宅療養を担う保険医療機関の保険医と連携する他の保険医については，担当医に確認し，薬学的管理指導計画書等に当該医師の氏名と医療機関名を記載すること。
（2）　在宅患者訪問薬剤管理指導料は，単一建物診療患者の人数に従い算定する。ここでいう「単一建物診療患者の人数」とは，当該患者が居住する建築物に居住する者のうち，当該保険薬局が訪問薬剤管理指導料を算定する者の人数をいう。なお，ユニット数が3以下の認知症対応型共同生活介護事業所については，それぞれのユニットにおいて，在宅患者訪問薬剤管理指導料を算定する人数を，単一建物診療患者の人数とみなすことができる。
（3）　「在宅での療養を行っている患者」とは，保険医療機関又は介護老人保健施設で療養を行っている患者以外の患者をいう。ただし，「要介護被保険者等である患者について療養に要する費用の額を算定できる場合」（平成20年厚生労働省告示第128号），「特別養護老人ホーム等における療養の給付の取扱いについて」（平成18年3月31日保医発第0331002号）等に規定する場合を除き，患者が医師若しくは薬剤師の配置が義務付けられている病院，診療所，施設等に入院若しくは入所している場合又は現に他の保険医療機関若しくは保険薬局の保険薬剤師が訪問薬剤管理指導を行っている場合には，在宅患者訪問薬剤管理指導料は算定できない。
（4）　在宅協力薬局
　　　ア　（3）にかかわらず，訪問薬剤管理指導を主に行っている保険薬局（以下「在宅基幹薬局」という。）が，連携する他の保険薬局（以下「在宅協力薬局」という。）と薬学的管理指導計画の内容を共有していること及び緊急その他やむを得ない事由がある場合には，在宅基幹薬局の保険薬剤師に代わって当該患者又はその家族等に訪問薬剤管理指導を行うことについて，あらかじめ当該患者又はその家族等の同意を得ている場合であって，在宅基幹薬局に代わって在宅協力薬局が訪問薬剤

管理指導を行ったときには，在宅患者訪問薬剤管理指導料を算定できる。ただし，訪問薬剤管理指導に係る費用については，在宅基幹薬局と在宅協力薬局の合議とする。

イ　在宅協力薬局の保険薬剤師が在宅基幹薬局の保険薬剤師に代わって訪問薬剤管理指導を行った場合には，薬剤服用歴等を記載し，在宅基幹薬局と当該記録の内容を共有することとするが，訪問薬剤管理指導の指示を行った医師又は歯科医師に対する訪問結果についての報告等は在宅基幹薬局が行う。なお，調剤報酬明細書に当該訪問薬剤管理指導を行った在宅協力薬局名及び当該訪問薬剤管理指導を行った日付を記載する。また，在宅協力薬局が処方箋を受け付け，調剤を行った在宅協力薬局が訪問薬剤管理指導を行った場合には，算定については，調剤技術料及び薬剤料等は在宅協力薬局，また，在宅患者訪問薬剤管理指導料の算定は在宅基幹薬局が行うこととし，調剤報酬明細書の摘要欄には在宅協力薬局が処方箋を受け付けた旨を記載する。

（5）薬学的管理指導計画

ア　「薬学的管理指導計画」は，処方医から提供された診療状況を示す文書等に基づき，又は必要に応じ，処方医と相談するとともに，他の医療関係職種（歯科訪問診療を実施している保険医療機関の保険医である歯科医師等及び訪問看護ステーションの看護師等）との間で情報を共有しながら，患者の心身の特性及び処方薬剤を踏まえ策定されるものであり，薬剤の管理方法，薬剤特性（薬物動態，副作用，相互作用等）を確認した上，実施すべき指導の内容，患家への訪問回数，訪問間隔等を記載する。

イ　策定した薬学的管理指導計画書は，薬剤服用歴等に添付する等の方法により保存する。

ウ　薬学的管理指導計画は，原則として，患家を訪問する前に策定する。

エ　訪問後，必要に応じ新たに得られた患者の情報を踏まえ計画の見直しを行う。

オ　薬学的管理指導計画は少なくとも1月に1回は見直しを行うほか，処方薬剤の変更があった場合及び他職種から情報提供を受けた場合にも適宜見直しを行う。

（6）必要に応じて，処方医以外の医療関係職種に対しても，訪問薬剤管理指導の結果及び当該医療関係職種による当該患者に対する療養上の指導に関する留意点について情報提供する。

（7）訪問薬剤管理指導は，当該保険薬局の調剤した薬剤の服用期間内に，患者の同意を得て実施する。なお，調剤を行っていない月に訪問薬剤管理指導を実施した場合は，当該調剤年月日及び投薬日数を調剤報酬明細書の摘要欄に記入する。

（8）在宅患者訪問薬剤管理指導料又は在宅患者オンライン薬剤管理指導料を合わせて月2回以上算定する場合（末期の悪性腫瘍の患者，注射による麻薬の投与が必要な患者及び中心静脈栄養法の対象患者に対

するものを除く。）は，算定する日の間隔は6日以上とする。末期の悪性腫瘍の患者，注射による麻薬の投与が必要な患者及び中心静脈栄養法の対象患者については，在宅患者オンライン薬剤管理指導料と合わせて週2回かつ月8回に限り算定できる。

（9）保険薬剤師1人につき在宅患者訪問薬剤管理指導料1，2及び3並びに在宅患者オンライン薬剤管理指導料を合わせて週40回に限り算定できる。

（10）在宅患者訪問薬剤管理指導料を算定するためには，薬剤服用歴等に薬学管理料の通則（4）の記載事項に加えて，少なくとも次の事項について記載されていなければならない。

ア　訪問の実施日，訪問した保険薬剤師の氏名

イ　処方医から提供された情報の要点

ウ　訪問に際して実施した薬学的管理指導の内容（薬剤の保管状況，服薬状況，残薬の状況，投薬後の併用薬剤，投薬後の併診，患者の服薬中の体調の変化（副作用が疑われる症状など），重複服用，相互作用等に関する確認，実施した服薬支援措置等）

エ　処方医に対して提供した訪問結果に関する情報の要点

オ　処方医以外の医療関係職種との間で情報を共有している場合にあっては，当該医療関係職種から提供された情報の要点及び当該医療関係職種に提供した訪問結果に関する情報の要点

カ　在宅協力薬局の保険薬剤師が訪問薬剤管理指導を行った場合には，（4）のイで規定する事項

（11）在宅患者訪問薬剤管理指導料を算定した月においては，服薬管理指導料，かかりつけ薬剤師指導料及びかかりつけ薬剤師包括管理料は，当該患者の薬学的管理指導計画に係る疾病と別の疾病又は負傷に係る臨時の処方箋によって調剤を行った場合を除いて算定できない。また，在宅患者訪問薬剤管理指導料を算定した月においては，外来服薬支援料1又は服薬情報等提供料は算定できない。

（12）1つの患家に当該指導料の対象となる同居する同一世帯の患者が2人以上いる場合は，患者ごとに「単一建物診療患者が1人の場合」を算定する。また，当該建築物において，当該保険薬局が在宅患者訪問薬剤管理指導料を算定する者の数が，当該建築物の戸数の10％以下の場合又は当該建築物の戸数が20戸未満であって，当該保険薬局が在宅患者訪問薬剤管理指導料を算定する者の数が2人以下の場合には，それぞれ「単一建物診療患者が1人の場合」を算定する。

（13）在宅患者訪問薬剤管理指導料は，特別調剤基本料Bを算定している保険薬局は算定できない。

2　在宅患者オンライン薬剤管理指導料

（1）在宅患者オンライン薬剤管理指導料は，訪問薬剤管理指導を行っている保険薬局において，在宅での療養を行っている患者であって通院が困難なものに対して，情報通信機器を用いた薬剤管理指導（訪問薬剤管理指導と同日に行う場合を除く。）を行った場合に，在宅患者訪問薬剤管理指導料1，2及び3

並びに在宅患者オンライン薬剤管理指導料を合わせて月4回（末期の悪性腫瘍の患者，注射による麻薬の投与が必要な患者及び中心静脈栄養法の対象患者にあっては，週2回かつ月8回）に限り算定する。

（2）　当該指導料は，保険薬剤師1人につき，在宅患者訪問薬剤管理指導料1から3までと合わせて週40回に限り算定できる。

（3）　在宅患者オンライン薬剤管理指導により，服薬管理指導料に係る業務を実施すること。

（4）　医薬品医療機器等法施行規則及び関連通知に沿って実施すること。

（5）　訪問診療を行った医師に対して，在宅患者オンライン薬剤管理指導の結果について必要な情報提供を文書で行うこと。

（6）　患者の薬剤服用歴等を経時的に把握するため，原則として，手帳により薬剤服用歴等及び服用中の医薬品等について確認すること。また，患者が服用中の医薬品等について，患者を含めた関係者が一元的，継続的に確認できるよう必要な情報を手帳に添付又は記載すること。

（7）　薬剤を患家に配送する場合は，その受領の確認を行うこと。

（8）　当該服薬指導を行う際の情報通信機器の運用に要する費用及び医薬品等を患者に配送する際に要する費用は，療養の給付と直接関係ないサービス等の費用として，社会通念上妥当な額の実費を別途徴収できる。

（9）　在宅患者訪問薬剤管理指導料又は在宅患者オンライン薬剤管理指導料を月2回以上算定する場合（末期の悪性腫瘍の患者，注射による麻薬の投与が必要な患者及び中心静脈栄養法の対象患者に対するものを除く。）は，算定する日の間隔は6日以上とする。末期の悪性腫瘍の患者，注射による麻薬の投与が必要な患者及び中心静脈栄養法の対象患者については，在宅患者訪問薬剤管理指導料1から3までと合わせて週2回かつ月8回に限り算定できる。

（10）　在宅患者オンライン薬剤管理指導料は，特別調剤基本料Bを算定している保険薬局は算定できない。

3　麻薬管理指導加算

（1）　麻薬管理指導加算は，麻薬の投薬が行われている患者に対して，定期的に，投与される麻薬の服用状況，残薬の状況及び保管状況について確認し，残薬の適切な取扱方法も含めた保管取扱い上の注意等に関し必要な指導を行うとともに，麻薬による鎮痛等の効果や患者の服薬中の体調の変化（副作用が疑われる症状など）の有無の確認を行い，処方箋発行医に対して必要な情報提供を行った場合に算定する。ただし，在宅患者オンライン薬剤管理指導料を算定する場合は，処方箋受付1回につき22点を所定点数に加算する。

（2）　麻薬管理指導加算は，在宅患者訪問薬剤管理指導料又は在宅患者オンライン薬剤管理指導料が算定されていない場合は算定できない。

（3）　（1）の麻薬による鎮痛等の効果や患者の服薬中の体調の変化の有無の確認等に当たっては，「がん

疼痛の薬物療法に関するガイドライン」（日本緩和医療学会），「新版　がん緩和ケアガイドブック」（日本医師会監修厚生労働科学特別研究事業「適切な緩和ケア提供のための緩和ケアガイドブックの改訂に関する研究」班）等の緩和ケアに関するガイドラインを参照して実施すること。

（4）　麻薬管理指導加算を算定するためには，薬剤服用歴等に薬学管理料の通則（4）及び「15」在宅患者訪問薬剤管理指導料の1の（10）の記載事項に加えて，少なくとも次の事項について記載されていなければならない。

ア　訪問に際して実施した麻薬に係る薬学的管理指導の内容（麻薬の保管管理状況，服薬状況，残薬の状況，麻薬注射剤等の併用薬剤，疼痛緩和等の状況，麻薬の継続又は増量投与による患者の服薬中の体調の変化（副作用が疑われる症状など）の有無などの確認等）

イ　訪問に際して行った患者・家族への指導の要点（麻薬に係る服薬指導，残薬の適切な取扱方法も含めた保管管理の指導等）

ウ　処方医に対して提供した訪問結果に関する情報（麻薬の服薬状況，疼痛緩和及び患者の服薬中の体調の変化（副作用が疑われる症状など）等の状況，服薬指導の要点等に関する事項を含む。）の要点

エ　患者又は家族から返納された麻薬の廃棄に関する事項（都道府県知事に届け出た麻薬廃棄届の写しを薬剤服用歴等に添付することで差し支えない。）

4　在宅患者医療用麻薬持続注射療法加算

（1）　在宅患者医療用麻薬持続注射療法加算は，在宅において医療用麻薬持続注射療法を行っている患者又はその家族等に対して，患家を訪問し，麻薬の投与状況，残液の状況及び保管状況について確認し，残液の適切な取扱方法も含めた保管取扱い上の注意等に関し必要な指導を行うとともに，麻薬による鎮痛等の効果や患者の服薬中の体調の変化（副作用が疑われる症状など）の有無を確認し，薬学的管理及び指導を行い，処方医に対して必要な情報提供を行った場合に算定する。

（2）　当該患者が麻薬の投与に使用している高度管理医療機器について，保健衛生上の危害の発生の防止に必要な措置を講ずること。

（3）　必要に応じて，処方医以外の医療関係職種に対しても，麻薬の投与状況，残液の状況，保管状況，残液の適切な取扱方法も含めた保管取扱い上の注意等について情報提供すること。

（4）　在宅患者医療用麻薬持続注射療法加算は，在宅患者訪問薬剤管理指導料が算定されていない場合は算定できない。

（5）　在宅患者医療用麻薬持続注射療法加算を算定するためには，薬剤服用歴等に薬学管理料の通則（4）及び「15」在宅患者訪問薬剤管理指導料の1の（10）の記載事項に加えて，少なくとも次の事項について記載されていなければならない。

ア　訪問に際して実施した麻薬に係る薬学的管理指導の内容（麻薬の保管管理状況，投与状況，残液の状況，併用薬剤，疼痛緩和等の状況，麻薬の継続又は増量投与による患者の服薬中の体調の変化（副作用が疑われる症状など）の有無などの確認等）

イ　訪問に際して行った患者又はその家族等への指導の要点（麻薬に係る服薬指導，残液の適切な取扱方法も含めた保管管理の指導等）

ウ　処方医に対して提供した訪問結果に関する情報（麻薬の投与状況，疼痛緩和及び患者の服薬中の体調の変化（副作用が疑われる症状など）等の状況，服薬指導の要点等に関する事項を含む。）の要点

エ　患者又はその家族等から返納された麻薬の廃棄に関する事項（都道府県知事に届け出た麻薬廃棄届の写しを薬剤服用歴等に添付することで差し支えない。）

（6）　在宅患者医療用麻薬持続注射療法加算については，麻薬管理指導加算を算定している患者については算定できない。

5　乳幼児加算

　　乳幼児加算は，乳幼児に係る薬学的管理指導の際に，体重，適切な剤形その他必要な事項等の確認を行った上で，患者の家族等に対して適切な服薬方法，誤飲防止等の必要な服薬指導を行った場合に算定する。ただし，在宅患者オンライン薬剤管理指導料を算定する場合は，処方箋受付1回につき12点を所定点数に加算する。

6　小児特定加算

　　小児特定加算は，児童福祉法第56条の6第2項に規定する障害児である18歳未満の患者に係る薬学的管理指導の際に，服薬状況等を確認した上で，患家を訪問し，患者又はその家族等に対し，当該患者の状態に合わせた必要な薬学的管理及び指導を行った場合に算定する。ただし，在宅患者オンライン薬剤管理指導料を算定する場合は，処方箋受付1回につき350点を所定点数に加算する。また，乳幼児加算を併算定することはできない。

7　在宅中心静脈栄養法加算

（1）　在宅中心静脈栄養法加算は，在宅中心静脈栄養法を行っている患者に係る薬学的管理指導の際に，患家を訪問し，患者の状態，投与環境その他必要な事項等の確認を行った上で，患者又はその家族等に対して保管方法，配合変化防止に係る対応方法等の必要な薬学的管理指導を行い，処方医に対して必要な情報提供を行った場合に算定する。

（2）　当該患者に対し2種以上の注射薬が同時に投与される場合には，中心静脈栄養法に使用する薬剤の配合変化を回避するために，必要に応じて，処方医以外の医療関係職種に対しても，当該患者が使用する注射剤に係る配合変化に関する留意点，輸液バッグの遮光の必要性等について情報提供する。

（3）　在宅中心静脈栄養法加算は，在宅患者訪問薬剤管理指導料が算定されていない場合は算定できない。

（4）　在宅中心静脈栄養法加算を算定するためには，薬剤服用歴等に薬学管理料の通則（4）及び「15」在宅患者訪問薬剤管理指導料の1の（10）の記載事項に加えて，少なくとも次の事項について記載されていなければならない。

ア　訪問に際して実施した在宅患者中心静脈栄養法に係る薬学的管理指導の内容（輸液製剤の投与状況，保管管理状況，残薬の状況，栄養状態等の状況，輸液製剤による患者の体調の変化（副作用が疑われる症状など）の有無，薬剤の配合変化の有無などの確認等）

イ　訪問に際して行った患者・家族への指導の要点（輸液製剤に係る服薬指導，適切な保管方法の指導等）

ウ　処方医及び関係する医療関係職種に対して提供した訪問結果，輸液製剤の保管管理に関する情報（輸液製剤の投与状況，栄養状態及び患者の服薬中の体調の変化（副作用が疑われる症状など）等の状況，服薬指導の要点等に関する事項を含む。）の要点

8　その他留意点

（1）　保険薬局（在宅協力薬局を含む。）の所在地と患家の所在地との距離が16キロメートルを超える訪問薬剤管理指導については，患家の所在地から16キロメートルの圏域の内側に，在宅患者訪問薬剤管理指導を行う旨を届け出ている保険薬局が存在しないなど，当該保険薬局からの訪問薬剤管理指導を必要とする特殊な事情がある場合に認められるものであって，この場合の在宅患者訪問薬剤管理指導料の算定については16キロメートル以内の場合と同様に算定する。特殊な事情もなく，特に患家の希望により16キロメートルを超えて訪問薬剤管理指導を行った場合の在宅患者訪問薬剤管理指導料は保険診療としては認められないことから，患者負担とする。この場合において，「保険薬局の所在地と患家の所在地との距離が16キロメートルを超えた場合」とは，患家を中心とする半径16キロメートルの圏域の外側に当該保険薬局が所在する場合をいう。

　　　　ただし，平成24年3月31日以前に「注1」に規定する医師の指示があった患者については，当該規定は適用しないものであること。

（2）　「注9」に規定する交通費は実費とする。

区分15の2　在宅患者緊急訪問薬剤管理指導料

（1）　在宅患者緊急訪問薬剤管理指導料は，訪問薬剤管理指導を実施している保険薬局の保険薬剤師が，在宅での療養を行っている患者であって通院が困難なものの状態の急変等に伴い，当該患者の在宅療養を担う保険医療機関の保険医又は当該保険医療機関と連携する他の保険医療機関の保険医（以下この項で単に「保険医」という。）の求めにより，当該患者に係る計画的な訪問薬剤管理指導とは別に，緊急に患家を訪問して必要な薬学的管理指導を行い，当該保険医に対して訪問結果について必要な情報提供を文書で行った場合に，在宅患者緊急訪問薬剤管理指導料1及び2並びに在宅患者緊急オンライン薬剤管理指導料を合わせて月4回に限り算定する。

（2）（1）の規定にかかわらず，末期の悪性腫瘍の患者及び注射による麻薬の投与が必要な患者に対して，在宅患者緊急訪問薬剤管理指導料に係る業務を実施する場合は，1と2を合わせて原則として月8回まで算定できる。ただし，特に医療上の必要がある場合であって，保険医の発行した処方箋に基づくときに限り，月8回を超えて算定することができる。ただし，この場合にあっては，保険医からの指示内容，訪問が必要になった患者の容態等について，必要な薬学的分析を実施し，薬剤服用歴等に記載した上で，当該訪問が必要であった理由を調剤報酬明細書の摘要欄に簡潔に記載すること。

（3）在宅患者緊急訪問薬剤管理指導料1は，当該患者に係る計画的な訪問薬剤管理指導の対象疾患の急変等に関して，保険医の求めにより，緊急に患家を訪問して必要な薬学的管理指導を行い，訪問結果について当該保険医に必要な情報提供を文書で行った場合に算定する。

（4）在宅患者緊急訪問薬剤管理指導料2は，当該患者に係る計画的な訪問薬剤管理指導の対象となっていない疾患の急変等に関して，保険医の求めにより，緊急に患家を訪問して必要な薬学的管理指導を行い，訪問結果について当該保険医に必要な情報提供を文書で行った場合に算定する。

（5）（3）及び（4）については，情報通信機器を用いて療養上必要な薬学的管理指導を行った場合は，在宅患者緊急オンライン薬剤管理指導料を算定する。この場合において，在宅患者緊急訪問薬剤管理指導料は算定できない。

（6）（3）から（5）までについては，在宅療養を担う保険医療機関の保険医と連携する他の保険医の求めにより，緊急に患家を訪問して必要な薬学的管理指導を行った場合は，当該保険医に加え，当該患者の在宅療養を担う保険医療機関の保険医にも必要な情報提供を文書で行うこと。在宅療養を担う保険医療機関の保険医と連携する他の保険医については，担当医に確認し，薬学的管理指導計画書等に当該医師の氏名と医療機関名を記載すること。

（7）「15」在宅患者訪問薬剤管理指導料の1の（4）に規定する同意を得ている場合において，在宅基幹薬局に代わって在宅協力薬局が緊急訪問薬剤管理指導を行った場合は，在宅患者緊急訪問薬剤管理指導料を算定できる。なお，その場合においては，「15」在宅患者訪問薬剤管理指導料の1の（4）の取扱いに準ずること。

（8）在宅患者緊急訪問薬剤管理指導料を算定するためには，薬剤服用歴等に薬学管理料の通則（4）の記載事項に加えて，少なくとも次の事項について記載されていなければならない。

　ア　訪問の実施日，訪問した保険薬剤師の氏名
　イ　当該患者の在宅療養を担う保険医療機関の保険医又は当該保険医と連携する他の保険医から緊急の要請があった日付及び当該要請の内容並びに当該要請に基づき訪問薬剤管理指導を実施した旨
　ウ　訪問に際して実施した薬学的管理指導の内容

（服薬状況，副作用，相互作用等に関する確認等を含む。）
　エ　保険医に対して提供した訪問結果に関する情報の要点

（9）麻薬管理指導加算
　ア　麻薬管理指導加算は，麻薬の投薬が行われている患者に対して，投与される麻薬の服用状況，残薬の状況及び保管状況について確認し，残薬の適切な取扱方法も含めた保管取扱い上の注意等に関し必要な指導を行うとともに，麻薬による鎮痛等の効果や患者の服薬中の体調の変化（副作用が疑われる症状など）の有無の確認を行い，当該患者の在宅療養を担う保険医療機関の保険医に対して必要な情報提供を行った場合に算定する。ただし，在宅患者緊急オンライン薬剤管理指導料を算定する場合は，処方箋受付1回につき22点を所定点数に加算する。
　イ　麻薬管理指導加算は，在宅患者緊急訪問薬剤管理指導料が算定されていない場合は算定できない。
　ウ　アの麻薬による鎮痛等の効果や患者の服薬中の体調の変化の有無の確認等に当たっては，「がん疼痛の薬物療法に関するガイドライン」（日本緩和医療学会），「新版 がん緩和ケアガイドブック」（日本医師会監修 厚生労働科学特別事業「適切な緩和ケア提供のための緩和ケアガイドブックの改訂に関する研究」班）等の緩和ケアに関するガイドラインを参照して実施すること。
　エ　麻薬管理指導加算を算定するためには，薬剤服用歴等に薬学管理料の通則（4）及び「15の2」在宅患者緊急訪問薬剤管理指導料の（8）の記載事項に加えて，少なくとも次の事項について記載されていなければならない。
　　（イ）訪問に際して実施した麻薬に係る薬学的管理指導の内容（麻薬の保管管理状況，服薬状況，残薬の状況，麻薬注射剤等の併用薬剤，疼痛緩和等の状況，麻薬の継続又は増量投与による患者の服薬中の体調の変化（副作用が疑われる症状など）の有無などの確認等）
　　（ロ）訪問に際して行った患者・家族への指導の要点（麻薬に係る服薬指導，残薬の適切な取扱方法も含めた保管管理の指導等）
　　（ハ）当該患者の在宅療養を担う保険医療機関の保険医に対して提供した訪問結果に関する情報（麻薬の服薬状況，疼痛緩和及び患者の服薬中の体調の変化（副作用が疑われる症状など）等の状況，服薬指導の要点等に関する事項を含む。）の要点
　　（ニ）患者又は家族から返納された麻薬の廃棄に関する事項（都道府県知事に届け出た麻薬廃棄届の写しを薬剤服用歴等に添付することで差し支えない。）

（10）在宅患者医療用麻薬持続注射療法加算
　ア　在宅患者医療用麻薬持続注射療法加算は，在宅において医療用麻薬持続注射療法を行っている患

者又はその家族等に対して，患家を訪問し，麻薬の投与状況，残液の状況及び保管状況について確認し，残液の適切な取扱方法も含めた保管取扱い上の注意等に関し必要な指導を行うとともに，麻薬による鎮痛等の効果や患者の服薬中の体調の変化（副作用が疑われる症状など）の有無を確認し，薬学的管理及び指導を行い，処方医に対して必要な情報提供を行った場合に算定する。

イ　当該患者が麻薬の投与に使用している高度管理医療機器について，保健衛生上の危害の発生の防止に必要な措置を講ずること。

ウ　必要に応じて，処方医以外の医療関係職種に対しても，麻薬の投与状況，残液の状況，保管状況，残液の適切な取扱方法も含めた保管取扱い上の注意等について情報提供すること。

エ　在宅患者医療用麻薬持続注射療法加算は，在宅患者緊急訪問薬剤管理指導料が算定されていない場合は算定できない。

オ　在宅患者医療用麻薬持続注射療法加算を算定するためには，薬剤服用歴等に薬学管理料の通則（4）及び「15の2」在宅患者緊急訪問薬剤管理指導料の（8）の記載事項に加えて，少なくとも次の事項について記載されていなければならない。

（イ）訪問に際して実施した麻薬に係る薬学的管理指導の内容（麻薬の保管管理状況，投与状況，残液の状況，併用薬剤，疼痛緩和等の状況，麻薬の継続又は増量投与による患者の服薬中の体調の変化（副作用が疑われる症状など）の有無などの確認等）

（ロ）訪問に際して行った患者又はその家族等への指導の要点（麻薬に係る服薬指導，残液の適切な取扱方法も含めた保管管理の指導等）

（ハ）処方医に対して提供した訪問結果に関する情報（麻薬の投与状況，疼痛緩和及び患者の服薬中の体調の変化（副作用が疑われる症状など）等の状況，服薬指導の要点等に関する事項を含む。）の要点

（ニ）患者又はその家族等から返納された麻薬の廃棄に関する事項（都道府県知事に届け出た麻薬廃棄届の写しを薬剤服用歴等に添付することで差し支えない。）

カ　在宅患者医療用麻薬持続注射療法加算については，麻薬管理指導加算を算定している患者については算定できない。

(11)　乳幼児加算は，乳幼児に係る薬学的管理指導の際に，体重，適切な剤形その他必要な事項等の確認を行った上で，患者の家族等に対して適切な服薬方法，誤飲防止等の必要な服薬指導を行った場合に算定する。ただし，在宅患者緊急オンライン薬剤管理指導料を算定する場合は，処方箋受付1回につき12点を所定点数に加算する。

(12)　小児特定加算は，児童福祉法第56条の6第2項に規定する障害児である18歳未満の患者に係る薬学的管理指導の際に，服薬状況等を確認した上で，

患家を訪問し，患者又はその家族等に対し，当該患者の状態に合わせた必要な薬学的管理及び指導を行った場合に算定する。ただし，在宅患者緊急オンライン薬剤管理指導料を算定する場合は，処方箋受付1回につき350点を所定点数に加算する。また，乳幼児加算を併算定することはできない。

(13)　在宅中心静脈栄養法加算

ア　在宅中心静脈栄養法加算は，在宅中心静脈栄養法を行っている患者に係る薬学的管理指導の際に，患者の状態，投与環境その他必要な事項等の確認を行った上で，患家を訪問し，患者又はその家族等に対して保管方法，配合変化防止に係る対応方法等の必要な薬学的管理指導を行い，処方医に対して必要な情報提供を行った場合に算定する。

イ　当該患者に対し2種以上の注射薬が同時に投与される場合には，中心静脈栄養法に使用する薬剤の配合変化を回避するために，必要に応じて，処方医以外の医療関係職種に対しても，当該患者が使用する注射剤に係る配合変化に関する留意点，輸液バッグの遮光の必要性等について情報提供する。

ウ　在宅中心静脈栄養法加算は，在宅患者緊急訪問薬剤管理指導料が算定されていない場合は算定できない。

エ　在宅中心静脈栄養法加算を算定するためには，薬剤服用歴等に薬学管理料の通則（4）及び「15の2」在宅患者緊急訪問薬剤管理指導料の（8）の記載事項に加えて，少なくとも次の事項について記載されていなければならない。

（イ）訪問に際して実施した在宅患者中心静脈栄養法に係る薬学的管理指導の内容（輸液製剤の投与状況，保管管理状況，残薬の状況，栄養状態等の状況，輸液製剤による患者の服薬中の体調の変化（副作用が疑われる症状など）の有無，薬剤の配合変化の有無などの確認等）

（ロ）訪問に際して行った患者・家族への指導の要点（輸液製剤に係る服薬指導，適切な保管方法の指導等）

（ハ）処方医及び関係する医療関係職種に対して提供した訪問結果，輸液製剤の保管管理に関する情報（輸液製剤の投与状況，栄養状態及び患者の服薬中の体調の変化（副作用が疑われる症状など）等の状況，服薬指導の要点等に関する事項を含む。）の要点

(14)　保険薬局（在宅協力薬局を含む。）の所在地と患家の所在地との距離が16キロメートルを超える訪問薬剤管理指導については，患家の所在地から16キロメートルの圏域の内側に，在宅患者訪問薬剤管理指導を行う旨を届け出ている保険薬局が存在しないなど，当該保険薬局からの訪問薬剤管理指導を必要とする特殊な事情がある場合に認められるものであって，この場合の在宅患者緊急訪問薬剤管理指導料の算定については16キロメートル以内の場合と

同様に算定する。特殊な事情もなく，特に患家の希望により16キロメートルを超えて訪問薬剤管理指導を行った場合の在宅患者緊急訪問薬剤管理指導料は保険診療としては認められないことから，患者負担とする。この場合において，「保険薬局の所在地と患家の所在地との距離が16キロメートルを超えた場合」とは，患家を中心とする半径16キロメートルの圏域の外側に当該保険薬局が所在する場合をいう。

ただし，平成24年3月31日以前に在宅患者訪問薬剤管理指導料の「注1」に規定する医師の指示があった患者については，当該規定は適用しないものであること。

(15) 「注8」に規定する交通費は実費とする。

(16) 夜間訪問加算，休日訪問加算及び深夜訪問加算
 ア 夜間訪問加算，休日訪問加算及び深夜訪問加算は，末期の悪性腫瘍の患者及び注射による麻薬の投与が必要な患者に対して，保険医の求めにより，以下に掲げる夜間，休日及び深夜時間帯に，保険薬局の保険薬剤師が，緊急に患家を訪問して必要な薬学的管理及び指導を行った場合に算定する。ただし，当該夜間，休日及び深夜に，常態として開局している保険薬局は除く。
  (イ) 夜間訪問加算の対象となる時間帯は，午前8時前と午後6時以降であって深夜を除く時間帯とする。ただし，休日訪問加算に該当する休日の場合は，休日訪問加算により算定する。
  (ロ) 休日訪問加算の対象となる休日とは，日曜日及び国民の祝日に関する法律第3条に規定する休日をいう。なお，1月2日，3日，12月29日，30日及び31日は休日として取り扱う。ただし，深夜に該当する場合は深夜訪問加算により算定する。
  (ハ) 深夜訪問加算の対象となる時間帯は，深夜（午後10時から午前6時までの間）とする。
 イ 訪問時間については，保険医から日時指定の指示のある場合を除き，処方箋の受付時間又は保険医の指示より直ちに患家を訪問して薬学的管理及び指導を行った場合に限るものであること。
 ウ 夜間訪問加算，休日訪問加算及び深夜訪問加算を算定する患者については，処方箋の受付時間（又は保険医から指示を受けた時間）及び患家を訪問した時間について，当該患者の薬剤服用歴等に記載すること。
 エ 「15」在宅患者訪問薬剤管理指導料の1の（4）に規定する同意を得ている場合において，在宅基幹薬局に代わって在宅協力薬局が当該夜間，休日又は深夜時間帯に緊急訪問薬剤管理指導を行った場合（ただし，当該夜間，休日及び深夜に，常態として開局している場合は除く。）は，夜間訪問加算，休日訪問加算又は深夜訪問加算を算定できる。なお，その場合においては，「15」在宅患者訪問薬剤管理指導料の1の（4）の取扱いに準ずること。

 オ 夜間訪問加算，休日訪問加算及び深夜訪問加算を算定する保険薬局は，開局時間及び当該加算の費用について，患者及びその家族等に対して説明すること。

(17) 「注10」については，患家又は宿泊施設及び入所中の施設を保険薬剤師が緊急に訪問し，当該患者又はその家族等（現にその看護に当たっている者及び当該患者の薬剤を管理している当該施設の職員を含む。）に対して，必要な薬学的管理及び指導を実施し，薬剤を交付した場合に「注1」に規定する計画的な訪問薬剤管理指導の実施の有無によらず算定できる。また，この場合において，服薬管理指導料，かかりつけ薬剤師指導料及びかかりつけ薬剤師包括管理料は，別に算定できない。

(18) 在宅患者緊急訪問薬剤管理指導料は，特別調剤基本料Bを算定している保険薬局は算定できない。

区分15の3 在宅患者緊急時等共同指導料
（1） 在宅患者緊急時等共同指導料は，在宅での療養を行っている患者の状態の急変や診療方針の変更等の際，当該患者に対する診療等を行う医療関係職種等（居宅介護支援事業者の介護支援専門員を含む。以下同じ。）が一堂に会す等によりカンファレンスを行うことで，より適切な治療方針を立てることが可能となるとともに，カンファレンスの参加者の間で診療方針の変更等の情報を的確に共有することができ，患者及び家族が安心して療養生活を送ることに資することから，そのような取組を評価するものである。

（2） 在宅患者緊急時等共同指導料は，訪問薬剤管理指導を実施している保険薬局の保険薬剤師が，在宅での療養を行っている患者であって通院が困難なものの病状の急変や，診療方針の大幅な変更等の必要が生じたことに伴い，当該患者の在宅療養を担う保険医療機関の保険医又は当該保険医療機関と連携する他の保険医療機関の保険医の求めにより，関係する医療関係職種等と共同でカンファレンスを行うとともに，共有した当該患者の診療情報及び当該カンファレンスの結果を踏まえ，計画的な訪問薬剤管理指導の内容に加えて，患家を訪問した上で患者に対し療養上必要な薬学的管理指導を行った場合に，月2回に限り算定する。なお，当該カンファレンスを行った日と異なる日に当該薬学的管理指導を行った場合でも算定できるが，当該カンファレンスを行った日以降速やかに薬学的管理指導を行うものであること。また，カンファレンス及びそれに基づく薬学的管理指導1回につき1回に限り算定する。

（3） （1）及び（2）については，在宅療養を担う保険医療機関の保険医と連携する他の保険医の求めにより，患家を訪問して必要な薬学的管理指導を行った場合は，当該保険医に加え，当該患者の在宅療養を担う保険医療機関の保険医にも必要な情報提供を文書で行うこと。また，在宅療養を担う保険医療機関の保険医と連携する他の保険医については，担当医に確認し，薬学的管理指導計画書等に当該医師の氏名と医療機関名を記載すること。

（4） 当該カンファレンスは，保険薬局の保険薬剤師が，ビデオ通話が可能な機器を用いて参加することができる。ただし，当該患者に対する診療等を行う医療関係職種等の1者以上は，患家に赴きカンファレンスを行っていること。

（5） （4）において，患者の個人情報を当該ビデオ通話の画面上で共有する際は，患者の同意を得ていること。また，保険医療機関の電子カルテなどを含む医療情報システムと共通のネットワーク上の端末においてカンファレンスを実施する場合には，厚生労働省「医療情報システムの安全管理に関するガイドライン」に対応していること。

（6） 在宅患者緊急時等共同指導料を算定するためには，薬剤服用歴等に薬学管理料の通則（4）の記載事項に加えて，少なくとも次の事項について記載されていなければならない。

　ア　カンファレンス及び薬学的管理指導の実施日，薬学的管理指導を行った保険薬剤師の氏名並びにカンファレンスに参加した医療関係職種等の氏名

　イ　当該患者の在宅療養を担う保険医療機関の保険医又は当該保険医と連携する他の保険医から要請があって患家を訪問し，他の医療関係職種等と共同してカンファレンスを行い，その結果を踏まえて薬学的管理指導を実施した旨及びその理由

　ウ　カンファレンスの要点及びカンファレンスの結果を踏まえて実施した薬学的管理指導の内容（服薬状況，副作用，相互作用等に関する確認等を含む。）

　エ　保険医に対して提供した訪問結果に関する情報の要点

（7） 在宅患者緊急時等共同指導料を算定する場合は，在宅患者訪問薬剤管理指導料は別に算定できない。また，情報通信機器を用いて療養上必要な薬学的管理指導を行った場合は，在宅患者オンライン薬剤管理指導料を算定し，在宅患者緊急時等共同指導料は算定できない。

（8） 在宅患者緊急時等共同指導料は，特別調剤基本料Bを算定している保険薬局は算定できない。

（9） 麻薬管理指導加算

　ア　麻薬管理指導加算は，麻薬の投薬が行われている患者に対して，投与される麻薬の服用状況，残薬の状況及び保管状況について確認し，残薬の適切な取扱い方法も含めた保管取扱い上の注意等に関し必要な指導を行うとともに，麻薬による鎮痛等の効果や患者の服薬中の体調の変化（副作用が疑われる症状など）の有無の確認を行い，必要な薬学的管理指導を行った場合に算定する。

　イ　麻薬管理指導加算は，在宅患者緊急時等共同指導料が算定されていない場合は算定できない。

　ウ　アの麻薬による鎮痛等の効果や患者の服薬中の体調の変化の有無の確認等に当たっては，「がん疼痛の薬物療法に関するガイドライン」（日本緩和医療学会），「新版 がん緩和ケアガイドブック」（日本医師会監修 厚生労働科学特別研究事業「適切な緩和ケア提供のための緩和ケアガイドブック

の改訂に関する研究」班）等の緩和ケアに関するガイドラインを参照して実施すること。

　エ　麻薬管理指導加算を算定するためには，薬剤服用歴等に薬学管理料の通則（4）及び「15の3」在宅患者緊急時等共同指導料の（6）の記載事項に加えて，少なくとも次の事項について記載されていなければならない。

　（イ）　訪問に際して実施した麻薬に係る薬学的管理指導の内容（麻薬の保管管理状況，服薬状況，残薬の状況，麻薬注射剤等の併用薬剤，疼痛緩和等の状況，麻薬の継続又は増量投与による患者の服薬中の体調の変化（副作用が疑われる症状など）の有無などの確認等）

　（ロ）　訪問に際して行った患者・家族への指導の要点（麻薬に係る服薬指導，残薬の適切な取扱方法も含めた保管管理の指導等）

　（ハ）　当該患者の在宅療養を担う保険医療機関の保険医に対して提供した訪問結果に関する情報（麻薬の服薬状況，疼痛緩和及び患者の服薬中の体調の変化（副作用が疑われる症状など）等の状況，服薬指導の要点等に関する事項を含む。）の要点

　（ニ）　患者又は家族から返納された麻薬の廃棄に関する事項（都道府県知事に届け出た麻薬廃棄届の写しを薬剤服用歴等に添付することで差し支えない。）

（10） 在宅患者医療用麻薬持続注射療法加算

　ア　在宅患者医療用麻薬持続注射療法加算は，在宅において医療用麻薬持続注射療法を行っている患者又はその家族等に対して，患家を訪問し，麻薬の投与状況，残液の状況及び保管状況について確認し，残液の適切な取扱い方法も含めた保管取扱い上の注意等に関し必要な指導を行うとともに，麻薬による鎮痛等の効果や患者の服薬中の体調の変化（副作用が疑われる症状など）の有無を確認し，薬学的管理及び指導を行い，処方医に対して必要な情報提供を行った場合に算定する。

　イ　当該患者が麻薬の投与に使用している高度管理医療機器について，保健衛生上の危害の発生の防止に必要な措置を講ずること。

　ウ　必要に応じて，処方医以外の医療関係職種に対しても，麻薬の投与状況，残液の状況，保管状況，残液の適切な取扱方法も含めた保管取扱い上の注意等について情報提供すること。

　エ　在宅患者医療用麻薬持続注射療法加算は，在宅患者緊急時等共同指導料が算定されていない場合は算定できない。

　オ　在宅患者医療用麻薬持続注射療法加算を算定するためには，薬剤服用歴等に薬学管理料の通則（4）及び「15の3」在宅患者緊急時等共同指導料の（6）の記載事項に加えて，少なくとも次の事項について記載されていなければならない。

　（イ）　訪問に際して実施した麻薬に係る薬学的管理指導の内容（麻薬の保管管理状況，投与状況，残液の状況，併用薬剤，疼痛緩和等の状

況，麻薬の継続又は増量投与による患者の服薬中の体調の変化（副作用が疑われる症状など）の有無などの確認等）

（ロ）　訪問に際して行った患者又はその家族等への指導の要点（麻薬に係る服薬指導，残液の適切な取扱方法も含めた保管管理の指導等）

（ハ）　処方医に対して提供した訪問結果に関する情報（麻薬の投与状況，疼痛緩和及び患者の服薬中の体調の変化（副作用が疑われる症状など）等の状況，服薬指導の要点等に関する事項を含む。）の要点

（ニ）　患者又はその家族等から返納された麻薬の廃棄に関する事項（都道府県知事に届け出た麻薬廃棄届の写しを薬剤服用歴等に添付することで差し支えない。）

カ　在宅患者医療用麻薬持続注射療法加算については，麻薬管理指導加算を算定している患者については算定できない。

(11)　乳幼児加算は，乳幼児に係る薬学的管理指導の際に，体重，適切な剤形その他必要な事項等の確認を行った上で，患者の家族等に対して適切な服薬方法，誤飲防止等の必要な服薬指導を行った場合に算定する。

(12)　小児特定加算は，児童福祉法第56条の6第2項に規定する障害児である18歳未満の患者に係る薬学的管理指導の際に，服薬状況等を確認した上で，患家を訪問し，患者又はその家族等に対し，当該患者の状態に合わせた必要な薬学的管理及び指導を行った場合に算定する。また，乳幼児加算を併算定することはできない。

(13)　在宅中心静脈栄養法加算

ア　在宅中心静脈栄養法加算は，在宅中心静脈栄養法を行っている患者に係る薬学的管理指導の際に，患者の状態，投与環境その他必要な事項等の確認を行った上で，患家を訪問し，患者又はその家族等に対して保管方法，配合変化防止に係る対応方法等の必要な薬学的管理指導を行い，処方医に対して必要な情報提供を行った場合に算定する。

イ　当該患者に対し2種以上の注射薬が同時に投与される場合には，中心静脈栄養法に使用する薬剤の配合変化を回避するために，必要に応じて，処方医以外の医療関係職種に対しても，当該患者が使用する注射剤に係る配合変化に関する留意点，輸液バッグの遮光の必要性等について情報提供する。

ウ　在宅中心静脈栄養法加算は，在宅患者緊急時等共同指導料が算定されていない場合は算定できない。

エ　在宅中心静脈栄養法加算を算定するためには，薬剤服用歴等に薬学管理料の通則（4）及び「15の3」在宅患者緊急時等共同指導料の（6）の記載事項に加えて，少なくとも次の事項について記載されていなければならない。

（イ）　訪問に際して実施した在宅患者中心静脈栄養法に係る薬学的管理指導の内容（輸液製剤の投与状況，保管管理状況，残薬の状況，栄養状態等の状況，輸液製剤による患者の服薬中の体調の変化（副作用が疑われる症状など）の有無，薬剤の配合変化の有無などの確認等）

（ロ）　訪問に際して行った患者・家族への指導の要点（輸液製剤に係る服薬指導，適切な保管方法の指導等）

（ハ）　処方医及び関係する医療関係職種に対して提供した訪問結果，輸液製剤の保管管理に関する情報（輸液製剤の投与状況，栄養状態及び患者の服薬中の体調の変化（副作用が疑われる症状など）等の状況，服薬指導の要点等に関する事項を含む。）の要点

(14)　保険薬局の所在地と患家の所在地との距離が16キロメートルを超える訪問薬剤管理指導については，患家の所在地から16キロメートルの圏域の内側に，在宅患者訪問薬剤管理指導を行う旨を届け出ている保険薬局が存在しないなど，当該保険薬局からの訪問薬剤管理指導を必要とする特殊な事情がある場合に認められるものであって，この場合の在宅患者緊急時等共同指導料の算定については16キロメートル以内の場合と同様に算定する。特殊な事情もなく，特に患家の希望により16キロメートルを超えて療養上必要な指導を行った場合の在宅患者緊急時等共同指導料は保険診療としては認められないことから，患者負担とする。この場合において，「保険薬局の所在地と患家の所在地との距離が16キロメートルを超えた場合」とは，患家を中心とする半径16キロメートルの圏域の外側に当該保険薬局が所在する場合をいう。

ただし，平成24年3月31日以前に在宅患者訪問薬剤管理指導料の「注1」に規定する医師の指示があった患者については，当該規定は適用しないものであること。

区分15の4　退院時共同指導料

（1）　退院時共同指導料は，保険医療機関に入院中の患者について，当該患者の退院後の訪問薬剤管理指導を担う保険薬局として当該患者が指定する保険薬局の保険薬剤師が，原則として当該患者が入院している保険医療機関（以下「入院保険医療機関」という。）に赴いて，患者の同意を得て，退院後の在宅での療養上必要な薬剤に関する説明及び指導を，入院保険医療機関の保険医又は看護師等，薬剤師，管理栄養士，理学療法士，作業療法士，言語聴覚士若しくは社会福祉士と共同して行った上で，文書により情報提供した場合に，当該入院中1回（別に厚生労働大臣が定める疾病等の患者については2回）に限り算定できる。なお，ここでいう入院とは，医科点数表の第1章第2部通則5に定める入院期間が通算される入院のことをいう。

（2）　退院時共同指導料の共同指導は，保険薬局の薬剤師が，ビデオ通話が可能な機器を用いて共同指導した場合でも算定可能である。

（3）　（2）において，患者の個人情報を当該ビデオ通話の画面上で共有する際は，患者の同意を得ていること。また，保険医療機関の電子カルテなどを含む医療情報システムと共通のネットワーク上の端末においてカンファレンスを実施する場合には，厚生労働省「医療情報システムの安全管理に関するガイドライン」に対応していること。

（4）　退院時共同指導料は，患者の家族等，退院後に患者の看護を担当する者に対して指導を行った場合にも算定できる。

（5）　退院時共同指導料を算定する場合は，当該患者の薬剤服用歴等に，入院保険医療機関において当該患者に対して行った服薬指導等の要点を記載する。また，患者又はその家族等に提供した文書の写しを薬剤服用歴等に添付する。

（6）　退院時共同指導料は，退院後在宅での療養を行う患者が算定の対象となり，他の保険医療機関，社会福祉施設，介護老人保健施設，介護老人福祉施設に入院若しくは入所する患者又は死亡退院した患者については，対象とはならない。

（7）　退院時共同指導料は，特別調剤基本料Bを算定している保険薬局は算定できない。

区分15の5　服薬情報等提供料

（1）　服薬情報等提供料は，保険薬局において調剤後も患者の服用薬や服薬状況に関する情報等を把握し，患者若しくはその家族等又は保険医療機関に当該情報を提供することにより，医師の処方設計及び患者の服薬の継続又は中断の判断の参考とする等，保険医療機関と保険薬局の連携の下で医薬品の適正使用を推進することを目的とするものである。

（2）　服薬情報等提供料1は，保険医療機関から（5）のアからウに掲げる情報提供の求めがあった場合にその理由とともに，患者の同意を得て，現に患者が受診している保険医療機関に対して，当該患者の服薬状況等について文書等により提供した場合に算定できる。これには，次に掲げる場合が含まれる。なお，残薬に係る情報提供に関しては，単に確認された残薬の状況を記載するだけではなく，その後の残薬が生じないために必要な内容を併せて記載すべきであり，情報提供後の当該患者の服薬状況を継続して把握しておくこと。

　　ア　処方箋を発行した保険医療機関が患者の服用薬の残薬の報告を求めており，保険薬局において患者の服用薬の残薬を確認し，残薬が生じている場合はその理由を薬学的に分析した上で当該保険医療機関に対して情報提供を行った場合

　　イ　調剤基本料の「注11」に掲げる医師の指示による分割調剤及びリフィル処方箋による調剤において，2回目以降の調剤時に患者の服薬状況，服薬期間中の体調の変化等について確認し，処方医に対して情報提供を行った場合

　　　　この場合において，次に掲げる事項を含めるものとする。

　　　　・残薬の有無
　　　　・残薬が生じている場合はその量及び理由

　　　　・副作用の有無
　　　　・副作用が生じている場合はその原因の可能性がある薬剤の推定

　　ウ　保険医療機関からの求めに応じ，入院前の患者の服用薬について確認し，依頼元の医療機関に情報提供した場合

（3）　服薬情報等提供料2は，保険薬剤師が患者の服薬状況等について薬学的な分析に基づき患者の薬学的管理に必要な情報を文書により以下のとおり情報提供した場合に算定できる。なお，残薬に係る情報提供に関しては，単に確認された残薬の状況を記載するだけではなく，その後の残薬が生じないために必要な内容を併せて記載するとともに，情報提供後の当該患者の服薬状況を継続して把握しておくこと。

　　ア　服薬情報等提供料「2のイ」

　　　　保険薬局の保険薬剤師が薬剤服用歴等に基づき患者の服薬に関する（5）のアからエまでに掲げる情報提供の必要性を認めた場合であって，患者の同意を得て，現に患者が受診している保険医療機関に対して，当該患者の服薬状況等について文書等により提供した場合。これには，保険薬局において患者の服用薬の残薬，副作用の発現状況等を確認し，処方箋を発行した保険医療機関に対して情報提供を行った場合，現に歯科医療機関を受診している患者について，当該歯科医療機関に対して他の医療機関の処方に基づく当該患者の服用薬，服薬状況等の情報提供を行った場合が含まれる。

　　イ　服薬情報等提供料「2のロ」

　　　　保険薬局の保険薬剤師がリフィル処方箋に基づく調剤後，処方医に対して当該患者の服薬状況等について文書等により提供した場合。

　　ウ　服薬情報等提供料「2のハ」

　　　　保険薬局の保険薬剤師が薬剤服用歴等に基づき患者の服薬に関する（5）のアからエまでに掲げる情報提供の必要性を認め，介護支援専門員が関与する要介護又は要支援認定を受けた患者で，居宅療養管理指導を同一月に算定していない場合において，患者の同意を得て，当該患者の介護支援専門員に対して，患者の服薬状況等を踏まえた薬学的な分析に基づき，特に必要な情報を文書等により提供した場合。なお，この場合において，介護支援専門員からの情報提供の求めがあった場合においても保険薬局の保険薬剤師が情報提供の必要性を認めたうえで要件を満たせば算定することができる。

（4）　服薬情報等提供料3は，以下の場合に算定できる。

　　ア　入院を予定している患者について，保険医療機関の求めがあった場合において，患者が服用中の薬剤について，当該患者若しくはその家族等への聞き取り又は他の保険薬局若しくは保険医療機関への聞き取り等により，一元的に把握し，必要に応じて当該患者が保険薬局に持参した服用薬の整理を行うとともに，患者が入院を予定している保険医療機関に対して，当該患者の服薬状況等について文書等により提供した場合に算定できる。

イ 保険医療機関の求めについては，患者が入院を予定している保険医療機関からの求めのほか，患者が受診している他の保険医療機関からの求めを含む。

ウ 患者の服用薬等については，当該保険薬局で調剤した薬剤，他の保険薬局で調剤された薬剤，保険医療機関で院内投薬された薬剤等を一元的に把握すること。

エ 算定に当たっては，別紙様式1-2又はこれに準ずるものを用いて，以下の内容について保険医療機関への情報提供を行うこと。
・受診中の保険医療機関，診療科等に関する情報
・服用中の薬剤の一覧
・患者の服薬状況
・併用薬剤等の情報

（5）保険医療機関に対する情報提供の内容は次のとおりとする。

ア 当該患者の服用薬及び服薬状況

イ 当該患者に対する服薬指導の要点

ウ 服薬期間中の患者の状態の変化等，自覚症状がある場合はその原因の可能性がある薬剤の推定

エ 当該患者が容易に又は継続的に服用できるための技術工夫等の調剤情報

（6）服薬期間中の体調の変化等の患者の訴えや自覚症状がある場合には，患者の自覚症状が薬剤の副作用によるものか否かに関する分析結果を踏まえて服薬指導し，当該分析及び指導の要点を情報提供することとし，また，患者に対する服薬指導は，当該分析結果を踏まえたものとする。なお，患者の自覚症状の分析に当たっては，「重篤副作用疾患別対応マニュアル」（厚生労働省）等を参考とすることが望ましい。

（7）（5）のエについては，処方箋の記入上の疑義照会等では算定できない。

（8）保険医療機関への情報提供については，次の場合に算定する。

ア 患者1人につき同一月に2回以上服薬情報等の提供を行った場合においても，月1回のみの算定とする。

イ 複数の保険医療機関の医師又は歯科医師に対して服薬情報等の提供を行った場合は，当該保険医療機関の医師又は歯科医師ごとに月1回に限り算定できる。

ウ 処方箋を発行していない保険医療機関の医師又は歯科医師に対して服薬情報等の提供を行った場合は，必要に応じて処方箋を発行した医療機関の医師又は歯科医師に対して同様の服薬情報等を提供すること。この場合においては，当該保険医療機関の医師又は歯科医師ごとに月1回に限り算定できる。

（9）介護支援専門員に対して服薬情報等を提供し服薬情報等提供料2を算定した場合であって，処方箋を発行した保険医療機関の医師又は歯科医師に対しても同様の服薬情報等の提供を行った場合においては，服薬情報等提供料2を別に算定できる。ただ

し，情報提供の内容については，（10）に示すように相手方に応じたものとすること。

（10）保険医療機関への情報提供に当たっては，別紙様式1-1，別紙様式1-2又はこれに準ずる様式の文書等に必要事項を記載し，患者が現に診療を受けている保険医療機関に交付すること。介護支援専門員への情報提供に当たっては，「多職種連携推進のための在宅患者訪問薬剤管理指導ガイド」（令和4年度・令和5年度厚生労働科学研究費補助金 長寿科学政策研究事業 薬学的視点を踏まえた自立支援・重度化防止推進のための研究）等を参照されたい。また，介護支援専門員への情報提供については，「多職種連携推進のための在宅患者訪問薬剤管理指導ガイド」別添の報告書様式及び薬学的評価シートを参考に当該患者の生活様式を踏まえた薬学的分析を行うとともに，情報提供の際には介護支援専門員が理解しやすい表現で実施すること。

（11）服薬情報等提供料は，特別調剤基本料Aを算定している保険薬局において，当該保険薬局と不動産取引等その他特別な関係を有している保険医療機関へ情報提供を行った場合は算定できない。また，かかりつけ薬剤師指導料，かかりつけ薬剤師包括管理料若しくは在宅患者訪問薬剤管理指導料を算定している患者に係る情報提供を行った場合は算定できない。

（12）服薬情報等提供料は，特別調剤基本料Bを算定している保険薬局は算定できない。

区分15の6 在宅患者重複投薬・相互作用等防止管理料

（1）在宅患者重複投薬・相互作用等防止管理料は，薬剤服用歴等又は患者及びその家族等からの情報等に基づき，処方医に対して連絡・確認を行い，処方の変更が行われた場合に算定する。ただし，複数項目に該当した場合であっても，重複して算定することはできない。

（2）受け付けた処方箋について処方医に対して連絡・確認を行い，処方の変更が行われた場合には「1」を算定し，処方箋の交付前に処方しようとする医師へ処方に係る提案を行い，当該提案に基づく処方内容の処方箋を受け付けた場合には「2」を算定する。

（3）「1」のイ及び「2」のイにおける「残薬調整に係るもの以外の場合」とは，次に掲げる内容が該当する。

ア 併用薬との重複投薬（薬理作用が類似する場合を含む。）

イ 併用薬，飲食物等との相互作用

ウ そのほか薬学的観点から必要と認める事項

（4）「残薬調整に係るものの場合」は，残薬に関し，受け付けた処方箋について，処方医に対して連絡・確認を行い，処方の変更が行われた場合には「1」の「ロ」を算定し，処方箋の交付前に処方医への残薬に関連する処方に係る提案を行い，当該提案が反映された処方箋を受け付けた場合には「2」の「ロ」を算定する。なお，当該加算を算定する場合においては，残薬が生じる理由を分析するとともに，必要に応じてその理由を処方医に情報提供すること。

（5）　在宅患者重複投薬・相互作用等防止管理料の対象となる事項について，受け付けた処方箋に基づき実施した場合は，処方医に連絡・確認を行った内容の要点，変更内容を薬剤服用歴等に記載する。

（6）　在宅患者重複投薬・相互作用等防止管理料の対象となる事項について，患者へ処方箋を交付する前に処方内容に係る提案を実施した場合は，処方箋の交付前に行った処方医への処方提案の内容（具体的な処方変更の内容，提案に至るまでに薬学的見地から検討した内容及び理由等）の要点及び実施日時を薬剤服用歴等に記載する。この場合において，医療従事者間のICTを活用した服薬状況等の情報共有等により対応した場合には，処方提案等の行為を行った日時が記録され，必要に応じてこれらの内容を随時確認できることが望ましい

（7）　同時に複数の処方箋を受け付け，複数の処方箋について薬剤を変更した場合であっても，1回に限り算定する。

（8）　在宅患者重複投薬・相互作用等防止管理料は，特別調剤基本料Bを算定している保険薬局は算定できない。

区分15の7　経管投薬支援料

（1）　経管投薬支援料は，胃瘻若しくは腸瘻による経管投薬又は経鼻経管投薬を行っている患者に対して，簡易懸濁法による薬剤の服用に関して必要な支援を行った場合に算定する。

（2）　当該加算に係る服薬支援は，以下の場合に患者の同意を得て行うものであること。
　　ア　保険医療機関からの求めがあった場合
　　イ　家族等の求めがあった場合等，服薬支援の必要性が認められる場合であって，医師の了解を得たとき

（3）　「簡易懸濁法」とは，錠剤の粉砕やカプセルの開封等を行わず，経管投薬の前に薬剤を崩壊及び懸濁させ，投薬する方法のことをいう。

（4）　「必要な支援」とは主に次に掲げる内容をいう。
　　ア　簡易懸濁法に適した薬剤の選択の支援
　　イ　患者の家族又は介助者が簡易懸濁法により経管投薬を行うために必要な指導
　　ウ　必要に応じて保険医療機関への患者の服薬状況及びその患者の家族等の理解度に係る情報提供

（5）　患者1人につき複数回の支援を行った場合においても，1回のみの算定とする。

（6）　患者の服薬状況等を保険医療機関に情報提供した場合であって所定の要件を満たすときは，服薬情報等提供料1，2又は3を算定できる。

（7）　経管投薬支援料は，特別調剤基本料Bを算定している保険薬局は算定できない。

区分15の8　在宅移行初期管理料

（1）　在宅移行初期管理料は，在宅での療養に移行する予定の服薬管理に係る支援が必要な患者に対して，計画的な訪問薬剤管理指導を実施する前に，保険薬剤師が患家を訪問して，当該患者の在宅療養を担う保険医療機関等の多職種と連携しながら，退院時の処方内容を踏まえた薬剤の調整，残薬の整理，適切

な服薬方法の提案等の必要な薬学的管理及び指導を行うことを評価するものである。

（2）　在宅移行初期管理料は，以下のア及びイを満たす患者のうち，薬学的管理の観点から保険薬剤師が患家を訪問して特に重点的な服薬支援の行う必要性があると判断したものを対象とする。
　　ア　認知症患者，精神障害者である患者など自己による服薬管理が困難な患者，児童福祉法第56条の6第2項に規定する障害児である18歳未満の患者，6歳未満の乳幼児，末期のがん患者及び注射による麻薬の投与が必要な患者。
　　イ　在宅患者訪問薬剤管理指導料（単一建物診療患者が1人の場合に限る。），居宅療養管理指導費及び介護予防居宅療養管理指導費（いずれも保険薬局の保険薬剤師が行う場合に限り，単一建物居住者が1人の場合に限る。）に係る医師の指示のある患者。

（3）　（2）のイの場合においては，「15」在宅患者訪問薬剤管理指導料の1の（2）及び（12）における単一建物診療患者の取扱いに準ずること。

（4）　必要な薬学的管理及び指導として，薬物療法に係る円滑な在宅療養への移行及び在宅療養の継続の観点から，以下に掲げる業務を実施すること。
　　ア　患者及びその家族等から，服薬状況，居住環境，家族関係等の薬学的管理に必要な情報を収集すること。
　　イ　患家における残薬の確認及び整理並びに服薬管理方法の検討及び調整を行うこと。
　　ウ　日常の服薬管理を適切に行うことができるよう，ポリファーマシーへの対応や服用回数を減らすための観点も踏まえ，必要に応じて医師等と使用する薬剤の内容を調整すること。
　　エ　在宅での療養に必要な情報を当該患者の在宅療養を担う保険医療機関等の多職種と共有すること。
　　オ　退院直後の患者の場合は，入院していた医療機関と連携し，入院中の処方内容に関する情報や，患者の退院に際して実施された指導の内容などに関する情報提供文書を活用した服薬支援を実施することが望ましい。

（5）　実施した薬学的管理及び指導の内容等について薬剤服用歴等に記載し，必要に応じて，薬学的管理指導計画書を作成・見直しすること。また，当該患者の在宅療養を担う保険医療機関の医師及び居宅介護支援事業者の介護支援専門員に対して必要な情報提供を文書で行うこと。なお，この場合の文書での情報提供については，服薬情報等提供料を別途算定できない。

（6）　在宅移行初期管理料は，計画的な訪問薬剤管理指導を実施する前であって別の日に患家を訪問して（4）に掲げる業務を実施した場合に算定する。なお，この場合に実施した服薬管理の支援等については，外来服薬支援料1を別途算定できない。

（7）　在宅移行初期管理料は，当該患者において在宅患者訪問薬剤管理指導料（単一建物診療患者が1人の

場合に限る。），居宅療養管理指導費及び介護予防居宅療養管理指導費（いずれも保険薬局の保険薬剤師が行う場合に限り，単一建物居住者が１人の場合に限る。）の算定した初回算定日の属する月に１回に限り算定する。

（８）　在宅移行初期管理料に係る業務について，「15」に掲げる在宅患者訪問薬剤管理指導料の１の（４）に規定する在宅協力薬局が実施した場合は算定できない。

（９）　（６）に掲げる訪問を実施した日付について，調剤報酬明細書の摘要欄に記載すること。

（10）　「注２」に規定する交通費は実費とする。

（11）　在宅移行初期管理料は，特別調剤基本料Ｂを算定している保険薬局は算定できない。

医科診療報酬点数表（在宅医療）

第２部　在宅医療

通則

1　在宅医療の費用は，第１節又は第２節の各区分の所定点数により算定する。

2　在宅療養指導管理に当たって患者に対して薬剤を使用した場合は，前号により算定した点数及び第３節の所定点数を合算した点数により算定する。

3　在宅療養指導管理に当たって，別に厚生労働大臣が定める保険医療材料（以下この部において「特定保険医療材料」という。）を支給した場合は，前２号により算定した点数及び第４節の所定点数を合算した点数により算定する。

4　第１節又は第２節に掲げられていない在宅医療であって特殊なものの費用は，第１節又は第２節に掲げられている在宅医療のうちで最も近似する在宅医療の各区分の所定点数により算定する。

5　組織的な感染防止対策につき区分番号 A000 に掲げる初診料の注 11 及び区分番号 A001 に掲げる再診料の注 15 に規定する別に厚生労働大臣が定める施設基準に適合しているものとして地方厚生局長等に届け出た保険医療機関（診療所に限る。）において，第１節の各区分に掲げる在宅患者診療・指導料のうち次に掲げるものを算定した場合は，外来感染対策向上加算として，月１回に限り６点を所定点数に加算する。ただし，発熱その他感染症を疑わせるような症状を呈する患者に対して適切な感染防止対策を講じた上で，第１節の各区分に掲げる在宅患者診療・指導料のうち次に掲げるものを算定した場合については，発熱患者等対応加算として，月１回に限り 20 点を更に所定点数に加算する。この場合において，区分番号 A000 に掲げる初診料の注 11，区分番号 A001 に掲げる再診料の注 15，第１部の通則第３号又は区分番号 I012 に掲げる精神科訪問看護・指導料の注 13 にそれぞれ規定す

る外来感染対策向上加算を算定した月は，別に算定できない。

イ　在宅患者訪問診療料(Ⅰ)
ロ　在宅患者訪問診療料(Ⅱ)
ハ　在宅患者訪問看護・指導料
ニ　同一建物居住者訪問看護・指導料
ホ　在宅患者訪問点滴注射管理指導料
ヘ　在宅患者訪問リハビリテーション指導管理料
ト　在宅患者訪問薬剤管理指導料
チ　在宅患者訪問栄養食事指導料
リ　在宅患者緊急時等カンファレンス料

6　感染症対策に関する医療機関間の連携体制につき区分番号 A000 に掲げる初診料の注 12 及び区分番号 A001 に掲げる再診料の注 16 に規定する別に厚生労働大臣が定める施設基準に適合しているものとして地方厚生局長等に届け出た保険医療機関において，前号に規定する外来感染対策向上加算を算定した場合は，連携強化加算として，月１回に限り３点を更に所定点数に加算する。

7　感染防止対策に資する情報を提供する体制につき区分番号 A000 に掲げる初診料の注 13 及び区分番号 A001 に掲げる再診料の注 17 に規定する別に厚生労働大臣が定める施設基準に適合しているものとして地方厚生局長等に届け出た保険医療機関において，第５号に規定する外来感染対策向上加算を算定した場合は，サーベイランス強化加算として，月１回に限り１点を更に所定点数に加算する。

8　抗菌薬の使用状況につき区分番号 A000 に掲げる初診料の注 14 及び区分番号 A001 に掲げる再診料の注 18 に規定する別に厚生労働大臣が定める施設基準に適合しているものとして地方厚生局長等に届け出た保険医療機関において，第５号に規定する外来感染対策向上加算を算定した場合は，抗菌薬適正使用体制加算として，月１回に限り５点を更に所定点数に加算する。

第１節　在宅患者診療・指導料

区分

C000　往診料　　　　　　　　　　　　　　　　720点

注1　別に厚生労働大臣が定める時間において入院中の患者以外の患者に対して診療に従事している場合に緊急に行う往診，夜間（深夜を除く。）又は休日の往診，深夜の往診を行った場合には，在宅療養支援診療所，在宅療養支援病院（地域において在宅療養を提供する診療所がないことにより，当該地域における退院後の患者に対する在宅療養の提供に主たる責任を有する病院であって，別に厚生労働大臣が定める施設基準に適合しているものとして地方厚生局長等に届け出たものをいう。以下この表において同じ。）等の区分に従い，次に掲げる点数を，それぞれ所定点数に加算する。

イ　別に厚生労働大臣が定める患者に対し，在宅療養支援診療所又は在宅療養支援病院であって別に厚生労働大臣が定めるものの

保険医が行う場合
(1) 病床を有する場合
　① 緊急往診加算　　　　　850点
　② 夜間・休日往診加算　1,700点
　③ 深夜往診加算　　　　2,700点
(2) 病床を有しない場合
　① 緊急往診加算　　　　　750点
　② 夜間・休日往診加算　1,500点
　③ 深夜往診加算　　　　2,500点
ロ　別に厚生労働大臣が定める患者に対し，在宅療養支援診療所又は在宅療養支援病院（イに規定するものを除く。）の保険医が行う場合
(1) 緊急往診加算　　　　　650点
(2) 夜間・休日往診加算　1,300点
(3) 深夜往診加算　　　　2,300点
ハ　別に厚生労働大臣が定める患者に対し，イからロまでに掲げるもの以外の保険医療機関の保険医が行う場合
(1) 緊急往診加算　　　　　325点
(2) 夜間・休日往診加算　　650点
(3) 深夜往診加算　　　　1,300点
ニ　別に厚生労働大臣が定める患者以外の患者に対して行う場合
(1) 緊急往診加算　　　　　325点
(2) 夜間・休日往診加算　　405点
(3) 深夜往診加算　　　　　485点

2　患家における診療時間が1時間を超えた場合は，患家診療時間加算として，30分又はその端数を増すごとに，100点を所定点数に加算する。

3　在宅で死亡した患者（往診を行った後，24時間以内に在宅以外で死亡した患者を含む。）に対して，その死亡日及び死亡日前14日以内に，区分番号B004に掲げる退院時共同指導料1を算定し，かつ，往診を実施した場合には，当該患者に係る区分等に従い，在宅ターミナルケア加算として，次に掲げる点数をそれぞれ所定点数に加算する。この場合において，区分番号C001の注6に規定する在宅ターミナルケア加算及び区分番号C001-2の注5に規定する在宅ターミナルケア加算は算定できない。ただし，別に厚生労働大臣が定める施設基準に適合するものとして地方厚生局長等に届け出た保険医療機関が行った場合は，当該基準に掲げる区分に従い，在宅緩和ケア充実診療所・病院加算，在宅療養実績加算1又は在宅療養実績加算2として，それぞれ1,000点，750点又は500点を，がん患者に対して酸素療法を行っていた場合は酸素療法加算として2,000点を更に所定点数に加算する。
イ　有料老人ホームその他これに準ずる施設（以下この区分番号，区分番号C001及び区分番号C001-2において「有料老人ホー

ム等」という。）に入居する患者以外の患者
(1) 在宅療養支援診療所又は在宅療養支援病院であって別に厚生労働大臣が定めるものの場合
　① 病床を有する場合　　6,500点
　② 病床を有しない場合　5,500点
(2) 在宅療養支援診療所又は在宅療養支援病院（(1)に規定するものを除く。）の場合　　　　　　　　　　　4,500点
(3) (1)及び(2)に掲げるもの以外の場合　　　　　　　　　　　3,500点
ロ　有料老人ホーム等に入居する患者
(1) 在宅療養支援診療所又は在宅療養支援病院であって別に厚生労働大臣が定めるものの場合
　① 病床を有する場合　　6,500点
　② 病床を有しない場合　5,500点
(2) 在宅療養支援診療所又は在宅療養支援病院（(1)に規定するものを除く。）の場合　　　　　　　　　　　4,500点
(3) (1)及び(2)に掲げるもの以外の場合　　　　　　　　　　　3,500点

4　往診を行い，在宅で患者を看取った場合（注3に規定する在宅ターミナルケア加算を算定する場合に限る。）には，看取り加算として，3,000点を所定点数に加算する。この場合において，区分番号C001の注7（区分番号C001-2の注6の規定により準用する場合を含む。）に規定する看取り加算は算定できない。

5　患家において死亡診断を行った場合は，死亡診断加算として，200点を所定点数に加算する。ただし，注4に規定する加算を算定する場合は，算定できない。

6　保険医療機関の所在地と患家の所在地との距離が16キロメートルを超えた場合又は海路による往診を行った場合で，特殊の事情があったときの往診料は，別に厚生労働大臣が定めるところにより算定する。

7　往診に要した交通費は，患家の負担とする。

8　注1のイからハまでについては，別に厚生労働大臣が定める施設基準に適合するものとして地方厚生局長等に届け出た保険医療機関の保険医が行った場合は，当該基準に掲げる区分に従い，在宅緩和ケア充実診療所・病院加算，在宅療養実績加算1又は在宅療養実績加算2として，100点，75点又は50点を，それぞれ更に所定点数に加算する。

9　在宅療養支援診療所又は在宅療養支援病院が，当該保険医療機関と連携する他の保険医療機関（在宅療養支援診療所又は在宅療養支援病院以外の保険医療機関に限る。）によって計画的な医学管理の下に主治医として定期

的に訪問診療を行っている患者に対して，往診を行った場合，往診時医療情報連携加算として200点を所定点数に加算する。

10　別に厚生労働大臣が定める施設基準に適合しているものとして地方厚生局長等に届け出た保険医療機関が，介護老人保健施設，介護医療院及び特別養護老人ホーム（以下この注において「介護保険施設等」という。）の協力医療機関であって，当該介護保険施設等に入所している患者の病状の急変等に伴い，往診を行った場合に，介護保険施設等連携往診加算として，200点を所定点数に加算する。

C001　在宅患者訪問診療料（I）（1日につき）
1　在宅患者訪問診療料1
　　イ　同一建物居住者以外の場合　　　888点
　　ロ　同一建物居住者の場合　　　　　213点
2　在宅患者訪問診療料2
　　イ　同一建物居住者以外の場合　　　884点
　　ロ　同一建物居住者の場合　　　　　187点

注1　1については，在宅で療養を行っている患者であって通院が困難なものに対して，当該患者の同意を得て，計画的な医学管理の下に定期的に訪問して診療を行った場合（区分番号A000に掲げる初診料を算定する初診の日に訪問して診療を行った場合及び有料老人ホーム等に併設される保険医療機関が，当該有料老人ホーム等に入居している患者に対して行った場合を除く。）に，当該患者が同一建物居住者（当該患者と同一の建物に居住する他の患者に対して当該保険医療機関が同一日に訪問診療を行う場合の当該患者をいう。以下この区分番号において同じ。）以外である場合はイを，当該患者が同一建物居住者である場合はロを，それぞれ，当該患者1人につき週3回（同一の患者について，イ及びロを併せて算定する場合において同じ。）に限り（別に厚生労働大臣が定める疾病等の患者に対する場合を除く。）算定する。この場合において，区分番号A001に掲げる再診料，区分番号A002に掲げる外来診療料又は区分番号C000に掲げる往診料は，算定しない。

2　2については，区分番号C002に掲げる在宅時医学総合管理料，区分番号C002-2に掲げる施設入居時等医学総合管理料又は区分番号C003に掲げる在宅がん医療総合診療料の算定要件を満たす他の保険医療機関の求めに応じ，当該他の保険医療機関から紹介された患者に対して，当該患者の同意を得て，計画的な医学管理の下に訪問して診療を行った場合（有料老人ホーム等に併設される保険医療機関が，当該有料老人ホーム等に入居している患者に対して行った場合を除く。）に，当該患者が同一建物居住者以外である場合はイを，当該患者が同一建物居住者である場合はロを，当該患者1人につき，訪問診療を開

始した日の属する月から起算して6月（別に厚生労働大臣が定める疾病等の患者に対する場合を除く。）を限度として，月1回に限り算定する。この場合において，区分番号A000に掲げる初診料，区分番号A001に掲げる再診料，区分番号A002に掲げる外来診療料又は区分番号C000に掲げる往診料は，算定しない。

3　1について，保険医療機関が，診療に基づき，患者の急性増悪等により一時的に頻回の訪問診療を行う必要性を認め，計画的な医学的管理の下に，在宅での療養を行っている患者であって通院が困難なものに対して訪問診療を行った場合は，注1の規定にかかわらず，1月に1回に限り，当該診療の日から14日以内に行った訪問診療については14日を限度として算定する。

4　6歳未満の乳幼児に対して訪問診療を行った場合には，乳幼児加算として，400点を所定点数に加算する。

5　患家における診療時間が1時間を超えた場合は，患家診療時間加算として，30分又はその端数を増すごとに，100点を所定点数に加算する。

6　在宅で死亡した患者（往診又は訪問診療を行った後，24時間以内に在宅以外で死亡した患者を含む。）に対してその死亡日及び死亡日前14日以内に，2回以上の往診若しくは訪問診療を実施した場合（1を算定する場合に限る。）又は区分番号B004に掲げる退院時共同指導料1を算定し，かつ，訪問診療を実施した場合（1を算定する場合に限る。）には，当該患者に係る区分等に従い，在宅ターミナルケア加算として，次に掲げる点数を，それぞれ所定点数に加算する。この場合において，区分番号C000の注3に規定する在宅ターミナルケア加算は算定できない。ただし，別に厚生労働大臣が定める施設基準に適合するものとして地方厚生局長等に届け出た保険医療機関が行った場合は，当該基準に掲げる区分に従い，在宅緩和ケア充実診療所・病院加算，在宅療養実績加算1又は在宅療養実績加算2として，それぞれ1,000点，750点又は500点を，がん患者に対して酸素療法を行っていた場合は酸素療法加算として2,000点を更に所定点数に加算する。

イ　有料老人ホーム等に入居する患者以外の患者
（1）在宅療養支援診療所又は在宅療養支援病院であって別に厚生労働大臣が定めるものの場合
　①　病床を有する場合　　　　6,500点
　②　病床を有しない場合　　　5,500点
（2）在宅療養支援診療所又は在宅療養支援病院（（1）に規定するものを除く。）

の場合　　　　　　　　　4,500点
　　（3）（1）及び（2）に掲げるもの以外の場
　　　　合　　　　　　　　　　3,500点
　ロ　有料老人ホーム等に入居する患者
　　（1）在宅療養支援診療所又は在宅療養支
　　　　援病院であって別に厚生労働大臣が定
　　　　めるものの場合
　　　①　病床を有する場合　　6,500点
　　　②　病床を有しない場合　5,500点
　　（2）在宅療養支援診療所又は在宅療養支
　　　　援病院（（1）に規定するものを除く。）
　　　　の場合　　　　　　　　　4,500点
　　（3）（1）及び（2）に掲げるもの以外の場
　　　　合　　　　　　　　　　3,500点
7　往診又は訪問診療を行い，在宅で患者を看
　取った場合（1を算定する場合に限る。）に
　は，看取り加算として，3,000点を所定点数
　に加算する。
8　死亡診断を行った場合（1を算定する場合
　に限る。）には，死亡診断加算として，200
　点を所定点数に加算する。ただし，注7に規
　定する加算を算定する場合は，算定できな
　い。
9　保険医療機関の所在地と患家の所在地との
　距離が16キロメートルを超えた場合又は海
　路による訪問診療を行った場合で，特殊の事
　情があったときの在宅患者訪問診療料（I）
　は，別に厚生労働大臣が定めるところによっ
　て算定する。
10　往診料を算定する往診の日の翌日までに
　行った訪問診療（在宅療養支援診療所又は在
　宅療養支援病院の保険医が行ったものを除
　く。）の費用は算定しない。
11　訪問診療に要した交通費は，患家の負担と
　する。
12　1について，在宅療養支援診療所又は在宅
　療養支援病院であって別に厚生労働大臣が定
　める基準に適合しなくなった場合には，当該
　基準に適合しなくなった後の直近1月に限
　り，同一患者につき同一月において訪問診療
　を5回以上実施した場合における5回目以降
　の当該訪問診療については，所定点数の100
　分の50に相当する点数により算定する。
13　別に厚生労働大臣が定める施設基準に適合
　しているものとして地方厚生局長等に届け出
　た保険医療機関において，健康保険法第3条
　第13項に規定する電子資格確認等により得
　られる情報を踏まえて計画的な医学管理の下
　に，訪問して診療を行った場合は，在宅医療
　DX情報活用加算として，月1回に限り10
　点を所定点数に加算する。ただし，区分番号
　A000に掲げる初診料の注15，区分番号
　A001に掲げる再診料の注19若しくは区分
　番号A002に掲げる外来診療料の注10にそ
　れぞれ規定する医療情報取得加算，区分番号

A000に掲げる初診料の注16に規定する医
療DX推進体制整備加算，区分番号C003に
掲げる在宅がん医療総合診療料の注8に規定
する在宅医療DX情報活用加算又は区分番号
C005に掲げる在宅患者訪問看護・指導料の
注17（区分番号C005-1-2の注6の規定に
より準用する場合を含む。）若しくは区分番
号I012に掲げる精神科訪問看護・指導料の
注17にそれぞれ規定する訪問看護医療DX
情報活用加算を算定した月は，在宅医療DX
情報活用加算は算定できない。

C001-2　在宅患者訪問診療料（II）（1日につき）　150点
　注1　有料老人ホーム等に併設される保険医療機
　　関が，当該施設に入居している患者に対し
　　て，次のいずれかに該当する訪問診療を行っ
　　た場合に算定する。この場合において，区分
　　番号A000に掲げる初診料，区分番号A001
　　に掲げる再診料，区分番号A002に掲げる外
　　来診療料又は区分番号C000に掲げる往診料
　　は，算定しない。
　　イ　当該保険医療機関が，区分番号C002に
　　　掲げる在宅時医学総合管理料又は区分番号
　　　C002-2に掲げる施設入居時等医学総合管
　　　理料の算定要件を満たす保険医療機関とし
　　　て，当該患者の同意を得て，計画的な医学
　　　管理の下に定期的に訪問して診療を行った
　　　場合（区分番号A000に掲げる初診料を算
　　　定する初診の日に訪問して診療を行った場
　　　合を除く。）
　　ロ　区分番号C002に掲げる在宅時医学総合
　　　管理料，区分番号C002-2に掲げる施設
　　　入居時等医学総合管理料又は区分番号
　　　C003に掲げる在宅がん医療総合診療料の
　　　算定要件を満たす他の保険医療機関の求め
　　　に応じ，当該他の保険医療機関から紹介さ
　　　れた患者に対して，当該患者の同意を得
　　　て，計画的な医学管理の下に訪問して診療
　　　を行った場合
　　2　注1のイの場合については，当該患者1人
　　　につき週3回（別に厚生労働大臣が定める疾
　　　病等の患者に対する場合を除く。）に限り算
　　　定する。
　　3　注1のロの場合については，当該患者1人
　　　につき訪問診療を開始した日の属する月から
　　　起算して6月（別に厚生労働大臣が定める疾
　　　病等の患者に対する場合を除く。）を限度と
　　　して，月1回に限り算定する。
　　4　注1のイの場合について，保険医療機関
　　　が，診療に基づき，患者の急性増悪等により
　　　一時的に頻回の訪問診療を行う必要性を認
　　　め，計画的な医学管理の下に，訪問診療を
　　　行った場合は，注2の規定にかかわらず，1
　　　月に1回に限り，当該診療の日から14日以
　　　内に行った訪問診療については14日を限度
　　　として算定する。

5 患者の居住する有料老人ホーム等で死亡した患者（往診又は訪問診療を行った後，24時間以内に当該有料老人ホーム等以外で死亡した患者を含む。）に対してその死亡日及び死亡日前14日以内に，2回以上の往診若しくは訪問診療を実施した場合（注1のイの場合に限る。）又は区分番号B004に掲げる退院時共同指導料1を算定し，かつ，訪問診療を実施した場合（注1のイの場合に限る。）には，在宅ターミナルケア加算として，次に掲げる点数を，それぞれ所定点数に加算する。この場合において，区分番号C000の注3に規定する在宅ターミナルケア加算は算定できない。ただし，別に厚生労働大臣が定める施設基準に適合するものとして地方厚生局長等に届け出た保険医療機関が行った場合は，当該基準に掲げる区分に従い，在宅緩和ケア充実診療所・病院加算，在宅療養実績加算1又は在宅療養実績加算2として，それぞれ1,000点，750点又は500点を，がん患者に対して酸素療法を行っていた場合は酸素療法加算として2,000点を，更に所定点数に加算する。

イ 在宅療養支援診療所又は在宅療養支援病院であって別に厚生労働大臣が定めるものの場合
　(1) 病床を有する場合　　　　6,200点
　(2) 病床を有しない場合　　　5,200点
ロ 在宅療養支援診療所又は在宅療養支援病院（イに規定するものを除く。）の場合
　　　　　　　　　　　　　　　4,200点
ハ イ及びロに掲げるもの以外の場合
　　　　　　　　　　　　　　　3,200点

6 区分番号C001の注4，注5，注7，注8，注10，注12及び注13の規定は，在宅患者訪問診療料(II)について準用する。この場合において，同注7中「在宅」とあるのは「患者の入居する有料老人ホーム等」と，「1を算定する場合」とあるのは「注1のイの場合」と，同注8中「1を算定する場合」とあるのは「注1のイの場合」と，「注7に規定する加算」とあるのは「注6において準用するC001の注7に規定する加算」，同注12中「1について」とあるのは「注1のイについて」と読み替えるものとする。

C002 在宅時医学総合管理料（月1回）
1 在宅療養支援診療所又は在宅療養支援病院であって別に厚生労働大臣が定めるものの場合
　イ 病床を有する場合
　　(1) 別に厚生労働大臣が定める状態の患者に対し，月2回以上訪問診療を行っている場合
　　　① 単一建物診療患者が1人の場合
　　　　　　　　　　　　　　　5,385点
　　　② 単一建物診療患者が2人以上9人以下

の場合　　　　　　　　　　　4,485点
　　　③ 単一建物診療患者が10人以上19人以下の場合　　　　　　　　2,865点
　　　④ 単一建物診療患者が20人以上49人以下の場合　　　　　　　　2,400点
　　　⑤ ①から④まで以外の場合　2,110点
　　(2) 月2回以上訪問診療を行っている場合（(1)の場合を除く。）
　　　① 単一建物診療患者が1人の場合
　　　　　　　　　　　　　　　4,485点
　　　② 単一建物診療患者が2人以上9人以下の場合　　　　　　　　　2,385点
　　　③ 単一建物診療患者が10人以上19人以下の場合　　　　　　　　1,185点
　　　④ 単一建物診療患者が20人以上49人以下の場合　　　　　　　　1,065点
　　　⑤ ①から④まで以外の場合　　905点
　　(3) 月2回以上訪問診療等を行っている場合であって，うち1回以上情報通信機器を用いた診療を行っている場合（(1)及び(2)の場合を除く。）
　　　① 単一建物診療患者が1人の場合
　　　　　　　　　　　　　　　3,014点
　　　② 単一建物診療患者が2人以上9人以下の場合　　　　　　　　　1,670点
　　　③ 単一建物診療患者が10人以上19人以下の場合　　　　　　　　　865点
　　　④ 単一建物診療患者が20人以上49人以下の場合　　　　　　　　　780点
　　　⑤ ①から④まで以外の場合　　660点
　　(4) 月1回訪問診療を行っている場合
　　　① 単一建物診療患者が1人の場合
　　　　　　　　　　　　　　　2,745点
　　　② 単一建物診療患者が2人以上9人以下の場合　　　　　　　　　1,485点
　　　③ 単一建物診療患者が10人以上19人以下の場合　　　　　　　　　765点
　　　④ 単一建物診療患者が20人以上49人以下の場合　　　　　　　　　670点
　　　⑤ ①から④まで以外の場合　　575点
　　(5) 月1回訪問診療等を行っている場合であって，2月に1回に限り情報通信機器を用いた診療を行っている場合
　　　① 単一建物診療患者が1人の場合
　　　　　　　　　　　　　　　1,500点
　　　② 単一建物診療患者が2人以上9人以下の場合　　　　　　　　　　828点
　　　③ 単一建物診療患者が10人以上19人以下の場合　　　　　　　　　425点
　　　④ 単一建物診療患者が20人以上49人以下の場合　　　　　　　　　373点
　　　⑤ ①から④まで以外の場合　　317点
　ロ 病床を有しない場合
　　(1) 別に厚生労働大臣が定める状態の患者に対し，月2回以上訪問診療を行ってい

る場合
① 単一建物診療患者が1人の場合
4,985 点
② 単一建物診療患者が2人以上9人以下
の場合 4,125 点
③ 単一建物診療患者が10人以上19人以
下の場合 2,625 点
④ 単一建物診療患者が20人以上49人以
下の場合 2,205 点
⑤ ①から④まで以外の場合 1,935 点
(2) 月2回以上訪問診療を行っている場合
((1) の場合を除く。)
① 単一建物診療患者が1人の場合
4,085 点
② 単一建物診療患者が2人以上9人以下
の場合 2,185 点
③ 単一建物診療患者が10人以上19人以
下の場合 1,085 点
④ 単一建物診療患者が20人以上49人以
下の場合 970 点
⑤ ①から④まで以外の場合 825 点
(3) 月2回以上訪問診療等を行っている場
合であって，うち1回以上情報通信機器
を用いた診療を行っている場合（(1) 及
び (2) の場合を除く。)
① 単一建物診療患者が1人の場合
2,774 点
② 単一建物診療患者が2人以上9人以下
の場合 1,550 点
③ 単一建物診療患者が10人以上19人以
下の場合 805 点
④ 単一建物診療患者が20人以上49人以
下の場合 720 点
⑤ ①から④まで以外の場合 611 点
(4) 月1回訪問診療を行っている場合
① 単一建物診療患者が1人の場合
2,505 点
② 単一建物診療患者が2人以上9人以下
の場合 1,365 点
③ 単一建物診療患者が10人以上19人以
下の場合 705 点
④ 単一建物診療患者が20人以上49人以
下の場合 615 点
⑤ ①から④まで以外の場合 525 点
(5) 月1回訪問診療等を行っている場合で
あって，2月に1回に限り情報通信機器
を用いた診療を行っている場合
① 単一建物診療患者が1人の場合
1,380 点
② 単一建物診療患者が2人以上9人以下
の場合 768 点
③ 単一建物診療患者が10人以上19人以
下の場合 395 点
④ 単一建物診療患者が20人以上49人以
下の場合 344 点

⑤ ①から④まで以外の場合 292 点
2 在宅療養支援診療所又は在宅療養支援病院
（1に規定するものを除く。）の場合
イ 別に厚生労働大臣が定める状態の患者に対
し，月2回以上訪問診療を行っている場合
(1) 単一建物診療患者が1人の場合
4,585 点
(2) 単一建物診療患者が2人以上9人以下
の場合 3,765 点
(3) 単一建物診療患者が10人以上19人以
下の場合 2,385 点
(4) 単一建物診療患者が20人以上49人以
下の場合 2,010 点
(5) (1)から(4)まで以外の場合 1,765 点
ロ 月2回以上訪問診療を行っている場合（イ
の場合を除く。）
(1) 単一建物診療患者が1人の場合
3,685 点
(2) 単一建物診療患者が2人以上9人以下
の場合 1,985 点
(3) 単一建物診療患者が10人以上19人以
下の場合 985 点
(4) 単一建物診療患者が20人以上49人以
下の場合 875 点
(5) (1)から(4)まで以外の場合 745 点
ハ 月2回以上訪問診療等を行っている場合で
あって，うち1回以上情報通信機器を用いた
診療を行っている場合（イ及びロの場合を除
く。）
(1) 単一建物診療患者が1人の場合
2,554 点
(2) 単一建物診療患者が2人以上9人以下
の場合 1,450 点
(3) 単一建物診療患者が10人以上19人以
下の場合 765 点
(4) 単一建物診療患者が20人以上49人以
下の場合 679 点
(5) (1)から(4)まで以外の場合 578 点
ニ 月1回訪問診療を行っている場合
(1) 単一建物診療患者が1人の場合
2,285 点
(2) 単一建物診療患者が2人以上9人以下
の場合 1,265 点
(3) 単一建物診療患者が10人以上19人以
下の場合 665 点
(4) 単一建物診療患者が20人以上49人以
下の場合 570 点
(5) (1)から(4)まで以外の場合 490 点
ホ 月1回訪問診療等を行っている場合であっ
て，2月に1回に限り情報通信機器を用いた
診療を行っている場合
(1) 単一建物診療患者が1人の場合
1,270 点
(2) 単一建物診療患者が2人以上9人以下
の場合 718 点

（3）　単一建物診療患者が10人以上19人以
　　　下の場合　　　　　　　　　375点
（4）　単一建物診療患者が20人以上49人以
　　　下の場合　　　　　　　　　321点
（5）　（1）から（4）まで以外の場合　275点
3　1及び2に掲げるもの以外の場合
　イ　別に厚生労働大臣が定める状態の患者に対
　　し，月に2回以上訪問診療を行っている場合
　　（1）　単一建物診療患者が1人の場合
　　　　　　　　　　　　　　　　　3,435点
　　（2）　単一建物診療患者が2人以上9人以下
　　　　の場合　　　　　　　　　2,820点
　　（3）　単一建物診療患者が10人以上19人以
　　　　下の場合　　　　　　　　1,785点
　　（4）　単一建物診療患者が20人以上49人以
　　　　下の場合　　　　　　　　1,500点
　　（5）　（1）から（4）まで以外の場合　1,315点
　ロ　月2回以上訪問診療を行っている場合（イ
　　の場合を除く。）
　　（1）　単一建物診療患者が1人の場合
　　　　　　　　　　　　　　　　　2,735点
　　（2）　単一建物診療患者が2人以上9人以下
　　　　の場合　　　　　　　　　1,460点
　　（3）　単一建物診療患者が10人以上19人以
　　　　下の場合　　　　　　　　　735点
　　（4）　単一建物診療患者が20人以上49人以
　　　　下の場合　　　　　　　　　655点
　　（5）　（1）から（4）まで以外の場合　555点
　ハ　月2回以上訪問診療等を行っている場合で
　　あって，うち1回以上情報通信機器を用いた
　　診療を行っている場合（イ及びロの場合を除
　　く。）
　　（1）　単一建物診療患者が1人の場合
　　　　　　　　　　　　　　　　　2,014点
　　（2）　単一建物診療患者が2人以上9人以下
　　　　の場合　　　　　　　　　1,165点
　　（3）　単一建物診療患者が10人以上19人以
　　　　下の場合　　　　　　　　　645点
　　（4）　単一建物診療患者が20人以上49人以
　　　　下の場合　　　　　　　　　573点
　　（5）　（1）から（4）まで以外の場合　487点
　ニ　月1回訪問診療を行っている場合
　　（1）　単一建物診療患者が1人の場合
　　　　　　　　　　　　　　　　　1,745点
　　（2）　単一建物診療患者が2人以上9人以下
　　　　の場合　　　　　　　　　　980点
　　（3）　単一建物診療患者が10人以上19人以
　　　　下の場合　　　　　　　　　545点
　　（4）　単一建物診療患者が20人以上49人以
　　　　下の場合　　　　　　　　　455点
　　（5）　（1）から（4）まで以外の場合　395点
　ホ　月1回訪問診療等を行っている場合であっ
　　て，2月に1回に限り情報通信機器を用いた
　　診療を行っている場合
　　（1）　単一建物診療患者が1人の場合

　　　　　　　　　　　　　　　　　1,000点
　　（2）　単一建物診療患者が2人以上9人以下
　　　　の場合　　　　　　　　　　575点
　　（3）　単一建物診療患者が10人以上19人以
　　　　下の場合　　　　　　　　　315点
　　（4）　単一建物診療患者が20人以上49人以
　　　　下の場合　　　　　　　　　264点
　　（5）　（1）から（4）まで以外の場合　225点
注1　別に厚生労働大臣が定める施設基準に適合
　　しているものとして地方厚生局長等に届け出
　　た保険医療機関（診療所，在宅療養支援病院
　　及び許可病床数が200床未満の病院（在宅療
　　養支援病院を除く。）に限る。）において，在
　　宅での療養を行っている患者（特別養護老人
　　ホーム，軽費老人ホーム又は有料老人ホーム
　　その他入居している施設において療養を行っ
　　ている患者（以下「施設入居者等」という。）
　　を除く。）であって通院が困難なものに対し
　　て，当該患者の同意を得て，計画的な医学管
　　理の下に定期的な訪問診療を行っている場合
　　に，訪問回数及び単一建物診療患者（当該患
　　者が居住する建物に居住する者のうち，当該
　　保険医療機関が訪問診療を実施し，医学管理
　　を行っているものをいう。以下この表におい
　　て同じ。）の人数に従い，所定点数を月1回
　　に限り算定する。
2　注1において，処方箋を交付しない場合は，
　　300点を所定点数に加算する。
3　在宅時医学総合管理料を算定すべき医学管理
　　を行った場合においては，別に厚生労働大臣が
　　定める診療に係る費用及び投薬の費用は，所定
　　点数に含まれるものとする。
4　在宅医療に移行後，当該点数を算定した日の
　　属する月から起算して3月以内の期間，月1回
　　に限り，在宅移行早期加算として，100点を所
　　定点数に加算する。ただし，在宅医療に移行
　　後，1年を経過した患者については算定しない。
5　在宅時医学総合管理料を算定すべき医学管理
　　に関し特別な管理を必要とする患者（別に厚生
　　労働大臣が定める状態等にあるものに限る。）
　　に対して，1月に4回以上の往診又は訪問診療
　　を行った場合には，患者1人につき1回に限
　　り，頻回訪問加算として，次に掲げる点数を所
　　定点数に加算する。
　イ　初回の場合　　　　　　　　　　800点
　ロ　2回目以降の場合　　　　　　　300点
6　区分番号C002-2に掲げる施設入居時等医
　　学総合管理料を算定している患者については算
　　定しない。
7　別に厚生労働大臣が定める施設基準に適合す
　　るものとして地方厚生局長等に届け出た保険医
　　療機関が行った場合は，当該基準に掲げる区分
　　に従い，次に掲げる点数を，それぞれ更に所定
　　点数に加算する。
　イ　在宅緩和ケア充実診療所・病院加算

（1）　単一建物診療患者が1人の場合　400点
　（2）　単一建物診療患者が2人以上9人以下
　　　の場合　　　　　　　　　　　　200点
　（3）　単一建物診療患者が10人以上19人以
　　　下の場合　　　　　　　　　　　100点
　（4）　単一建物診療患者が20人以上49人以
　　　下の場合　　　　　　　　　　　 85点
　（5）　（1）から（4）まで以外の場合　 75点
ロ　在宅療養実績加算1
　（1）　単一建物診療患者が1人の場合　300点
　（2）　単一建物診療患者が2人以上9人以下
　　　の場合　　　　　　　　　　　　150点
　（3）　単一建物診療患者が10人以上19人以
　　　下の場合　　　　　　　　　　　 75点
　（4）　単一建物診療患者が20人以上49人以
　　　下の場合　　　　　　　　　　　 63点
　（5）　（1）から（4）まで以外の場合　 56点
ハ　在宅療養実績加算2
　（1）　単一建物診療患者が1人の場合　200点
　（2）　単一建物診療患者が2人以上9人以下
　　　の場合　　　　　　　　　　　　100点
　（3）　単一建物診療患者が10人以上19人以
　　　下の場合　　　　　　　　　　　 50点
　（4）　単一建物診療患者が20人以上49人以
　　　下の場合　　　　　　　　　　　 43点
　（5）　（1）から（4）まで以外の場合　 38点

8　3について，別に厚生労働大臣が定める基準
　を満たさない場合には，それぞれ所定点数の
　100分の80に相当する点数を算定する。

9　3を算定する患者であって継続的に診療を
　行っているものに対して，保険医療機関が，当
　該患者の同意を得て，当該保険医療機関におい
　て又は他の保険医療機関等との連携により，常
　時往診を行う体制等を確保した上で訪問診療を
　行った場合に，当該体制等に応じて，次に掲げ
　る点数を所定点数に加算する。
　イ　在宅療養移行加算1　　　　　　316点
　ロ　在宅療養移行加算2　　　　　　216点
　ハ　在宅療養移行加算3　　　　　　216点
　ニ　在宅療養移行加算4　　　　　　116点

10　1のイの（2）から（5）まで，1のロの（2）から
　（5）まで，2のロからホまで及び3のロからホ
　までについて，別に厚生労働大臣が定める状態
　の患者については，包括的支援加算として，
　150点を所定点数に加算する。

11　区分番号I002に掲げる通院・在宅精神療法
　を算定している患者であって，区分番号C001
　に掲げる在宅患者訪問診療料（I）の1を算定し
　ているものについては，別に厚生労働大臣が定
　める状態の患者に限り，算定できるものとす
　る。

12　1のイの（3）及び（5），1のロの（3）及び（5），2
　のハ及びホ並びに3のハ及びホについ ては，
　別に厚生労働大臣が定める施設基準に適合して
　いるものとして地方厚生局長等に届け出た保険

医療機関において行われる場合に限り算定す
る。

13　別に厚生労働大臣が定める施設基準に適合し
　ているものとして地方厚生局長等に届け出た保
　険医療機関において，当該保険医療機関におけ
　る診療報酬の請求状況，診療の内容に関する
　データを継続して厚生労働省に提出している場
　合は，在宅データ提出加算として，50点を所
　定点数に加算する。

14　1のイの（1）の③から⑤まで，1のイの（2）の
　③から⑤まで，1のイの（3）の③から⑤まで，1
　のイの（4）の③から⑤まで，1のイの（5）の③か
　ら⑤まで，1のロの（1）の③から⑤まで，1のロ
　の（2）の③から⑤まで，1のロの（3）の③から
　⑤まで，1のロの（4）の③から⑤まで，1のロの
　（5）の③から⑤まで，2のイの（3）から（5）まで，
　2のロの（3）から（5）まで，2のハの（3）から（5）
　まで，2のニの（3）から（5）まで，2のホの（3）か
　ら（5）まで，3のイの（3）から（5）まで，3のロの
　（3）から（5）まで，3のハの（3）から（5）まで，3
　のニの（3）から（5）まで及び3のホの（3）から（5）
　までについて，別に厚生労働大臣が定める基準
　を満たさない場合には，それぞれ所定点数の
　100分の60に相当する点数を算定する。

15　別に厚生労働大臣が定める施設基準に適合し
　ているものとして地方厚生局長等に届け出た訪
　問診療を実施している保険医療機関の保険医
　が，在宅での療養を行っている患者であって通
　院が困難なものの同意を得て，当該保険医療機
　関と連携する他の保険医療機関の保険医，歯科
　訪問診療を実施している保険医療機関の保険医
　である歯科医師等，訪問薬剤管理指導を実施し
　ている保険薬局の保険薬剤師，訪問看護ステー
　ションの保健師，助産師，看護師，理学療法
　士，作業療法士若しくは言語聴覚士，管理栄養
　士，介護支援専門員又は相談支援専門員等で
　あって当該患者に関わる者が，電子情報処理組
　織を使用する方法その他の情報通信の技術を利
　用する方法を用いて記録した当該患者に係る診
　療情報等を活用した上で，計画的な医学管理を
　行った場合に，在宅医療情報連携加算として，
　月1回に限り，100点を所定点数に加算する。

C002-2　施設入居時等医学総合管理料（月1回）
　1　在宅療養支援診療所又は在宅療養支援病院で
　　あって別に厚生労働大臣が定めるものの場合
　　イ　病床を有する場合
　　（1）　別に厚生労働大臣が定める状態の患者
　　　に対し，月2回以上訪問診療を行ってい
　　　る場合
　　①　単一建物診療患者が1人の場合
　　　　　　　　　　　　　　　　3,885点
　　②　単一建物診療患者が2人以上9人以下
　　　の場合　　　　　　　　　　3,225点
　　③　単一建物診療患者が10人以上19人以
　　　下の場合　　　　　　　　　2,865点

④ 単一建物診療患者が 20 人以上 49 人以下の場合 　2,400 点

⑤ ①から④まで以外の場合　2,110 点

(2) 月 2 回以上訪問診療を行っている場合（(1) の場合を除く。）

① 単一建物診療患者が 1 人の場合
　3,185 点

② 単一建物診療患者が 2 人以上 9 人以下の場合　1,685 点

③ 単一建物診療患者が 10 人以上 19 人以下の場合　1,185 点

④ 単一建物診療患者が 20 人以上 49 人以下の場合　1,065 点

⑤ ①から④まで以外の場合　905 点

(3) 月 2 回以上訪問診療等を行っている場合であって，うち 1 回以上情報通信機器を用いた診療を行っている場合（(1) 及び (2) の場合を除く。）

① 単一建物診療患者が 1 人の場合
　2,234 点

② 単一建物診療患者が 2 人以上 9 人以下の場合　1,250 点

③ 単一建物診療患者が 10 人以上 19 人以下の場合　865 点

④ 単一建物診療患者が 20 人以上 49 人以下の場合　780 点

⑤ ①から④まで以外の場合　660 点

(4) 月 1 回訪問診療を行っている場合

① 単一建物診療患者が 1 人の場合
　1,965 点

② 単一建物診療患者が 2 人以上 9 人以下の場合　1,065 点

③ 単一建物診療患者が 10 人以上 19 人以下の場合　765 点

④ 単一建物診療患者が 20 人以上 49 人以下の場合　670 点

⑤ ①から④まで以外の場合　575 点

(5) 月 1 回訪問診療等を行っている場合であって，2 月に 1 回に限り情報通信機器を用いた診療を行っている場合

① 単一建物診療患者が 1 人の場合
　1,110 点

② 単一建物診療患者が 2 人以上 9 人以下の場合　618 点

③ 単一建物診療患者が 10 人以上 19 人以下の場合　425 点

④ 単一建物診療患者が 20 人以上 49 人以下の場合　373 点

⑤ ①から④まで以外の場合　317 点

ロ 病床を有しない場合

(1) 別に厚生労働大臣が定める状態の患者に対し，月 2 回以上訪問診療を行っている場合

① 単一建物診療患者が 1 人の場合
　3,585 点

② 単一建物診療患者が 2 人以上 9 人以下の場合　2,955 点

③ 単一建物診療患者が 10 人以上 19 人以下の場合　2,625 点

④ 単一建物診療患者が 20 人以上 49 人以下の場合　2,205 点

⑤ ①から④まで以外の場合　1,935 点

(2) 月 2 回以上訪問診療を行っている場合（(1) の場合を除く。）

① 単一建物診療患者が 1 人の場合
　2,885 点

② 単一建物診療患者が 2 人以上 9 人以下の場合　1,535 点

③ 単一建物診療患者が 10 人以上 19 人以下の場合　1,085 点

④ 単一建物診療患者が 20 人以上 49 人以下の場合　970 点

⑤ ①から④まで以外の場合　825 点

(3) 月 2 回以上訪問診療等を行っている場合であって，うち 1 回以上情報通信機器を用いた診療を行っている場合（(1) 及び (2) の場合を除く。）

① 単一建物診療患者が 1 人の場合
　2,054 点

② 単一建物診療患者が 2 人以上 9 人以下の場合　1,160 点

③ 単一建物診療患者が 10 人以上 19 人以下の場合　805 点

④ 単一建物診療患者が 20 人以上 49 人以下の場合　720 点

⑤ ①から④まで以外の場合　611 点

(4) 月 1 回訪問診療を行っている場合

① 単一建物診療患者が 1 人の場合
　1,785 点

② 単一建物診療患者が 2 人以上 9 人以下の場合　975 点

③ 単一建物診療患者が 10 人以上 19 人以下の場合　705 点

④ 単一建物診療患者が 20 人以上 49 人以下の場合　615 点

⑤ ①から④まで以外の場合　525 点

(5) 月 1 回訪問診療等を行っている場合であって，2 月に 1 回に限り情報通信機器を用いた診療を行っている場合

① 単一建物診療患者が 1 人の場合
　1,020 点

② 単一建物診療患者が 2 人以上 9 人以下の場合　573 点

③ 単一建物診療患者が 10 人以上 19 人以下の場合　395 点

④ 単一建物診療患者が 20 人以上 49 人以下の場合　344 点

⑤ ①から④まで以外の場合　292 点

2 在宅療養支援診療所又は在宅療養支援病院（1 に規定するものを除く。）の場合

イ　別に厚生労働大臣が定める状態の患者に対
し，月2回以上訪問診療を行っている場合
(1)　単一建物診療患者が1人の場合
3,285点
(2)　単一建物診療患者が2人以上9人以下
の場合　　　　　　　　　　2,685点
(3)　単一建物診療患者が10人以上19人以
下の場合　　　　　　　　　2,385点
(4)　単一建物診療患者が20人以上49人以
下の場合　　　　　　　　　2,010点
(5)　(1)から(4)まで以外の場合　1,765点
ロ　月2回以上訪問診療を行っている場合（イ
の場合を除く。）
(1)　単一建物診療患者が1人の場合
2,585点
(2)　単一建物診療患者が2人以上9人以下
の場合　　　　　　　　　　1,385点
(3)　単一建物診療患者が10人以上19人以
下の場合　　　　　　　　　　985点
(4)　単一建物診療患者が20人以上49人以
下の場合　　　　　　　　　　875点
(5)　(1)から(4)まで以外の場合　　745点
ハ　月2回以上訪問診療等を行っている場合で
あって，うち1回以上情報通信機器を用いた
診療を行っている場合（イ及びロの場合を除
く。）
(1)　単一建物診療患者が1人の場合
1,894点
(2)　単一建物診療患者が2人以上9人以下
の場合　　　　　　　　　　1,090点
(3)　単一建物診療患者が10人以上19人以
下の場合　　　　　　　　　　765点
(4)　単一建物診療患者が20人以上49人以
下の場合　　　　　　　　　　679点
(5)　(1)から(4)まで以外の場合　　578点
ニ　月1回訪問診療を行っている場合
(1)　単一建物診療患者が1人の場合
1,625点
(2)　単一建物診療患者が2人以上9人以下
の場合　　　　　　　　　　　905点
(3)　単一建物診療患者が10人以上19人以
下の場合　　　　　　　　　　665点
(4)　単一建物診療患者が20人以上49人以
下の場合　　　　　　　　　　570点
(5)　(1)から(4)まで以外の場合　　490点
ホ　月1回訪問診療等を行っている場合であっ
て，2月に1回に限り情報通信機器を用いた
診療を行っている場合
(1)　単一建物診療患者が1人の場合　940点
(2)　単一建物診療患者が2人以上9人以下
の場合　　　　　　　　　　　538点
(3)　単一建物診療患者が10人以上19人以
下の場合　　　　　　　　　　375点
(4)　単一建物診療患者が20人以上49人以
下の場合　　　　　　　　　　321点

(5)　(1)から(4)まで以外の場合　　275点
3　1及び2に掲げるもの以外の場合
イ　別に厚生労働大臣が定める状態の患者に対
し，月2回以上訪問診療を行っている場合
(1)　単一建物診療患者が1人の場合
2,435点
(2)　単一建物診療患者が2人以上9人以下
の場合　　　　　　　　　　2,010点
(3)　単一建物診療患者が10人以上19人以
下の場合　　　　　　　　　1,785点
(4)　単一建物診療患者が20人以上49人以
下の場合　　　　　　　　　1,500点
(5)　(1)から(4)まで以外の場合　1,315点
ロ　月2回以上訪問診療を行っている場合（イ
の場合を除く。）
(1)　単一建物診療患者が1人の場合
1,935点
(2)　単一建物診療患者が2人以上9人以下
の場合　　　　　　　　　　1,010点
(3)　単一建物診療患者が10人以上19人以
下の場合　　　　　　　　　　735点
(4)　単一建物診療患者が20人以上49人以
下の場合　　　　　　　　　　655点
(5)　(1)から(4)まで以外の場合　　555点
ハ　月2回以上訪問診療等を行っている場合で
あって，うち1回以上情報通信機器を用いた
診療を行っている場合（イ及びロの場合を除
く。）
(1)　単一建物診療患者が1人の場合
1,534点
(2)　単一建物診療患者が2人以上9人以下
の場合　　　　　　　　　　　895点
(3)　単一建物診療患者が10人以上19人以
下の場合　　　　　　　　　　645点
(4)　単一建物診療患者が20人以上49人以
下の場合　　　　　　　　　　573点
(5)　(1)から(4)まで以外の場合　　487点
ニ　月1回訪問診療を行っている場合
(1)　単一建物診療患者が1人の場合
1,265点
(2)　単一建物診療患者が2人以上9人以下
の場合　　　　　　　　　　　710点
(3)　単一建物診療患者が10人以上19人以
下の場合　　　　　　　　　　545点
(4)　単一建物診療患者が20人以上49人以
下の場合　　　　　　　　　　455点
(5)　(1)から(4)まで以外の場合　　395点
ホ　月1回訪問診療等を行っている場合であっ
て，2月に1回に限り情報通信機器を用いた
診療を行っている場合
(1)　単一建物診療患者が1人の場合
760点
(2)　単一建物診療患者が2人以上9人以下
の場合　　　　　　　　　　　440点
(3)　単一建物診療患者が10人以上19人以

下の場合　　　　　　　　　　　315点
(4)　単一建物診療患者が20人以上49人以
　　下の場合　　　　　　　　　264点
(5)　(1)から(4)まで以外の場合　225点
注1　別に厚生労働大臣が定める施設基準に適合
　　しているものとして地方厚生局長等に届け出
　　た保険医療機関（診療所，在宅療養支援病院
　　及び許可病床数が200床未満の病院（在宅療
　　養支援病院を除く。）に限る。）において，施
　　設入居者等であって通院が困難なものに対し
　　て，当該患者の同意を得て，計画的な医学管
　　理の下に定期的な訪問診療を行っている場
　　合，訪問回数及び単一建物診療患者の人数に
　　従い，所定点数を月1回に限り算定する。
2　区分番号C002に掲げる在宅時医学総合管
　　理料を算定している患者については算定しな
　　い。
3　別に厚生労働大臣が定める施設基準に適合
　　するものとして地方厚生局長等に届け出た保
　　険医療機関が行った場合は，当該基準に掲げ
　　る区分に従い，次に掲げる点数を，それぞれ
　　更に所定点数に加算する。
　イ　在宅緩和ケア充実診療所・病院加算
　　(1)　単一建物診療患者が1人の場合　300
　　　点
　　(2)　単一建物診療患者が2人以上9人以
　　　下の場合　　　　　　　　　150点
　　(3)　単一建物診療患者が10人以上19人
　　　以下の場合　　　　　　　　　75点
　　(4)　単一建物診療患者が20人以上49人
　　　以下の場合　　　　　　　　　63点
　　(5)　(1)から(4)まで以外の場合　56点
　ロ　在宅療養実績加算1
　　(1)　単一建物診療患者が1人の場合　225
　　　点
　　(2)　単一建物診療患者が2人以上9人以
　　　下の場合　　　　　　　　　110点
　　(3)　単一建物診療患者が10人以上19人
　　　以下の場合　　　　　　　　　56点
　　(4)　単一建物診療患者が20人以上49人
　　　以下の場合　　　　　　　　　47点
　　(5)　(1)から(4)まで以外の場合　42点
　ハ　在宅療養実績加算2
　　(1)　単一建物診療患者が1人の場合　150
　　　点
　　(2)　単一建物診療患者が2人以上9人以
　　　下の場合　　　　　　　　　75点
　　(3)　単一建物診療患者が10人以上19人
　　　以下の場合　　　　　　　　　40点
　　(4)　単一建物診療患者が20人以上49人
　　　以下の場合　　　　　　　　　33点
　　(5)　(1)から(4)まで以外の場合　30点
4　区分番号I002に掲げる通院・在宅精神療
　　法を算定している患者であって，区分番号
　　C001に掲げる在宅患者訪問診療料(I)の1又

は区分番号C001-2に掲げる在宅患者訪問
診療料(II)（注1のイの場合に限る。）を算定
しているものについては，別に厚生労働大臣
が定める状態の患者に限り，算定できるもの
とする。
5　区分番号C002の注2から注5まで，注8
　　から注10まで，注14及び注15までの規定
　　は，施設入居時等医学総合管理料について準
　　用する。この場合において，同注3及び同注
　　5中「在宅時医学総合管理料」とあるのは，
　　「施設入居時等医学総合管理料」と読み替え
　　るものとする。
6　1のイの(3)及び(5)，1のロの(3)及び(5)，
　　2のハ及びホ並びに3のハ及びホについ て
　　は，別に厚生労働大臣が定める施設基準に適
　　合しているものとして地方厚生局長等に届け
　　出た保険医療機関において行われる場合に限
　　り算定する。
7　別に厚生労働大臣が定める施設基準に適合
　　しているものとして地方厚生局長等に届け出
　　た保険医療機関において，当該保険医療機関
　　における診療報酬の請求状況，診療の内容に
　　関するデータを継続して厚生労働省に提出し
　　ている場合は，在宅データ提出加算として，
　　50点を所定点数に加算する。
C003　在宅がん医療総合診療料（1日につき）
1　在宅療養支援診療所又は在宅療養支援病院で
　　あって別に厚生労働大臣が定めるものの場合
　イ　病床を有する場合
　　(1)　保険薬局において調剤を受けるために
　　　処方箋を交付する場合　　　1,798点
　　(2)　処方箋を交付しない場合　2,000点
　ロ　病床を有しない場合
　　(1)　保険薬局において調剤を受けるために
　　　処方箋を交付する場合　　　1,648点
　　(2)　処方箋を交付しない場合　1,850点
2　在宅療養支援診療所又は在宅療養支援病院
　　（1に規定するものを除く。）の場合
　イ　保険薬局において調剤を受けるために処方
　　箋を交付する場合　　　　　　1,493点
　ロ　処方箋を交付しない場合　　　1,685点
注1　別に厚生労働大臣が定める施設基準に適合
　　しているものとして地方厚生局長等に届け出
　　た保険医療機関（在宅療養支援診療所又は在
　　宅療養支援病院に限る。）において，在宅で
　　の療養を行っている末期の悪性腫瘍の患者で
　　あって通院が困難なものに対して，当該患者
　　の同意を得て，計画的な医学管理の下に総合
　　的な医療を提供した場合に1週を単位として
　　算定する。
2　死亡診断を行った場合は，死亡診断加算と
　　して，200点を所定点数に加算する。
3　注2に規定する加算及び特に規定するもの
　　を除き，診療に係る費用は，在宅がん医療総
　　合診療料に含まれるものとする。

4　在宅がん医療総合診療に要した交通費は，患家の負担とする。

5　別に厚生労働大臣が定める施設基準に適合するものとして地方厚生局長等に届け出た保険医療機関が行った場合は，当該基準に掲げる区分に従い，在宅緩和ケア充実診療所・病院加算，在宅療養実績加算1又は在宅療養実績加算2として，150点，110点又は75点を，それぞれ更に所定点数に加算する。

6　15歳未満の小児（児童福祉法第6条の2第3項に規定する小児慢性特定疾病医療支援の対象である場合は，20歳未満の者）に対して総合的な医療を提供した場合は，小児加算として，週1回に限り，1,000点を所定点数に加算する。

7　別に厚生労働大臣が定める施設基準に適合しているものとして地方厚生局長等に届け出た保険医療機関において，当該保険医療機関における診療報酬の請求状況，診療の内容に関するデータを継続して厚生労働省に提出している場合は，在宅データ提出加算として，月1回に限り，50点を所定点数に加算する。

8　別に厚生労働大臣が定める施設基準に適合しているものとして地方厚生局長等に届け出た保険医療機関において，健康保険法第3条第13項に規定する電子資格確認等により得られる情報を踏まえて計画的な医学管理の下に，訪問して診療を行った場合は，在宅医療DX情報活用加算として，月1回に限り10点を所定点数に加算する。ただし，区分番号A000に掲げる初診料の注15，区分番号A001に掲げる再診料の注19若しくは区分番号A002に掲げる外来診療料の注10にそれぞれ規定する医療情報取得加算，区分番号A000に掲げる初診料の注16に規定する医療DX推進体制整備加算，区分番号C001に掲げる在宅患者訪問診療料（I）の注13（区分番号C001-2の注6の規定により準用する場合を含む。）に規定する在宅医療DX情報活用加算又は区分番号C005に掲げる在宅患者訪問看護・指導料の注17（区分番号C005-1-2の注6の規定により準用する場合を含む。）若しくは区分番号I012に掲げる精神科訪問看護・指導料の注17にそれぞれ規定する訪問看護医療DX情報活用加算を算定した月は，在宅医療DX情報活用加算は算定できない。

9　別に厚生労働大臣が定める施設基準に適合しているものとして地方厚生局長等に届け出た訪問診療を実施している保険医療機関の保険医が，在宅での療養を行っている末期の悪性腫瘍の患者であって通院が困難なものの同意を得て，当該保険医療機関と連携する他の保険医療機関の保険医，歯科訪問診療を実施している保険医療機関の保険医である歯科医師等，訪問薬剤管理指導を実施している保険薬局の保険薬剤師，訪問看護ステーションの保健師，助産師，看護師，理学療法士，作業療法士若しくは言語聴覚士，管理栄養士，介護支援専門員又は相談支援専門員等であって当該患者に関わる者が，電子情報処理組織を使用する方法その他の情報通信の技術を利用する方法を用いて記録した当該患者に係る診療情報等を活用した上で，計画的な医学管理を行った場合に，在宅医療情報連携加算として，月1回に限り，100点を所定点数に加算する。

C004　救急搬送診療料　　　　　　　　　　1,300点
　注1　患者を救急用の自動車等で保険医療機関に搬送する際，診療上の必要から，当該自動車等に同乗して診療を行った場合に算定する。
　　2　新生児又は6歳未満の乳幼児（新生児を除く。）に対して当該診療を行った場合には，新生児加算又は乳幼児加算として，それぞれ1,500点又は700点を所定点数に加算する。
　　3　注1に規定する場合であって，当該診療に要した時間が30分を超えた場合には，長時間加算として，700点を所定点数に加算する。
　　4　注1に規定する場合であって，別に厚生労働大臣が定める施設基準に適合しているものとして地方厚生局長等に届け出た保険医療機関が，重篤な患者に対して当該診療を行った場合には，重症患者搬送加算として，1,800点を所定点数に加算する。

C004-2　救急患者連携搬送料
　1　入院中の患者以外の患者の場合　　1,800点
　2　入院初日の患者の場合　　　　　　1,200点
　3　入院2日目の患者の場合　　　　　　800点
　4　入院3日目の患者の場合　　　　　　600点
　注　別に厚生労働大臣が定める施設基準に適合しているものとして地方厚生局長等に届け出た保険医療機関において，救急外来を受診した患者に対する初期診療を実施し，連携する他の保険医療機関において入院医療を提供することが適当と判断した上で，当該他の保険医療機関において入院医療を提供する目的で医師，看護師又は救急救命士が同乗の上，搬送を行った場合に算定する。この場合において，区分番号C004に掲げる救急搬送診療料は別に算定できない。

C005　在宅患者訪問看護・指導料（1日につき）
　1　保健師，助産師又は看護師（3の場合を除く。）による場合
　　イ　週3日目まで　　　　　　　　　　580点
　　ロ　週4日目以降　　　　　　　　　　680点
　2　准看護師による場合
　　イ　週3日目まで　　　　　　　　　　530点
　　ロ　週4日目以降　　　　　　　　　　630点
　3　悪性腫瘍の患者に対する緩和ケア，褥瘡ケア又は人工肛門ケア及び人工膀胱ケアに係る専門

の研修を受けた看護師による場合　　1,285点
注1　1及び2については，保険医療機関が，在宅で療養を行っている患者（当該患者と同一の建物に居住する他の患者に対して当該保険医療機関が同一日に訪問看護・指導を行う場合の当該患者（以下この区分番号及び区分番号C005-1-2において「同一建物居住者」という。）を除く。注8及び注9において同じ。）であって通院が困難なものに対して，診療に基づく訪問看護計画により，保健師，助産師，看護師又は准看護師（以下この部において「看護師等」という。）を訪問させて看護又は療養上必要な指導を行った場合に，当該患者1人について日単位で算定する。ただし，別に厚生労働大臣が定める疾病等の患者以外の患者については，区分番号C005-1-2に掲げる同一建物居住者訪問看護・指導料（3を除く。）又は区分番号I012に掲げる精神科訪問看護・指導料を算定する日と合わせて週3日（保険医療機関が，診療に基づき患者の急性増悪等により一時的に頻回の訪問看護・指導を行う必要を認めて，訪問看護・指導を行う場合にあっては，1月に1回（別に厚生労働大臣が定めるものについては，月2回）に限り，週7日（当該診療の日から起算して14日以内の期間に行われる場合に限る。））を限度とする。

注2　3については，別に厚生労働大臣が定める施設基準に適合しているものとして地方厚生局長等に届け出た保険医療機関が，在宅で療養を行っている悪性腫瘍の鎮痛療法若しくは化学療法を行っている患者，真皮を越える褥瘡の状態にある患者（区分番号C013に掲げる在宅患者訪問褥瘡管理指導料を算定する場合にあっては真皮までの状態の患者）又は人工肛門若しくは人工膀胱を造設している者で管理が困難な患者（いずれも同一建物居住者を除く。）であって通院が困難なものに対して，診療に基づく訪問看護計画により，緩和ケア，褥瘡ケア又は人工肛門ケア及び人工膀胱ケアに係る専門の研修を受けた看護師を訪問させて，他の保険医療機関の看護師若しくは准看護師又は訪問看護ステーションの看護師若しくは准看護師と共同して同一日に看護又は療養上必要な指導を行った場合に，当該患者1人について，それぞれ月1回に限り算定する。

注3　1及び2については，注1ただし書に規定する別に厚生労働大臣が定める疾病等の患者又は同注ただし書の規定に基づき週7日を限度として所定点数を算定する患者に対して，当該患者に対する診療を担う保険医療機関の保険医が必要と認めて，1日に2回又は3回以上訪問看護・指導を実施した場合は，難病等複数回訪問加算として，それぞれ450点又

は800点を所定点数に加算する。

注4　1及び2については，患者又はその看護に当たっている者の求めを受けた診療所又は在宅療養支援病院の保険医の指示により，保険医療機関の看護師等が緊急に訪問看護・指導を実施した場合には，緊急訪問看護加算として，次に掲げる区分に従い，1日につき，いずれかを所定点数に加算する。
イ　月14日目まで　　　　　　　　265点
ロ　月15日目以降　　　　　　　　200点

注5　1及び2については，別に厚生労働大臣が定める長時間の訪問を要する者に対し，保険医療機関の看護師等が，長時間にわたる訪問看護・指導を実施した場合には，長時間訪問看護・指導加算として，週1日（別に厚生労働大臣が定める者の場合にあっては週3日）に限り，520点を所定点数に加算する。

注6　1及び2については，6歳未満の乳幼児に対し，保険医療機関の看護師等が訪問看護・指導を実施した場合には，乳幼児加算として，1日につき130点（別に厚生労働大臣が定める者に該当する場合にあっては，180点）を所定点数に加算する。

注7　1及び2については，同時に複数の看護師等又は看護補助者による訪問看護・指導が必要な者として別に厚生労働大臣が定める者に対して，保険医療機関の看護師等が，当該保険医療機関の他の看護師等又は看護補助者（以下この部において「その他職員」という。）と同時に訪問看護・指導を行うことについて，当該患者又はその家族等の同意を得て，訪問看護・指導を実施した場合には，複数名訪問看護・指導加算として，次に掲げる区分に従い，1日につき，いずれかを所定点数に加算する。ただし，イ又はロの場合にあっては週1日を，ハの場合にあっては週3日を限度として算定する。
イ　所定点数を算定する訪問看護・指導を行う看護師等が他の保健師，助産師又は看護師と同時に訪問看護・指導を行う場合
　　　　　　　　　　　　　　　　450点
ロ　所定点数を算定する訪問看護・指導を行う看護師等が他の准看護師と同時に訪問看護・指導を行う場合　　　　380点
ハ　所定点数を算定する訪問看護・指導を行う看護師等がその他職員と同時に訪問看護・指導を行う場合（別に厚生労働大臣が定める場合を除く。）
　　　　　　　　　　　　　　　　300点
ニ　所定点数を算定する訪問看護・指導を行う看護師等がその他職員と同時に訪問看護・指導を行う場合（別に厚生労働大臣が定める場合に限る。）
　（1）1日に1回の場合　　　　　300点
　（2）1日に2回の場合　　　　　600点
　（3）1日に3回以上の場合　　1,000点

8　1及び2については，訪問診療を実施している保険医療機関の保健師，助産師又は看護師が，在宅で療養を行っている患者であって通院が困難なものに対して，当該患者の同意を得て，訪問診療を実施している保険医療機関を含め，歯科訪問診療を実施している保険医療機関又は訪問薬剤管理指導を実施している保険薬局と文書等により情報共有を行うとともに，共有された情報を踏まえて療養上必要な指導を行った場合に，在宅患者連携指導加算として，月1回に限り300点を所定点数に加算する。

9　1及び2については，保険医療機関の保健師，助産師又は看護師が，在宅で療養を行っている患者であって通院が困難なものの状態の急変等に伴い，当該患者の在宅療養を担う他の保険医療機関の保険医の求めにより，当該他の保険医療機関の保険医等，歯科訪問診療を実施している保険医療機関の保険医である歯科医師等，訪問薬剤管理指導を実施している保険薬局の保険薬剤師，介護支援専門員又は相談支援専門員と共同で，カンファレンスに参加し，それらの者と共同で療養上必要な指導を行った場合には，在宅患者緊急時等カンファレンス加算として，月2回に限り200点を所定点数に加算する。

10　1及び2については，在宅で死亡した患者又は特別養護老人ホームその他これに準ずる施設（以下この注において「特別養護老人ホーム等」という。）で死亡した患者に対して，保険医療機関の保険医の指示により，その死亡日及び死亡日前14日以内に，2回以上訪問看護・指導を実施し，かつ，訪問看護におけるターミナルケアに係る支援体制について患者及び家族等に対して説明した上でターミナルケアを行った場合は，在宅ターミナルケア加算として，次に掲げる区分に従い，いずれかを所定点数に加算する。

イ　在宅で死亡した患者（ターミナルケアを行った後，24時間以内に在宅以外で死亡した患者を含む。）又は特別養護老人ホーム等で死亡した患者（ターミナルケアを行った後，24時間以内に当該特別養護老人ホーム等以外で死亡した患者を含み，指定施設サービス等に要する費用の額の算定に関する基準（平成12年厚生省告示第21号）別表の1に規定する看取り介護加算その他これに相当する加算（以下この注において「看取り介護加算等」という。）を算定しているものを除く。）　　　2,500点

ロ　特別養護老人ホーム等で死亡した患者（ターミナルケアを行った後，24時間以内に当該特別養護老人ホーム等以外で死亡した患者を含む。）であって，看取り介護加算等を算定しているもの　　　1,000点

11　1及び2については，訪問看護・指導に関して特別な管理を必要とする患者（別に厚生労働大臣が定める状態等にある者に限る。以下この注において同じ。）に対して，当該患者に係る訪問看護・指導に関する計画的な管理を行った場合は，患者1人につき1回に限り，在宅移行管理加算として，250点を所定点数に加算する。ただし，特別な管理を必要とする患者のうち重症度等の高いものとして別に厚生労働大臣が定める状態等にあるものについては，患者1人につき1回に限り，500点を所定点数に加算する。

12　1及び2については，夜間（午後6時から午後10時までの時間をいう。）又は早朝（午前6時から午前8時までの時間をいう。）に訪問看護・指導を行った場合は，夜間・早朝訪問看護加算として210点を所定点数に加算し，深夜に訪問看護・指導を行った場合は，深夜訪問看護加算として420点を所定点数に加算する。

13　1及び2については，別に厚生労働大臣が定める者について，保険医療機関の看護師又は准看護師が，登録喀痰吸引等事業者（社会福祉士及び介護福祉士法（昭和62年法律第30号）第48条の3第1項の登録を受けた登録喀痰吸引等事業者をいう。以下同じ。）又は登録特定行為事業者（同法附則第27条第1項の登録を受けた登録特定行為事業者をいう。以下同じ。）と連携し，社会福祉士及び介護福祉士法施行規則（昭和62年厚生省令第49号）第1条各号に掲げる医師の指示の下に行われる行為（以下「喀痰吸引等」という。）が円滑に行われるよう，喀痰吸引等に関してこれらの事業者の介護の業務に従事する者に対して必要な支援を行った場合には，看護・介護職員連携強化加算として，月1回に限り250点を所定点数に加算する。

14　保険医療機関の看護師等が，最も合理的な経路及び方法による当該保険医療機関の所在地から患家までの移動にかかる時間が1時間以上である者に対して訪問看護・指導を行い，次のいずれかに該当する場合，特別地域訪問看護加算として，所定点数の100分の50に相当する点数を加算する。

イ　別に厚生労働大臣が定める地域に所在する保険医療機関の看護師等が訪問看護・指導を行う場合

ロ　別に厚生労働大臣が定める地域外に所在する保険医療機関の看護師等が別に厚生労働大臣が定める地域に居住する患者に対して訪問看護・指導を行う場合

15　別に厚生労働大臣が定める施設基準に適合しているものとして地方厚生局長等に届け出た保険医療機関の看護師等が訪問看護・指導を実施した場合には，訪問看護・指導体制充

実加算として，月1回に限り150点を所定点数に加算する。

16 1については，別に厚生労働大臣が定める施設基準に適合しているものとして地方厚生局長等に届け出た保険医療機関の緩和ケア，褥瘡ケア若しくは人工肛門ケア及び人工膀胱ケアに係る専門の研修を受けた看護師又は保健師助産師看護師法（昭和23年法律第203号）第37条の2第2項第5号に規定する指定研修機関において行われる研修（以下「特定行為研修」という。）を修了した看護師が，訪問看護・指導の実施に関する計画的な管理を行った場合には，専門管理加算として，月1回に限り，次に掲げる区分に従い，いずれかを所定点数に加算する。

イ 緩和ケア，褥瘡ケア又は人工肛門ケア及び人工膀胱ケアに係る専門の研修を受けた看護師が計画的な管理を行った場合（悪性腫瘍の鎮痛療法若しくは化学療法を行っている患者，真皮を越える褥瘡の状態にある患者（区分番号C013に掲げる在宅患者訪問褥瘡管理指導料を算定する場合にあっては真皮までの状態の患者）又は人工肛門若しくは人工膀胱を造設している者で管理が困難な患者に対して行った場合に限る。） 250点

ロ 特定行為研修を修了した看護師が計画的な管理を行った場合（保健師助産師看護師法第37条の2第2項第1号に規定する特定行為（訪問看護において専門の管理を必要とするものに限る。以下この部において同じ。）に係る管理の対象となる患者に対して行った場合に限る。） 250点

17 別に厚生労働大臣が定める施設基準に適合しているものとして地方厚生局長等に届け出た保険医療機関の看護師等（准看護師を除く。）が，健康保険法第3条第13項の規定による電子資格確認により，患者の診療情報を取得等した上で訪問看護・指導の実施に関する計画的な管理を行った場合には，訪問看護医療DX情報活用加算として，月1回に限り5点を所定点数に加算する。ただし，区分番号A000に掲げる初診料の注15，区分番号A001に掲げる再診料の注19若しくは区分番号A002に掲げる外来診療料の注10にそれぞれ規定する医療情報取得加算，区分番号A000に掲げる初診料の注16に規定する医療DX推進体制整備加算，区分番号C001に掲げる在宅患者訪問診療料（I）の注13（区分番号C001-2の注6の規定により準用する場合を含む。）若しくは区分番号C003に掲げる在宅がん医療総合診療料の注8にそれぞれ規定する在宅医療DX情報活用加算又は区分番号I012に掲げる精神科訪問看護・指導料の注17に規定する訪問看護医療DX情報

活用加算を算定した月は，訪問看護医療DX情報活用加算は算定できない。

18 別に厚生労働大臣が定める施設基準に適合しているものとして地方厚生局長等に届け出た保険医療機関において，区分番号C001の注8（区分番号C001-2の注6の規定により準用する場合を含む。）に規定する死亡診断加算及び区分番号C005の注10（区分番号C005-1-2の注6の規定により準用する場合を含む。）に規定する在宅ターミナルケア加算を算定する患者（別に厚生労働大臣が定める地域に居住する患者に限る。）に対して，医師の指示の下，情報通信機器を用いた在宅での看取りに係る研修を受けた看護師が，情報通信機器を用いて医師の死亡診断の補助を行った場合は，遠隔死亡診断補助加算として，150点を所定点数に加算する。

19 在宅患者訪問看護・指導料を算定した場合には，区分番号C005-1-2に掲げる同一建物居住者訪問看護・指導料又は区分番号I012に掲げる精神科訪問看護・指導料は，算定しない。

20 訪問看護・指導に要した交通費は，患家の負担とする。

C005-1-2 同一建物居住者訪問看護・指導料（1日につき）

1 保健師，助産師又は看護師（3の場合を除く。）による場合
  イ 同一日に2人
    （1） 週3日目まで 580点
    （2） 週4日目以降 680点
  ロ 同一日に3人以上
    （1） 週3日目まで 293点
    （2） 週4日目以降 343点
2 准看護師による場合
  イ 同一日に2人
    （1） 週3日目まで 530点
    （2） 週4日目以降 630点
  ロ 同一日に3人以上
    （1） 週3日目まで 268点
    （2） 週4日目以降 318点
3 悪性腫瘍の患者に対する緩和ケア，褥瘡ケア又は人工肛門ケア及び人工膀胱ケアに係る専門の研修を受けた看護師による場合 1,285点

注1 1及び2については，保険医療機関が，在宅で療養を行っている患者（同一建物居住者に限る。）であって通院が困難なものに対して，診療に基づく訪問看護計画により，看護師等を訪問させて看護又は療養上必要な指導を行った場合に，患者1人について日単位で算定する。ただし，別に厚生労働大臣が定める疾病等の患者以外の患者については，区分番号C005に掲げる在宅患者訪問看護・指導料（3を除く。）又は区分番号I012に掲げる精神科訪問看護・指導料を算定する日と合わ

せて週3日（保険医療機関が，診療に基づき患者の急性増悪等により一時的に頻回の訪問看護・指導を行う必要を認めて，訪問看護・指導を行う場合にあっては，1月に1回（別に厚生労働大臣が定めるものについては，月2回）に限り，週7日（当該診療の日から起算して14日以内の期間に行われる場合に限る。））を限度とする。

2　3については，別に厚生労働大臣が定める施設基準に適合しているものとして地方厚生局長等に届け出た保険医療機関が，在宅で療養を行っている悪性腫瘍の鎮痛療法若しくは化学療法を行っている患者，真皮を越える褥瘡の状態にある患者（区分番号C013に掲げる在宅患者訪問褥瘡管理指導料を算定する場合にあっては真皮までの状態の患者）又は人工肛門若しくは人工膀胱を造設している者で管理が困難な患者（いずれも同一建物居住者に限る。）であって通院が困難なものに対して，診療に基づく訪問看護計画により，緩和ケア，褥瘡ケア又は人工肛門ケア及び人工膀胱ケアに係る専門の研修を受けた看護師を訪問させて，他の保険医療機関の看護師若しくは准看護師又は訪問看護ステーションの看護師若しくは准看護師と共同して同一日に看護又は療養上必要な指導を行った場合に，当該患者1人について，それぞれ月1回に限り算定する。

3　1及び2については，注1ただし書に規定する別に厚生労働大臣が定める疾病等の患者又は同注ただし書の規定に基づき週7日を限度として所定点数を算定する患者に対して，当該患者に対する診療を担う保険医療機関の保険医が必要と認めて，1日に2回又は3回以上訪問看護・指導を実施した場合は，難病等複数回訪問加算として，次に掲げる区分に従い，1日につき，いずれかを所定点数に加算する。

　イ　1日に2回の場合
　　（1）　同一建物内1人又は2人　　　450点
　　（2）　同一建物内3人以上　　　　　400点
　ロ　1日に3回以上の場合
　　（1）　同一建物内1人又は2人　　　800点
　　（2）　同一建物内3人以上　　　　　720点

4　1及び2については，同時に複数の看護師等又は看護補助者による訪問看護・指導が必要な者として別に厚生労働大臣が定める者に対して，保険医療機関の看護師等が，当該保険医療機関のその他職員と同時に訪問看護・指導を行うことについて，当該患者又はその家族等の同意を得て，訪問看護・指導を実施した場合には，複数名訪問看護・指導加算として，次に掲げる区分に従い，1日につき，いずれかを所定点数に加算する。ただし，イ又はロの場合にあっては週1日を，ハの場合

にあっては週3日を限度として算定する。

　イ　所定点数を算定する訪問看護・指導を行う看護師等が他の保健師，助産師又は看護師と同時に訪問看護・指導を行う場合
　　（1）　同一建物内1人又は2人　　　450点
　　（2）　同一建物内3人以上　　　　　400点
　ロ　所定点数を算定する訪問看護・指導を行う看護師等が他の准看護師と同時に訪問看護・指導を行う場合
　　（1）　同一建物内1人又は2人　　　380点
　　（2）　同一建物内3人以上　　　　　340点
　ハ　所定点数を算定する訪問看護・指導を行う看護師等がその他職員と同時に訪問看護・指導を行う場合（別に厚生労働大臣が定める場合を除く。）
　　（1）　同一建物内1人又は2人　　　300点
　　（2）　同一建物内3人以上　　　　　270点
　ニ　所定点数を算定する訪問看護・指導を行う看護師等がその他職員と同時に訪問看護・指導を行う場合（別に厚生労働大臣が定める場合に限る。）
　　（1）　1日に1回の場合
　　　①　同一建物内1人又は2人　　　300点
　　　②　同一建物内3人以上　　　　　270点
　　（2）　1日に2回の場合
　　　①　同一建物内1人又は2人　　　600点
　　　②　同一建物内3人以上　　　　　540点
　　（3）　1日に3回以上の場合
　　　①　同一建物内1人又は2人　1,000点
　　　②　同一建物内3人以上　　　　　900点

5　同一建物居住者訪問看護・指導料を算定した場合には，区分番号C005に掲げる在宅患者訪問看護・指導料又は区分番号I012に掲げる精神科訪問看護・指導料は，算定しない。

6　区分番号C005の注4から注6まで，注8から注18まで及び注20の規定は，同一建物居住者訪問看護・指導料について準用する。この場合において，同注8中「在宅で療養を行っている患者」とあるのは「在宅で療養を行っている患者（同一建物居住者に限る。）」と，「在宅患者連携指導加算」とあるのは「同一建物居住者連携指導加算」と，同注9中「在宅で療養を行っている患者」とあるのは「在宅で療養を行っている患者（同一建物居住者に限る。）」と，「在宅患者緊急時等カンファレンス加算」とあるのは「同一建物居住者緊急時等カンファレンス加算」と，同注10及び同注18中「在宅ターミナルケア加算」とあるのは「同一建物居住者ターミナルケア加算」と読み替えるものとする。

C005-2　在宅患者訪問点滴注射管理指導料（1週につき）
　　　　　　　　　　　　　　　　　　　　　100点

注　区分番号C005に掲げる在宅患者訪問看護・指導料又は区分番号C005-1-2に掲げる同

一建物居住者訪問看護・指導料を算定すべき訪問看護・指導を受けている患者又は指定訪問看護事業者（健康保険法第88条第1項に規定する指定訪問看護事業者，介護保険法第41条第1項の規定による指定居宅サービス事業者（訪問看護事業を行う者に限る。）の指定，同法第42条の2第1項の規定による指定地域密着型サービス事業者（訪問看護事業を行う者に限る。）の指定又は同法第53条第1項の規定による指定介護予防サービス事業者（訪問看護事業を行う者に限る。）をいう。）から訪問看護を受けている患者であって，当該患者に対する診療を担う保険医療機関の保険医の診療に基づき，週3日以上の点滴注射を行う必要を認めたものについて，訪問を行う看護師又は准看護師に対して，点滴注射に際し留意すべき事項等を記載した文書を交付して，必要な管理指導を行った場合に，患者1人につき週1回に限り算定する。

C006　在宅患者訪問リハビリテーション指導管理料（1単位）

　　　1　同一建物居住者以外の場合　　　　　300点
　　　2　同一建物居住者の場合　　　　　　　255点
　　注1　1については，在宅で療養を行っている患者（当該患者と同一の建物に居住する他の患者に対して当該保険医療機関が同一日に訪問リハビリテーション指導管理を行う場合の当該患者（以下この区分番号において「同一建物居住者」という。）を除く。）であって通院が困難なものに対して，2については，在宅で療養を行っている患者（同一建物居住者に限る。）であって通院が困難なものに対して，診療に基づき計画的な医学管理を継続して行い，かつ，当該診療を行った保険医療機関の理学療法士，作業療法士又は言語聴覚士を訪問させて基本的動作能力若しくは応用的動作能力又は社会的適応能力の回復を図るための訓練等について必要な指導を行わせた場合に，患者1人につき，1と2を合わせて週6単位（退院の日から起算して3月以内の患者にあっては，週12単位）に限り算定する。
　　　2　保険医療機関が，診療に基づき，患者の急性増悪等により一時的に頻回の訪問リハビリテーション指導管理を行う必要性を認め，計画的な医学管理の下に，在宅で療養を行っている患者であって通院が困難なものに対して訪問リハビリテーション指導管理を行った場合は，注1の規定にかかわらず，1と2を合わせて，6月に1回に限り，当該診療の日から14日以内に行った訪問リハビリテーション指導管理については，14日を限度として1日4単位に限り，算定する。
　　　3　在宅患者訪問リハビリテーション指導管理に要した交通費は，患家の負担とする。

C007　訪問看護指示料　　　　　　　　　　300点

　　注1　当該患者に対する診療を担う保険医療機関の保険医が，診療に基づき指定訪問看護事業者（介護保険法第41条第1項に規定する指定居宅サービス事業者若しくは同法第53条第1項に規定する指定介護予防サービス事業者（いずれも訪問看護事業を行う者に限る。）又は健康保険法第88条第1項に規定する指定訪問看護事業者をいう。）からの指定訪問看護の必要を認め，又は，介護保険法第42条の2第1項に規定する指定地域密着型サービス事業者（定期巡回・随時対応型訪問介護看護又は複合型サービスを行う者に限る。）からの指定定期巡回・随時対応型訪問介護看護又は指定複合型サービス（いずれも訪問看護を行うものに限る。）の必要を認め，患者の同意を得て当該患者の選定する訪問看護ステーション等に対して，訪問看護指示書を交付した場合に，患者1人につき月1回に限り算定する。
　　　2　当該患者に対する診療を担う保険医療機関の保険医が，診療に基づき，当該患者の急性増悪等により一時的に頻回の指定訪問看護を行う必要を認め，当該患者の同意を得て当該患者の選定する訪問看護ステーション等に対して，その旨を記載した訪問看護指示書を交付した場合は，特別訪問看護指示加算として，患者1人につき月1回（別に厚生労働大臣が定める者については，月2回）に限り，100点を所定点数に加算する。
　　　3　当該患者に対する診療を担う保険医療機関の保険医が，診療に基づき，保健師助産師看護師法第37条の2第2項第1号に規定する特定行為に係る管理の必要を認め，当該患者の同意を得て当該患者の選定する訪問看護ステーション等の看護師（同項第5号に規定する指定研修機関において行われる研修を修了した者に限る。）に対して，同項第2号に規定する手順書を交付した場合は，手順書加算として，患者1人につき6月に1回に限り，150点を所定点数に加算する。
　　　4　注1の場合において，必要な衛生材料及び保険医療材料を提供した場合に，衛生材料等提供加算として，患者1人につき月1回に限り，80点を所定点数に加算する。
　　　5　訪問看護指示料を算定した場合には，区分番号I012－2に掲げる精神科訪問看護指示料は算定しない。

C007－2　介護職員等喀痰吸引等指示料　　　240点
　　注　当該患者に対する診療を担う保険医療機関の保険医が，診療に基づき介護保険法第41条第1項に規定する指定居宅サービス事業者（同法第8条第2項に規定する訪問介護，同条第3項に規定する訪問入浴介護，同条第7項に規定する通所介護又は同条第11項に規定する特定施設入居者生活介護に係る指定を

受けている者に限る。），同法第42条の２第１項に規定する指定地域密着型サービス事業者（同法第８条第22項に規定する地域密着型介護老人福祉施設を除く。）その他別に厚生労働大臣が定める者による喀痰吸引等の必要を認め，患者の同意を得て当該患者の選定する事業者に対して介護職員等喀痰吸引等指示書を交付した場合に，患者１人につき３月に１回に限り算定する。

C008　在宅患者訪問薬剤管理指導料
　　　１　単一建物診療患者が１人の場合　　　650点
　　　２　単一建物診療患者が２人以上９人以下の場合
　　　　　　　　　　　　　　　　　　　　　320点
　　　３　１及び２以外の場合　　　　　　　290点
　　　注１　在宅で療養を行っている患者であって通院が困難なものに対して，診療に基づき計画的な医学管理を継続して行い，かつ，薬剤師が訪問して薬学的管理指導を行った場合に，単一建物診療患者（当該患者が居住する建物に居住する者のうち，当該保険医療機関の薬剤師が訪問し薬学的管理指導を行っているものをいう。）の人数に従い，患者１人につき月４回（末期の悪性腫瘍の患者及び中心静脈栄養法の対象患者については，週２回かつ月８回）に限り算定する。この場合において，１から３までを合わせて薬剤師１人につき週40回に限り算定できる。
　　　　２　麻薬の投薬が行われている患者に対して，麻薬の使用に関し，その服用及び保管の状況，副作用の有無等について患者に確認し，必要な薬学的管理指導を行った場合は，１回につき100点を所定点数に加算する。
　　　　３　在宅患者訪問薬剤管理指導に要した交通費は，患家の負担とする。
　　　　４　６歳未満の乳幼児に対して，薬剤師が訪問して薬学的管理指導を行った場合には，乳幼児加算として，100点を所定点数に加算する。

C009　在宅患者訪問栄養食事指導料
　　　１　在宅患者訪問栄養食事指導料１
　　　　イ　単一建物診療患者が１人の場合　　530点
　　　　ロ　単一建物診療患者が２人以上９人以下の場合　　　　　　　　　　　　　　　　480点
　　　　ハ　イ及びロ以外の場合　　　　　　440点
　　　２　在宅患者訪問栄養食事指導料２
　　　　イ　単一建物診療患者が１人の場合　　510点
　　　　ロ　単一建物診療患者が２人以上９人以下の場合　　　　　　　　　　　　　　　　460点
　　　　ハ　イ及びロ以外の場合　　　　　　420点
　　　注１　１については，在宅で療養を行っており通院が困難な患者であって，別に厚生労働大臣が定めるものに対して，診療に基づき計画的な医学管理を継続して行い，かつ，保険医療機関の医師の指示に基づき当該保険医療機関の管理栄養士が訪問して具体的な献立等によって栄養管理に係る指導を行った場合に，

単一建物診療患者（当該患者が居住する建物に居住する者のうち，管理栄養士が訪問し栄養食事指導を行っているものをいう。注２において同じ。）の人数に従い，患者１人につき月２回に限り所定点数を算定する。
　　　　２　２については，在宅で療養を行っており通院が困難な患者であって，別に厚生労働大臣が定めるものに対して，診療に基づき計画的な医学管理を継続して行い，かつ，保険医療機関の医師の指示に基づき当該保険医療機関以外の管理栄養士が訪問して具体的な献立等によって栄養管理に係る指導を行った場合に，単一建物診療患者の人数に従い，患者１人につき月２回に限り所定点数を算定する。
　　　　３　在宅患者訪問栄養食事指導に要した交通費は，患家の負担とする。

C010　在宅患者連携指導料　　　　　　　　900点
　　　注１　訪問診療を実施している保険医療機関（診療所，在宅療養支援病院及び許可病床数が200床未満の病院（在宅療養支援病院を除く。）に限る。）の保険医が，在宅での療養を行っている患者であって通院が困難なものに対して，当該患者の同意を得て，歯科訪問診療を実施している保険医療機関，訪問薬剤管理指導を実施している保険薬局又は訪問看護ステーションと文書等により情報共有を行うとともに，共有された情報を踏まえて療養上必要な指導を行った場合に，月１回に限り算定する。
　　　　２　区分番号A000に掲げる初診料を算定する初診の日に行った指導又は当該初診の日から１月以内に行った指導の費用は，初診料に含まれるものとする。
　　　　３　当該保険医療機関を退院した患者に対して退院の日から起算して１月以内に行った指導の費用は，第１章第２部第１節に掲げる入院基本料に含まれるものとする。
　　　　４　区分番号B001の１に掲げるウイルス疾患指導料，区分番号B001の６に掲げるてんかん指導料，区分番号B001の７に掲げる難病外来指導管理料又は区分番号B001の12に掲げる心臓ペースメーカー指導管理料を算定している患者については算定しない。
　　　　５　在宅患者連携指導料を算定すべき指導を行った場合においては，区分番号B000に掲げる特定疾患療養管理料及び区分番号B001の８に掲げる皮膚科特定疾患指導管理料を算定すべき指導管理の費用は，所定点数に含まれるものとする。
　　　　６　区分番号B009に掲げる診療情報提供料（Ⅰ），区分番号C002に掲げる在宅時医学総合管理料，区分番号C002-2に掲げる施設入居時等医学総合管理料又は区分番号C003に掲げる在宅がん医療総合診療料を算定している患者については算定しない。

C011 在宅患者緊急時等カンファレンス料　　　　200点
　　注　訪問診療を実施している保険医療機関の保険医が，在宅での療養を行っている患者であって通院が困難なものの状態の急変等に伴い，当該保険医の求め又は当該患者の在宅療養を担う保険医療機関の保険医の求めにより，歯科訪問診療を実施している保険医療機関の保険医である歯科医師等，訪問薬剤管理指導を実施している保険薬局の保険薬剤師，訪問看護ステーションの保健師，助産師，看護師，理学療法士，作業療法士若しくは言語聴覚士，介護支援専門員又は相談支援専門員と共同でカンファレンスを行い又はカンファレンスに参加し，それらの者と共同で療養上必要な指導を行った場合に，月2回に限り算定する。

C012 在宅患者共同診療料
　　1　往診の場合　　　　　　　　　　　1,500点
　　2　訪問診療の場合（同一建物居住者以外）
　　　　　　　　　　　　　　　　　　　1,000点
　　3　訪問診療の場合（同一建物居住者）　240点
　　注1　1については，在宅療養後方支援病院（在宅において療養を行っている患者を緊急時に受け入れる病院であって，別に厚生労働大臣が定める施設基準に適合しているものとして地方厚生局長等に届け出たものをいう。以下この表において同じ。）（許可病床数が400床未満の病院に限る。）が，在宅で療養を行っている別に厚生労働大臣が定める疾病等を有する患者以外の患者であって通院が困難なもの（当該在宅療養後方支援病院を緊急時の搬送先として希望するものに限る。以下この区分番号において同じ。）に対して，当該患者に対する在宅医療を担う他の保険医療機関からの求めに応じて共同で往診を行った場合に，1から3までのいずれかを最初に算定した日から起算して1年以内に，患者1人につき1から3までを合わせて2回に限り算定する。
　　　2　2については，在宅療養後方支援病院（許可病床数が400床未満の病院に限る。）が，在宅で療養を行っている別に厚生労働大臣が定める疾病等を有する患者以外の患者（当該患者と同一の建物に居住する他の患者に対して当該保険医療機関が同一日に訪問診療を行う場合の当該患者（以下この区分番号において「同一建物居住者」という。）を除く。）であって通院が困難なものに対して，当該患者に対する在宅医療を担う他の保険医療機関からの求めに応じて計画的な医学管理の下に定期的に訪問して共同で診療を行った場合に，1から3までのいずれかを最初に算定した日から起算して1年以内に，患者1人につき1から3までを合わせて2回に限り算定する。
　　　3　3については，在宅療養後方支援病院（許可病床数が400床未満の病院に限る。）が，在宅で療養を行っている別に厚生労働大臣が定める疾病等を有する患者以外の患者（同一建物居住者に限る。）であって通院が困難なものに対して，当該患者に対する在宅医療を担う他の保険医療機関からの求めに応じて計画的な医学管理の下に定期的に訪問して共同で診療を行った場合に，1から3までのいずれかを最初に算定した日から起算して1年以内に，患者1人につき1から3までを合わせて2回に限り算定する。
　　　4　注1から注3までの規定にかかわらず，在宅療養後方支援病院が，別に厚生労働大臣が定める疾病等を有する患者に対して行った場合については，1から3までのいずれかを最初に算定した日から起算して1年以内に，患者1人につき1から3までを合わせて12回に限り算定する。
　　　5　往診又は訪問診療に要した交通費は，患家の負担とする。

C013 在宅患者訪問褥瘡管理指導料　　　　　750点
　　注1　別に厚生労働大臣が定める施設基準に適合しているものとして地方厚生局長等に届け出た保険医療機関において，重点的な褥瘡管理を行う必要が認められる患者（在宅での療養を行っているものに限る。）に対して，当該患者の同意を得て，当該保険医療機関の保険医，管理栄養士又は当該保険医療機関以外の管理栄養士及び看護師又は連携する他の保険医療機関等の看護師が共同して，褥瘡管理に関する計画的な指導管理を行った場合には，初回のカンファレンスから起算して6月以内に限り，当該患者1人につき3回に限り所定点数を算定する。
　　　2　区分番号C001に掲げる在宅患者訪問診療料(I)，区分番号C001-2に掲げる在宅患者訪問診療料(II)，区分番号C005に掲げる在宅患者訪問看護・指導料又は区分番号C009に掲げる在宅患者訪問栄養食事指導料は別に算定できない。ただし，カンファレンスを行う場合にあっては，この限りでない。

C014 外来在宅共同指導料
　　1　外来在宅共同指導料1　　　　　　　400点
　　2　外来在宅共同指導料2　　　　　　　600点
　　注1　1については，保険医療機関の外来において継続的に診療を受けている患者について，当該患者の在宅療養を担う保険医療機関の保険医が，当該患者の同意を得て，患家等を訪問して，在宅での療養上必要な説明及び指導を，外来において当該患者に対して継続的に診療を行っている保険医療機関の保険医と共同して行った上で，文書により情報提供した場合に，患者1人につき1回に限り，当該患者の在宅療養を担う保険医療機関において算定する。

2 2については，注1に規定する場合におい
て，外来において当該患者に対して継続的に
診療を行っている保険医療機関において，患
者1人につき1回に限り算定する。この場合
において，区分番号A000に掲げる初診料，
区分番号A001に掲げる再診料，区分番号
A002に掲げる外来診療料，区分番号C000
に掲げる往診料，区分番号C001に掲げる在
宅患者訪問診療料(I)又は区分番号C001-2
に掲げる在宅患者訪問診療料(II)は別に算定
できない。

C015 在宅がん患者緊急時医療情報連携指導料　　200点
注　訪問診療を実施している保険医療機関の保険
医が，在宅での療養を行っている患者であっ
て通院が困難なもの（区分番号C002に掲げ
る在宅時医学総合管理料の注15（区分番号
C002-2の注5の規定により準用する場合を
含む。）又は区分番号C003に掲げる在宅が
ん医療総合診療料の注9に規定する在宅医療
情報連携加算を算定しているものに限る。）
の同意を得て，末期の悪性腫瘍の患者の病状
の急変等に伴い，当該保険医療機関と連携す
る他の保険医療機関の保険医，歯科訪問診療
を実施している保険医療機関の保険医である
歯科医師，訪問薬剤管理指導を実施している
保険薬局の保険薬剤師，訪問看護ステーショ
ンの保健師，助産師，看護師，理学療法士，
作業療法士若しくは言語聴覚士，管理栄養
士，介護支援専門員又は相談支援専門員等で
あって当該患者に関わる者が電子情報処理組
織を使用する方法その他の情報通信の技術を
利用する方法を用いて記録した当該患者に係
る人生の最終段階における医療・ケアに関す
る情報を取得した上で，療養上必要な指導を
行った場合に，月1回に限り算定する。

第2節　在宅療養指導管理料

通則
　在宅療養指導管理料の費用は，第1款及び第2款の各
区分の所定点数を合算した費用により算定する。

第1款　在宅療養指導管理料

通則
1　本款各区分に掲げる在宅療養指導管理料は，特に規
定する場合を除き，月1回に限り算定し，同一の患者
に対して1月以内に指導管理を2回以上行った場合に
おいては，第1回の指導管理を行ったときに算定す
る。
2　同一の患者に対して，本款各区分に掲げる在宅療養
指導管理料に規定する在宅療養指導管理のうち2以上
の指導管理を行っている場合は，主たる指導管理の所
定点数のみにより算定する。
3　在宅療養支援診療所又は在宅療養支援病院から患者
の紹介を受けた保険医療機関が，在宅療養支援診療所
又は在宅療養支援病院が行う在宅療養指導管理と異な
る在宅療養指導管理を行った場合（紹介が行われた月
に限る。）及び在宅療養後方支援病院が，別に厚生労

働大臣の定める患者に対して当該保険医療機関と連携
する他の保険医療機関と異なる在宅療養指導管理を
行った場合（C102に規定する指導管理とC102-2に
規定する指導管理，C103に規定する指導管理とC107
に規定する指導管理，C107-2に規定する指導管理又
はC107-3に規定する指導管理，C104に規定する指
導管理とC105に規定する指導管理，C104に規定す
る指導管理とC105-2に規定する指導管理，C105に
規定する指導管理とC105-2に規定する指導管理，
C105-2に規定する指導管理とC109に規定する指導
管理，C105-2に規定する指導管理とC105-3に規
定する指導管理，C105-3に規定する指導管理と
C109に規定する指導管理，C107に規定する指導管理
とC107-2に規定する指導管理又はC107-3に規定
する指導管理，C107-2に規定する指導管理とC107
-3に規定する指導管理，C108（3を除く。）に規定
する指導管理とC110に規定する指導管理，C108-4
に規定する指導管理とC110に規定する指導管理及び
C109に規定する指導管理とC114に規定する指導管
理の組合せを除く。）には，それぞれの保険医療機関
において，本款各区分に掲げる在宅療養指導管理料を
算定できるものとする。
4　入院中の患者に対して退院時に本款各区分に掲げる
在宅療養指導管理料を算定すべき指導管理を行った場
合においては，各区分の規定にかかわらず，当該退院
の日に所定点数を算定できる。この場合において，当
該退院した患者に対して行った指導管理（当該退院し
た日の属する月に行ったものに限る。）の費用は算定
しない。

区分
C100　退院前在宅療養指導管理料　　　　　　　120点
　　注1　入院中の患者が在宅療養に備えて一時的に
　　　　　外泊するに当たり，当該在宅療養に関する指
　　　　　導管理を行った場合に算定する。
　　　2　6歳未満の乳幼児に対して在宅療養に関す
　　　　　る指導管理を行った場合には，乳幼児加算と
　　　　　して，200点を所定点数に加算する。

C101　在宅自己注射指導管理料
　　1　複雑な場合　　　　　　　　　　　　　1,230点
　　2　1以外の場合
　　　イ　月27回以下の場合　　　　　　　　　650点
　　　ロ　月28回以上の場合　　　　　　　　　750点
　　注1　別に厚生労働大臣が定める注射薬の自己注
　　　　　射を行っている入院中の患者以外の患者に対
　　　　　して，自己注射に関する指導管理を行った場
　　　　　合に算定する。ただし，同一月に区分番号
　　　　　B001-2-12に掲げる外来腫瘍化学療法診療
　　　　　料又は第6部の通則第6号に規定する外来化
　　　　　学療法加算を算定している患者については，
　　　　　当該管理料を算定できない。
　　　2　初回の指導を行った日の属する月から起算
　　　　　して3月以内の期間に当該指導管理を行った
　　　　　場合には，導入初期加算として，3月を限度
　　　　　として，580点を所定点数に加算する。
　　　3　処方の内容に変更があった場合には，注2

の規定にかかわらず，当該指導を行った日の属する月から起算して1月を限度として，1回に限り導入初期加算を算定できる。

4　患者に対し，バイオ後続品に係る説明を行い，バイオ後続品を処方した場合には，バイオ後続品導入初期加算として，当該バイオ後続品の初回の処方日の属する月から起算して3月を限度として，150点を所定点数に加算する。

5　別に厚生労働大臣が定める施設基準に適合しているものとして地方厚生局長等に届け出た保険医療機関において，在宅自己注射指導管理料を算定すべき医学管理を情報通信機器を用いて行った場合は，1又は2のイ若しくはロの所定点数に代えて，それぞれ1,070点又は566点若しくは653点を算定する。

C101-2　在宅小児低血糖症患者指導管理料　　820点
注　12歳未満の小児低血糖症であって入院中の患者以外の患者に対して，重篤な低血糖の予防のために適切な指導管理を行った場合に算定する。

C101-3　在宅妊娠糖尿病患者指導管理料
1　在宅妊娠糖尿病患者指導管理料1　　150点
2　在宅妊娠糖尿病患者指導管理料2　　150点
注1　1については，妊娠中の糖尿病患者又は妊娠糖尿病の患者（別に厚生労働大臣が定める者に限る。）であって入院中の患者以外の患者に対して，周産期における合併症の軽減のために適切な指導管理を行った場合に算定する。

2　2については，1を算定した入院中の患者以外の患者に対して，分娩後も継続して血糖管理のために適切な指導管理を行った場合に，当該分娩後12週の間，1回に限り算定する。

C102　在宅自己腹膜灌流指導管理料　　4,000点
注1　在宅自己連続携行式腹膜灌流を行っている入院中の患者以外の患者に対して，在宅自己連続携行式腹膜灌流に関する指導管理を行った場合に算定するものとし，頻回に指導管理を行う必要がある場合は，同一月内の2回目以降1回につき2,000点を月2回に限り算定する。

2　当該指導管理を算定する同一月内に区分番号J038に掲げる人工腎臓又はJ042に規定する腹膜灌流の1を算定する場合は，注1に規定する2回目以降の費用は，算定しない。

3　注1に規定する患者であって継続的に遠隔モニタリングを実施したものに対して当該指導管理を行った場合は，遠隔モニタリング加算として，月1回に限り115点を所定点数に加算する。

C102-2　在宅血液透析指導管理料　　10,000点
注1　別に厚生労働大臣が定める施設基準に適合しているものとして地方厚生局長等に届け出た保険医療機関において，在宅血液透析を行っている入院中の患者以外の患者に対して在宅血液透析に関する指導管理を行った場合に算定するものとし，頻回に指導管理を行う必要がある場合には，当該指導管理料を最初に算定した日から起算して2月までの間は，同一月内の2回目以降1回につき2,000点を月2回に限り算定する。

2　当該指導管理を算定する同一月内に区分番号J038に掲げる人工腎臓を算定する場合は，注1に規定する2回目以降の費用は，算定しない。

3　注1に規定する患者であって継続的に遠隔モニタリングを実施したものに対して当該指導管理を行った場合は，遠隔モニタリング加算として，月1回に限り115点を所定点数に加算する。

C103　在宅酸素療法指導管理料
1　チアノーゼ型先天性心疾患の場合　　520点
2　その他の場合　　2,400点
注1　在宅酸素療法を行っている入院中の患者以外の患者に対して，在宅酸素療法に関する指導管理を行った場合に算定する。

2　別に厚生労働大臣が定める施設基準に適合しているものとして地方厚生局長等に届け出た保険医療機関において，2を算定する患者について，前回受診月の翌月から今回受診月の前月までの期間，遠隔モニタリングを用いて療養上必要な指導を行った場合は，遠隔モニタリング加算として，150点に当該期間の月数（当該指導を行った月に限り，2月を限度とする。）を乗じて得た点数を，所定点数に加算する。

C104　在宅中心静脈栄養法指導管理料　　3,000点
注　在宅中心静脈栄養法を行っている入院中の患者以外の患者に対して，在宅中心静脈栄養法に関する指導管理を行った場合に算定する。

C105　在宅成分栄養経管栄養法指導管理料　　2,500点
注　在宅成分栄養経管栄養法を行っている入院中の患者以外の患者に対して，在宅成分栄養経管栄養法に関する指導管理を行った場合に算定する。

C105-2　在宅小児経管栄養法指導管理料　　1,050点
注　在宅小児経管栄養法を行っている入院中の患者以外の患者（別に厚生労働大臣が定める者に限る。）に対して，在宅小児経管栄養法に関する指導管理を行った場合に算定する。

C105-3　在宅半固形栄養経管栄養法指導管理料　2,500点
注　在宅半固形栄養経管栄養法を行っている入院中の患者以外の患者（別に厚生労働大臣が定める者に限る。）に対して，在宅半固形栄養経管栄養法に関する指導管理を行った場合に，最初に算定した日から起算して1年を限度として算定する。

C106　在宅自己導尿指導管理料　　1,400点
注1　在宅自己導尿を行っている入院中の患者以

外の患者に対して，在宅自己導尿に関する指
導管理を行った場合に算定する。
　　　2　カテーテルの費用は，第2款に定める所定
　　　　点数により算定する。
C107　在宅人工呼吸指導管理料　　　　　　　2,800点
　　注　在宅人工呼吸を行っている入院中の患者以外
　　　　の患者に対して，在宅人工呼吸に関する指導
　　　　管理を行った場合に算定する。
C107-2　在宅持続陽圧呼吸療法指導管理料
　　　1　在宅持続陽圧呼吸療法指導管理料1　2,250点
　　　2　在宅持続陽圧呼吸療法指導管理料2　　250点
　　注1　在宅持続陽圧呼吸療法を行っている入院中
　　　　の患者以外の患者に対して，在宅持続陽圧呼
　　　　吸療法に関する指導管理を行った場合に算定
　　　　する。
　　　2　別に厚生労働大臣が定める施設基準に適合
　　　　しているものとして地方厚生局長等に届け出
　　　　た保険医療機関において，2を算定し，
　　　　CPAPを用いている患者について，前回受診
　　　　月の翌月から今回受診月の前月までの期間，
　　　　遠隔モニタリングを用いて療養上必要な管理
　　　　を行った場合は，遠隔モニタリング加算とし
　　　　て，150点に当該期間の月数（当該管理を
　　　　行った月に限り，2月を限度とする。）を乗
　　　　じて得た点数を，所定点数に加算する。
　　　3　別に厚生労働大臣が定める施設基準に適合
　　　　しているものとして地方厚生局長等に届け出
　　　　た保険医療機関において，在宅持続陽圧呼吸
　　　　療法指導管理料2を算定すべき指導管理を情
　　　　報通信機器を用いて行った場合は，2の所定
　　　　点数に代えて，218点を算定する。
C107-3　在宅ハイフローセラピー指導管理料　2,400点
　　注　在宅ハイフローセラピーを行っている入院中
　　　　の患者以外の患者に対して，在宅ハイフロー
　　　　セラピーに関する指導管理を行った場合に算
　　　　定する。
C108　在宅麻薬等注射指導管理料
　　　1　悪性腫瘍の場合　　　　　　　　　　　1,500点
　　　2　筋萎縮性側索硬化症又は筋ジストロフィーの
　　　　場合　　　　　　　　　　　　　　　　1,500点
　　　3　心不全又は呼吸器疾患の場合　　　　　1,500点
　　注1　1については，悪性腫瘍の患者であって，
　　　　入院中の患者以外の末期の患者に対して，在
　　　　宅における麻薬等の注射に関する指導管理を
　　　　行った場合に算定する。
　　　2　2については，筋萎縮性側索硬化症又は筋
　　　　ジストロフィーの患者であって，入院中の患
　　　　者以外の患者に対して，在宅における麻薬等
　　　　の注射に関する指導管理を行った場合に算定
　　　　する。
　　　3　3については，1又は2に該当しない場合
　　　　であって，緩和ケアを要する心不全又は呼吸
　　　　器疾患の患者であって，入院中の患者以外の
　　　　末期の患者に対して，在宅における麻薬の注
　　　　射に関する指導管理を行った場合に算定す

る。
C108-2　在宅腫瘍化学療法注射指導管理料　　1,500点
　　注　悪性腫瘍の患者であって，入院中の患者以外
　　　　の患者に対して，在宅における抗悪性腫瘍剤
　　　　等の注射に関する指導管理を行った場合に算
　　　　定する。
C108-3　在宅強心剤持続投与指導管理料　　　1,500点
　　注　別に厚生労働大臣が定める注射薬の持続投与
　　　　を行っている入院中の患者以外の患者に対し
　　　　て，在宅心不全管理に関する指導管理を行っ
　　　　た場合に算定する。
C108-4　在宅悪性腫瘍患者共同指導管理料　　1,500点
　　注　別に厚生労働大臣が定める保険医療機関の保
　　　　険医が，他の保険医療機関において区分番号
　　　　C108に掲げる在宅麻薬等注射指導管理料の
　　　　1又は区分番号C108-2に掲げる在宅腫瘍化
　　　　学療法注射指導管理料を算定する指導管理を
　　　　受けている患者に対し，当該他の保険医療機
　　　　関と連携して，同一日に当該患者に対する麻
　　　　薬等又は抗悪性腫瘍剤等の注射に関する指導
　　　　管理を行った場合に算定する。
C109　在宅寝たきり患者処置指導管理料　　　1,050点
　　注1　在宅における創傷処置等の処置を行ってい
　　　　る入院中の患者以外の患者であって，現に寝
　　　　たきりの状態にあるもの又はこれに準ずる状
　　　　態にあるものに対して，当該処置に関する指
　　　　導管理を行った場合に算定する。
　　　2　区分番号B001の8に掲げる皮膚科特定疾
　　　　患指導管理料を算定している患者について
　　　　は，算定しない。
C110　在宅自己疼痛管理指導管理料　　　　　1,300点
　　注　疼痛除去のため植込型脳・脊髄刺激装置を植
　　　　え込んだ後に，在宅において自己疼痛管理を
　　　　行っている入院中の患者以外の難治性慢性疼
　　　　痛の患者に対して，在宅自己疼痛管理に関す
　　　　る指導管理を行った場合に算定する。
C110-2　在宅振戦等刺激装置治療指導管理料　　810点
　　注1　振戦等除去のため植込型脳・脊髄刺激装置
　　　　を植え込んだ後に，在宅において振戦等管理
　　　　を行っている入院中の患者以外の患者に対し
　　　　て，在宅振戦等管理に関する指導管理を行っ
　　　　た場合に算定する。
　　　2　植込術を行った日から起算して3月以内の
　　　　期間に行った場合には，導入期加算として，
　　　　140点を所定点数に加算する。
C110-3　在宅迷走神経電気刺激治療指導管理料　810点
　　注1　てんかん治療のため植込型迷走神経電気刺
　　　　激装置を植え込んだ後に，在宅においててん
　　　　かん管理を行っている入院中の患者以外の患
　　　　者に対して，在宅てんかん管理に関する指導
　　　　管理を行った場合に算定する。
　　　2　植込術を行った日から起算して3月以内の
　　　　期間に行った場合には，導入期加算として，
　　　　140点を所定点数に加算する。
C110-4　在宅仙骨神経刺激療法指導管理料　　　810点

注　便失禁又は過活動膀胱に対するコントロールのため植込型仙骨神経刺激装置を植え込んだ後に，患者の同意を得て，在宅において，自己による便失禁管理又は過活動膀胱管理を行っている入院中の患者以外の患者に対して，在宅便失禁管理又は在宅過活動膀胱管理に関する指導管理を行った場合に算定する。

C110-5　在宅舌下神経電気刺激療法指導管理料　810点
注　別に厚生労働大臣が定める施設基準を満たす保険医療機関において，在宅において舌下神経電気刺激療法を行っている入院中の患者以外の患者に対して，在宅舌下神経電気刺激療法に関する指導管理を行った場合に算定する。

C111　在宅肺高血圧症患者指導管理料　1,500点
注　肺高血圧症の患者であって入院中の患者以外の患者に対して，プロスタグランジンI_2製剤の投与等に関する医学管理等を行った場合に算定する。

C112　在宅気管切開患者指導管理料　900点
注　気管切開を行っている患者であって入院中の患者以外のものに対して，在宅における気管切開に関する指導管理を行った場合に算定する。

C112-2　在宅喉頭摘出患者指導管理料　900点
注　喉頭摘出を行っている患者であって入院中の患者以外のものに対して，在宅における人工鼻材料の使用に関する指導管理を行った場合に算定する。

C113　削除

C114　在宅難治性皮膚疾患処置指導管理料　1,000点
注1　皮膚科又は形成外科を担当する医師が，別に厚生労働大臣が定める疾患の患者であって，在宅において皮膚処置を行っている入院中の患者以外のものに対して，当該処置に関する指導管理を行った場合に算定する。
2　区分番号B001の7に掲げる難病外来指導管理料又は区分番号B001の8に掲げる皮膚科特定疾患指導管理料を算定している患者については，算定しない。

C115　削除

C116　在宅植込型補助人工心臓（非拍動流型）指導管理料　45,000点
注　別に厚生労働大臣が定める施設基準に適合しているものとして地方厚生局長等に届け出た保険医療機関において，体内植込型補助人工心臓（非拍動流型）を使用している患者であって入院中の患者以外のものに対して，療養上必要な指導を行った場合に算定する。

C117　在宅経腸投薬指導管理料　1,500点
注　入院中の患者以外の患者であって，レボドパ・カルビドパ水和物製剤の経腸投薬を行っているものに対して，投薬等に関する医学管理等を行った場合に算定する。

C118　在宅腫瘍治療電場療法指導管理料　2,800点
注　別に厚生労働大臣が定める施設基準に適合しているものとして地方厚生局長等に届け出た保険医療機関において，入院中の患者以外の患者であって，在宅腫瘍治療電場療法を行っているものに対して，療養上必要な指導を行った場合に算定する。

C119　在宅経肛門的自己洗腸指導管理料　800点
注1　別に厚生労働大臣が定める施設基準に適合しているものとして地方厚生局長等に届け出た保険医療機関において，在宅で経肛門的に自己洗腸を行っている入院中の患者以外の患者に対して，経肛門的自己洗腸療法に関する指導管理を行った場合に算定する。
2　経肛門的自己洗腸を初めて実施する患者について，初回の指導を行った場合は，当該初回の指導を行った月に限り，導入初期加算として，500点を所定点数に加算する。

C120　在宅中耳加圧療法指導管理料　1,800点
注　在宅中耳加圧療法を行っている入院中の患者以外の患者に対して，在宅中耳加圧療法に関する指導管理を行った場合に算定する。

C121　在宅抗菌薬吸入療法指導管理料　800点
注1　在宅抗菌薬吸入療法を行っている入院中の患者以外の患者に対して，在宅抗菌薬吸入療法に関する指導管理を行った場合に算定する。
2　在宅抗菌薬吸入療法を初めて実施する患者について，初回の指導を行った場合は，当該初回の指導を行った月に限り，導入初期加算として，500点を所定点数に加算する。

第2款　在宅療養指導管理材料加算
通則
1　本款各区分に掲げる在宅療養指導管理材料加算は，第1款各区分に掲げる在宅療養指導管理料のいずれかの所定点数を算定する場合に，特に規定する場合を除き，月1回に限り算定する。
2　前号の規定にかかわらず，本款各区分に掲げる在宅療養指導管理材料加算のうち，保険医療　材料の使用を算定要件とするものについては，当該保険医療材料が別表第三調剤報酬点数表第4節の規定により調剤報酬として算定された場合には算定しない。
3　6歳未満の乳幼児に対して区分番号C103に掲げる在宅酸素療法指導管理料，C107に掲げる在宅人工呼吸指導管理料又はC107-2に掲げる在宅持続陽圧呼吸療法指導管理料を算定する場合は，乳幼児呼吸管理材料加算として，3月に3回に限り1,500点を所定点数に加算する。

区分
C150　血糖自己測定器加算

	点
1　月20回以上測定する場合	350点
2　月30回以上測定する場合	465点
3　月40回以上測定する場合	580点
4　月60回以上測定する場合	830点
5　月90回以上測定する場合	1,170点
6　月120回以上測定する場合	1,490点

7 間歇スキャン式持続血糖測定器によるもの
1,250 点

注1 1から4までについては，入院中の患者以外の患者であって次に掲げるものに対して，血糖自己測定値に基づく指導を行うため血糖自己測定器を使用した場合に，3月に3回に限り，第1款の所定点数に加算する。

イ インスリン製剤又はヒトソマトメジンC製剤の自己注射を1日に1回以上すい行っている患者（1型糖尿病の患者及び膵全摘後の患者を除く。）

ロ インスリン製剤の自己注射を1日に1回以上行っている患者（1型糖尿病の患者又は膵全摘後の患者に限る。）

ハ 12歳未満の小児低血糖症の患者

ニ 妊娠中の糖尿病患者又は妊娠糖尿病の患者（別に厚生労働大臣が定める者に限る。）

2 5及び6については，入院中の患者以外の患者であって次に掲げるものに対して，血糖自己測定値に基づく指導を行うため，血糖自己測定器を使用した場合に，3月に3回に限り，第1款の所定点数に加算する。

イ インスリン製剤の自己注射を1日に1回以上行っている患者（1型糖尿病の患者又は膵全摘後の患者に限る。）

ロ 12歳未満の小児低血糖症の患者

ハ 妊娠中の糖尿病患者又は妊娠糖尿病の患者（別に厚生労働大臣が定める者に限る。）

3 7については，インスリン製剤の自己注射を1日に1回以上行っている入院中の患者以外の患者に対して，血糖自己測定値に基づく指導を行うため，間歇スキャン式持続血糖測定器を使用した場合に，3月に3回に限り，第1款の所定点数に加算する。

4 SGLT2阻害薬を服用している1型糖尿病の患者に対して，血中ケトン体自己測定器を使用した場合は，血中ケトン体自己測定器加算として，3月に3回に限り，40点を更に第1款の所定点数に加算する。

C151 注入器加算 300 点
注 別に厚生労働大臣が定める注射薬の自己注射を行っている入院中の患者以外の患者に対して，注入器を処方した場合に，第1款の所定点数に加算する。

C152 間歇注入シリンジポンプ加算
1 プログラム付きシリンジポンプ 2,500 点
2 1以外のシリンジポンプ 1,500 点
注 別に厚生労働大臣が定める注射薬の自己注射を行っている入院中の患者以外の患者に対して，間歇注入シリンジポンプを使用した場合に，2月に2回に限り第1款の所定点数に加算する。

C152-2 持続血糖測定器加算
1 間歇注入シリンジポンプと連動する持続血糖測定器を用いる場合
　イ 2個以下の場合 1,320 点
　ロ 3個又は4個の場合 2,640 点
　ハ 5個以上の場合 3,300 点
2 間歇注入シリンジポンプと連動しない持続血糖測定器を用いる場合
　イ 2個以下の場合 1,320 点
　ロ 3個又は4個の場合 2,640 点
　ハ 5個以上の場合 3,300 点

注1 別に厚生労働大臣が定める施設基準に適合しているものとして地方厚生局長等に届け出た保険医療機関において，別に厚生労働大臣が定める注射薬の自己注射を行っている入院中の患者以外の患者に対して，持続血糖測定器を使用した場合に，2月に2回に限り，第1款の所定点数に加算する。

2 当該患者に対して，プログラム付きシリンジポンプ又はプログラム付きシリンジポンプ以外のシリンジポンプを用いて，トランスミッターを使用した場合は，2月に2回に限り，第1款の所定点数にそれぞれ3,230点又は2,230点を加算する。ただし，この場合において，区分番号C152に掲げる間歇注入シリンジポンプ加算は算定できない。

C152-3 経腸投薬用ポンプ加算 2,500 点
注 別に厚生労働大臣が定める内服薬の経腸投薬を行っている入院中の患者以外の患者に対して，経腸投薬用ポンプを使用した場合に，2月に2回に限り第1款の所定点数に加算する。

C152-4 持続皮下注入シリンジポンプ加算
1 月5個以上10個未満の場合 2,330 点
2 月10個以上15個未満の場合 3,160 点
3 月15個以上20個未満の場合 3,990 点
4 月20個以上の場合 4,820 点
注 別に厚生労働大臣が定める注射薬の自己注射を行っている入院中の患者以外の患者に対して，持続皮下注入シリンジポンプを使用した場合に，2月に2回に限り第1款の所定点数に加算する。

C153 注入器用注射針加算
1 治療上の必要があって，1型糖尿病若しくは血友病の患者又はこれらの患者に準ずる状態にある患者に対して処方した場合 200 点
2 1以外の場合 130 点
注 別に厚生労働大臣が定める注射薬の自己注射を行っている入院中の患者以外の患者に対して，注入器用の注射針を処方した場合に，第1款の所定点数に加算する。

C154 紫外線殺菌器加算 360 点
注 在宅自己連続携行式腹膜灌流を行っている入院中の患者以外の患者に対して，紫外線殺菌器を使用した場合に，第1款の所定点数に加算する。

C155 自動腹膜灌流装置加算 2,500 点
注 在宅自己連続携行式腹膜灌流を行っている入

院中の患者以外の患者に対して，自動腹膜灌流装置を使用した場合に，第1款の所定点数に加算する。

C156 透析液供給装置加算   10,000 点
  注 在宅血液透析を行っている入院中の患者以外の患者に対して，透析液供給装置を使用した場合に，第1款の所定点数に加算する。

C157 酸素ボンベ加算
  1 携帯用酸素ボンベ   880 点
  2 1以外の酸素ボンベ   3,950 点
  注 在宅酸素療法を行っている入院中の患者以外の患者（チアノーゼ型先天性心疾患の患者を除く。）に対して，酸素ボンベを使用した場合に，3月に3回に限り，第1款の所定点数に加算する。

C158 酸素濃縮装置加算   4,000 点
  注 在宅酸素療法を行っている入院中の患者以外の患者（チアノーゼ型先天性心疾患の患者を除く。）に対して，酸素濃縮装置を使用した場合に，3月に3回に限り，第1款の所定点数に加算する。ただし，この場合において，区分番号C157に掲げる酸素ボンベ加算の2は算定できない。

C159 液化酸素装置加算
  1 設置型液化酸素装置   3,970 点
  2 携帯型液化酸素装置   880 点
  注 在宅酸素療法を行っている入院中の患者以外の患者（チアノーゼ型先天性心疾患の患者を除く。）に対して，液化酸素装置を使用した場合に，3月に3回に限り，第1款の所定点数に加算する。

C159-2 呼吸同調式デマンドバルブ加算   291 点
  注 在宅酸素療法を行っている入院中の患者以外の患者（チアノーゼ型先天性心疾患の患者を除く。）に対して，呼吸同調式デマンドバルブを使用した場合に，3月に3回に限り，第1款の所定点数に加算する。

C160 在宅中心静脈栄養法用輸液セット加算   2,000 点
  注 在宅中心静脈栄養法を行っている入院中の患者以外の患者に対して，輸液セットを使用した場合に，第1款の所定点数に加算する。

C161 注入ポンプ加算   1,250 点
  注 次のいずれかに該当する入院中の患者以外の患者に対して，注入ポンプを使用した場合に，2月に2回に限り，第1款の所定点数に加算する。
    イ 在宅中心静脈栄養法，在宅成分栄養経管栄養法又は在宅小児経管栄養法を行っている患者
    ロ 次のいずれかに該当する患者
    （1） 悪性腫瘍の患者であって，在宅において麻薬等の注射を行っている末期の患者
    （2） 筋萎縮性側索硬化症又は筋ジストロフィーの患者であって，在宅において麻薬等の注射を行っている患者

（3） （1）又は（2）に該当しない場合であって，緩和ケアを要する心不全又は呼吸器疾患の患者に対して，在宅において麻薬の注射を行っている末期の患者
    ハ 悪性腫瘍の患者であって，在宅において抗悪性腫瘍剤等の注射を行っている患者
    ニ 在宅強心剤持続投与を行っている患者
    ホ 別に厚生労働大臣が定める注射薬の自己注射を行っている患者

C162 在宅経管栄養法用栄養管セット加算   2,000 点
  注 在宅成分栄養経管栄養法，在宅小児経管栄養法又は在宅半固形栄養経管栄養法を行っている入院中の患者以外の患者（在宅半固形栄養経管栄養法を行っている患者については，区分番号C105-3に掲げる在宅半固形栄養経管栄養法指導管理料を算定しているものに限る。）に対して，栄養管セットを使用した場合に，第1款の所定点数に加算する。

C163 特殊カテーテル加算
  1 再利用型カテーテル   400 点
  2 間歇導尿用ディスポーザブルカテーテル
    イ 親水性コーティングを有するもの
    （1） 60本以上90本未満の場合   1,700 点
    （2） 90本以上120本未満の場合   1,900 点
    （3） 120本以上の場合   2,100 点
    ロ イ以外のもの   1,000 点
  3 間歇バルーンカテーテル   1,000 点
  注 在宅自己導尿を行っている入院中の患者以外の患者に対して，再利用型カテーテル，間歇導尿用ディスポーザブルカテーテル又は間歇バルーンカテーテルを使用した場合に，3月に3回に限り，第1款の所定点数に加算する。

C164 人工呼吸器加算
  1 陽圧式人工呼吸器   7,480 点
  注 気管切開口を介した陽圧式人工呼吸器を使用した場合に算定する。
  2 人工呼吸器   6,480 点
  注 鼻マスク又は顔マスクを介した人工呼吸器を使用した場合に算定する。
  3 陰圧式人工呼吸器   7,480 点
  注 陰圧式人工呼吸器を使用した場合に算定する。
  注 在宅人工呼吸を行っている入院中の患者以外の患者に対して，人工呼吸器を使用した場合に，いずれかを第1款の所定点数に加算する。

C165 在宅持続陽圧呼吸療法用治療器加算
  1 ASVを使用した場合   3,750 点
  2 CPAPを使用した場合   960 点
  注 在宅持続陽圧呼吸療法を行っている入院中の患者以外の患者に対して，持続陽圧呼吸療法用治療器を使用した場合に，3月に3回に限り，第1款の所定点数に加算する。

C166 携帯型ディスポーザブル注入ポンプ加算   2,500 点

注　次のいずれかに該当する入院中の患者以外の
患者に対して，携帯型ディスポーザブル注入
ポンプを使用した場合に，第1款の所定点数
に加算する。
イ　悪性腫瘍の患者であって，在宅において麻
薬等の注射を行っている末期の患者
ロ　悪性腫瘍の患者であって，在宅において抗
悪性腫瘍剤等の注射を行っている患者
ハ　イ又はロに該当しない場合であって，緩和
ケアを要する心不全又は呼吸器疾患の患者に
対して，在宅において麻薬の注射を行ってい
る末期の患者

C167　疼痛等管理用送信器加算　　　　　　　　600点
注　疼痛除去等のため植込型脳・脊髄刺激装置又
は植込型迷走神経刺激装置を植え込んだ後
に，在宅疼痛管理，在宅振戦管理又は在宅て
んかん管理を行っている入院中の患者以外の
患者に対して，疼痛等管理用送信器（患者用
プログラマを含む。）を使用した場合に，第
1款の所定点数に加算する。

C168　携帯型精密輸液ポンプ加算　　　　　　10,000点
注　肺高血圧症の患者であって入院中の患者以外
のものに対して，携帯型精密輸液ポンプを使
用した場合に，第1款の所定点数に加算す
る。

C168-2　携帯型精密ネブライザ加算　　　　　3,200点
注　肺高血圧症の患者であって入院中の患者以外
のものに対して，携帯型精密ネブライザを使
用した場合に，第1款の所定点数に加算す
る。

C169　気管切開患者用人工鼻加算　　　　　　1,500点
注　気管切開を行っている患者であって入院中の
患者以外のものに対して，人工鼻を使用した
場合に，第1款の所定点数に加算する。

C170　排痰補助装置加算　　　　　　　　　　1,829点
注　在宅人工呼吸を行っている入院中の患者以外
の神経筋疾患等の患者に対して，排痰補助装
置を使用した場合に，第1款の所定点数に加
算する。

C171　在宅酸素療法材料加算
1　チアノーゼ型先天性心疾患の場合　　　780点
2　その他の場合　　　　　　　　　　　　100点
注　在宅酸素療法を行っている入院中の患者以外
の患者に対して，当該療法に係る機器を使用
した場合に，3月に3回に限り，第1款の所
定点数に加算する。

C171-2　在宅持続陽圧呼吸療法材料加算　　　100点
注　在宅持続陽圧呼吸療法を行っている入院中の
患者以外の患者に対して，当該療法に係る機
器を使用した場合に，3月に3回に限り，第
1款の所定点数に加算する。

C171-3　在宅ハイフローセラピー材料加算　　100点
注　在宅ハイフローセラピーを行っている入院中
の患者以外の患者に対して，当該療法に係る
機器を使用した場合に，3月に3回に限り，

第1款の所定点数に加算する。

C172　在宅経肛門的自己洗腸用材料加算　　　2,400点
注　在宅で経肛門的に自己洗腸を行っている入院
中の患者以外の患者に対して，自己洗腸用材
料を使用した場合に，3月に3回に限り，第
1款の所定点数に加算する。

C173　横隔神経電気刺激装置加算　　　　　　　600点
注　別に厚生労働大臣が定める施設基準を満たす
保険医療機関において，在宅人工呼吸を行っ
ている入院中の患者以外の患者に対して，横
隔神経電気刺激装置を使用した場合に，第1
款の所定点数に加算する。

C174　在宅ハイフローセラピー装置加算
1　自動給水加湿チャンバーを用いる場合　3,500
点
注　在宅ハイフローセラピーを行っている入院中
の患者以外の患者に対して，在宅ハイフロー
セラピー装置を使用した場合に，3月に3回
に限り，第1款の所定点数に加算する。

C175　在宅抗菌薬吸入療法用ネブライザ加算
1　1月目　　　　　　　　　　　　　　7,480点
2　2月目以降　　　　　　　　　　　　1,800点
注　在宅抗菌薬吸入療法を行っている入院中の患
者以外の患者に対して，超音波ネブライザを
使用した場合に，第1款の所定点数に加算す
る。

歯科診療報酬点数表（在宅医療）

第2部　在宅医療
区分
C000　歯科訪問診療料（1日につき）
1　歯科訪問診療1　　　　　　　　　　1,100点
2　歯科訪問診療2　　　　　　　　　　　410点
3　歯科訪問診療3　　　　　　　　　　　310点
4　歯科訪問診療4　　　　　　　　　　　160点
5　歯科訪問診療5　　　　　　　　　　　　95点
注1　1については，在宅等において療養を行っ
ている患者（当該患者と同一の建物に居住す
る他の患者に対して当該保険医療機関が同一
日に歯科訪問診療を行う場合の当該患者（以
下この区分番号において「同一建物居住者」
という。）を除く。）であって通院が困難なも
のに対して，当該患者が居住する建物の屋内
において，次のいずれかに該当する歯科訪問
診療を行った場合に算定する。この場合にお
いて，区分番号A000に掲げる初診料又は区
分番号A002に掲げる再診料は，算定できな
い。
イ　患者の求めに応じた歯科訪問診療

ロ　歯科訪問診療に基づき継続的な歯科診療
　　が必要と認められた患者に対する当該患者
　　の同意を得た歯科訪問診療
2　2については，在宅等において療養を行っ
　ている患者（同一建物居住者に限る。）で
　あって通院が困難なものに対して，当該患者
　が居住する建物の屋内において，当該保険医
　療機関が，次のいずれかに該当する歯科訪問
　診療を同一日に3人以下の患者に行った場合
　に算定する。この場合において，区分番号
　A000に掲げる初診料又は区分番号A002に
　掲げる再診料は，算定できない。
　イ　患者の求めに応じた歯科訪問診療
　ロ　歯科訪問診療に基づき継続的な歯科診療
　　　が必要と認められた患者に対する当該患者
　　　の同意を得た歯科訪問診療
3　3については，在宅等において療養を行っ
　ている患者（同一建物居住者に限る。）で
　あって通院が困難なものに対して，当該患者
　が居住する建物の屋内において，当該保険医
　療機関が，次のいずれかに該当する歯科訪問
　診療を同一日に4人以上9人以下の患者に
　行った場合に算定する。この場合において，
　区分番号A000に掲げる初診料又は区分番号
　A002に掲げる再診料は，算定できない。
　イ　患者の求めに応じた歯科訪問診療
　ロ　歯科訪問診療に基づき継続的な歯科診療
　　　が必要と認められた患者に対する当該患者
　　　の同意を得た歯科訪問診療
4　4については，在宅等において療養を行っ
　ている患者（同一建物居住者に限る。）で
　あって通院が困難なものに対して，当該患者
　が居住する建物の屋内において，当該保険医
　療機関が，次のいずれかに該当する歯科訪問
　診療を同一日に10人以上19人以下の患者に
　行った場合に算定する。この場合において，
　区分番号A000に掲げる初診料又は区分番号
　A002に掲げる再診料は，算定できない。
　イ　患者の求めに応じた歯科訪問診療
　ロ　歯科訪問診療に基づき継続的な歯科診療
　　　が必要と認められた患者に対する当該患者
　　　の同意を得た歯科訪問診療
5　5については，在宅等において療養を行っ
　ている患者（同一建物居住者に限る。）で
　あって通院が困難なものに対して，当該患者
　が居住する建物の屋内において，当該保険医
　療機関が，次のいずれかに該当する歯科訪問
　診療を同一日に20人以上の患者に行った場
　合に算定する。この場合において，区分番号
　A000に掲げる初診料又は区分番号A002に
　掲げる再診料は，算定できない。
　イ　患者の求めに応じた歯科訪問診療
　ロ　歯科訪問診療に基づき継続的な歯科診療
　　　が必要と認められた患者に対する当該患者
　　　の同意を得た歯科訪問診療

6　2から5までを算定する患者（歯科訪問診
　療料の注15又は注19に該当する場合を除
　く。）について，当該患者に対する診療時間
　が20分未満の場合における歯科訪問診療2，
　歯科訪問診療3，歯科訪問診療4又は歯科訪
　問診療5についてはそれぞれ287点，217点，
　96点又は57点を算定する。ただし，2及び
　3について，当該患者の容体が急変し，やむ
　を得ず治療を中止した場合は，この限りでは
　ない。
7　歯科訪問診療料を算定する患者について，
　当該患者に対する診療時間が1時間を超えた
　場合は，30分又はその端数を増すごとに，
　100点を所定点数に加算する。
8　著しく歯科診療が困難な者に対して歯科訪
　問診療を行った場合（歯科診療特別対応加算
　3を算定する場合を除く。）は，歯科診療特
　別対応加算1として，175点を所定点数に加
　算し，著しく歯科診療が困難な者に対して当
　該患者が歯科治療環境に円滑に適応できるよ
　うな技法を用いて歯科訪問診療を行った場合
　は，歯科診療特別対応加算2として，250点
　を所定点数に加算し，感染症法第6条第7項
　に規定する新型インフルエンザ等感染症，同
　条第8項に規定する指定感染症又は同条第9
　項に規定する新感染症の患者に対して歯科訪
　問診療を行った場合は，歯科診療特別対応加
　算3として，500点を所定点数に加算する。
9　別に厚生労働大臣が定める時間であって，
　入院中の患者以外の患者に対して診療に従事
　している時間において緊急に歯科訪問診療を
　行った場合，夜間（深夜を除く。）において
　歯科訪問診療を行った場合又は深夜において
　歯科訪問診療を行った場合は，緊急歯科訪問
　診療加算，夜間歯科訪問診療加算又は深夜歯
　科訪問診療加算として，次に掲げる点数をそ
　れぞれ所定点数に加算する。
　イ　緊急歯科訪問診療加算
　　(1)　歯科訪問診療1を算定する場合
　　　　　　　　　　　　　　　　　425点
　　(2)　歯科訪問診療2を算定する場合
　　　　　　　　　　　　　　　　　159点
　　(3)　歯科訪問診療3を算定する場合
　　　　　　　　　　　　　　　　　120点
　　(4)　歯科訪問診療4を算定する場合
　　　　　　　　　　　　　　　　　　60点
　　(5)　歯科訪問診療5を算定する場合
　　　　　　　　　　　　　　　　　　36点
　ロ　夜間歯科訪問診療加算
　　(1)　歯科訪問診療1を算定する場合
　　　　　　　　　　　　　　　　　850点
　　(2)　歯科訪問診療2を算定する場合
　　　　　　　　　　　　　　　　　317点
　　(3)　歯科訪問診療3を算定する場合
　　　　　　　　　　　　　　　　　240点

（4） 歯科訪問診療4を算定する場合

121点

（5） 歯科訪問診療5を算定する場合

72点

ハ　深夜歯科訪問診療加算

（1） 歯科訪問診療1を算定する場合

1,700点

（2） 歯科訪問診療2を算定する場合

636点

（3） 歯科訪問診療3を算定する場合

481点

（4） 歯科訪問診療4を算定する場合

249点

（5） 歯科訪問診療5を算定する場合

148点

10　別に厚生労働大臣が定める施設基準に適合しているものとして地方厚生局長等に届け出た保険医療機関において，歯科訪問診療料を算定する患者について，歯科訪問診療に基づき，当該保険医療機関が表示する診療時間以外の時間，休日又は深夜における緊急時の診療体制を確保する必要を認め，当該患者に対し，当該保険医療機関が連携する保険医療機関（以下「連携保険医療機関」という。）に関する情報を文書により提供し，かつ，当該患者又はその家族等の同意を得て，連携保険医療機関に対し診療状況を示す文書を添えて，当該患者に係る歯科診療に必要な情報を提供した場合は，地域医療連携体制加算として，1回に限り300点を所定点数に加算する。

11　保険医療機関の所在地と訪問先の所在地との距離が16キロメートルを超えた場合又は海路による歯科訪問診療を行った場合で，特殊の事情があったときの歯科訪問診療料は，別に厚生労働大臣が定めるところによって算定する。

12　歯科訪問診療に要した交通費は，患家の負担とする。

13　歯科訪問診療を実施する保険医療機関の歯科衛生士が，歯科医師と同行の上，歯科訪問診療の補助を行った場合は，歯科訪問診療補助加算として，次に掲げる点数を1日につき所定点数に加算する。

イ　在宅療養支援歯科診療所1，在宅療養支援歯科診療所2，区分番号B000-4-2に掲げる小児口腔機能管理料の注3に規定する施設基準に適合しているものとして地方厚生局長等に届け出た診療所である保険医療機関又は在宅療養支援歯科病院の場合

（1） 同一建物居住者以外の場合　115点

（2） 同一建物居住者の場合　　　50点

ロ　イ以外の保険医療機関の場合

（1） 同一建物居住者以外の場合　90点

（2） 同一建物居住者の場合　　　30点

14　1について，別に厚生労働大臣が定める施設基準に適合しているものとして地方厚生局長等に届け出た保険医療機関において，在宅において療養を行っている患者に対して歯科訪問診療を実施した場合は，在宅歯科医療推進加算として，100点を所定点数に加算する。

15　1から5までについて，在宅療養支援歯科診療所1又は在宅療養支援歯科診療所2以外の診療所であって，別に厚生労働大臣が定める基準を満たさないものにおいては，次に掲げる点数により算定する。

イ　初診時　　　　　　　　　　267点

ロ　再診時　　　　　　　　　　 58点

16　区分番号A000に掲げる初診料の注1又は注2に規定する施設基準に適合しているものとして地方厚生局長等に届出を行っていない保険医療機関については，1から5まで又は注15若しくは注19に規定するそれぞれの所定点数から10点を減算する。

17　1について，当該保険医療機関の外来（歯科診療を行うものに限る。）を受診していた患者であって在宅等において療養を行っているものに対して，歯科訪問診療を実施した場合は，歯科訪問診療移行加算として，次に掲げる点数を所定点数に加算する。なお，この場合において，注14に規定する加算は算定できない。

イ　区分番号B000-4-2に掲げる小児口腔機能管理料の注3に規定する施設基準に適合しているものとして地方厚生局長等に届け出た診療所である保険医療機関の場合

150点

ロ　イ以外の場合　　　　　　　100点

18　1から3までについて，地域歯科診療支援病院歯科初診料，在宅療養支援歯科診療所1，在宅療養支援歯科診療所2又は在宅療養支援歯科病院に係る施設基準に適合するものとして地方厚生局長等に届け出た保険医療機関において，当該保険医療機関の歯科衛生士等が，過去2月以内に区分番号C001に掲げる訪問歯科衛生指導料を算定した患者であって，当該歯科衛生指導の実施時に当該保険医療機関の歯科医師が情報通信機器を用いて口腔内の状態等を観察したものに対して，歯科訪問診療を実施した場合は，通信画像情報活用加算として，患者1人につき月1回に限り，30点を所定点数に加算する。

19　1から5までについて，当該保険医療機関と特別の関係にある他の保険医療機関等において療養を行っている患者に対して歯科訪問診療を実施した場合は，次に掲げる点数により算定する。

イ　初診時　　　　　　　　　　267点

ロ　再診時　　　　　　　　　　 58点

20　別に厚生労働大臣が定める施設基準に適合しているものとして地方厚生局長等に届け出

た歯科診療を実施している保険医療機関において健康保険法第3条第13項に規定する電子資格確認等により得られる情報を踏まえて計画的な歯科医学的管理の下に，訪問して診療を行った場合は，在宅医療DX情報活用加算として，月1回に限り8点を所定点数に加算する。ただし，区分番号A000に掲げる初診料の注14若しくは区分番号A002に掲げる再診料の注11にそれぞれ規定する医療情報取得加算又は区分番号A000に掲げる初診料の注15に規定する医療DX推進体制整備加算を算定した月は，在宅医療DX情報活用加算は算定できない。

C001 訪問歯科衛生指導料
　　1　単一建物診療患者が1人の場合　　　362点
　　2　単一建物診療患者が2人以上9人以下の場合
　　　326点
　　3　1及び2以外の場合　　　　　　　　295点
　　注1　歯科訪問診療を行った歯科医師の指示に基づき，歯科衛生士，保健師，看護師又は准看護師が訪問して療養上必要な指導として，単一建物診療患者（当該患者が居住する建物に居住するもののうち，当該保険医療機関が歯科訪問診療を実施し，歯科衛生士等が同一月に訪問歯科衛生指導を行っているものをいう。）又はくうその家族等に対して，当該患者の口腔内の清掃（機械的歯面清掃を含む。），有くう床義歯の清掃指導又は口腔機能の回復若しくは維持に関する実地指導を行い指導時間が20分以上であった場合は，患者1人につき，月4回に限り算定する。なお，当該歯科衛生指導で実施した指導内容等については，当該患者又はその家族等に対し文書により提供する。
　　　2　区分番号C000に掲げる歯科訪問診療料を算定した患者であって緩和ケアを実施するものに対して行った場合には，注1の規定にかかわらず，月8回に限り算定する。
　　　3　1については，訪問歯科衛生指導が困難な者等に対して，保険医療機関の歯科衛生士等が，当該保険医療機関の他の歯科衛生士等と同時に訪問歯科衛生指導を行うことについて，当該患者又はその家族等の同意を得て，訪問歯科衛生指導を実施した場合（区分番号C000に掲げる歯科訪問診療料を算定する日を除く。）には，複数名訪問歯科衛生指導加算として，150点を所定点数に加算する。
　　　4　訪問歯科衛生指導に要した交通費は，患家の負担とする。
　　　5　区分番号B001-2に掲げる歯科衛生実地指導料を算定している月は算定できない。
C001-2　削除
C001-3　歯科疾患在宅療養管理料
　　1　在宅療養支援歯科診療所1の場合　　340点
　　2　在宅療養支援歯科診療所2の場合　　230点
　　3　在宅療養支援歯科病院の場合　　　　340点
　　4　1から3まで以外の場合　　　　　　200点
　　注1　当該保険医療機関の歯科医師が，区分番号C000に掲げる歯科訪問診療料を算定した患者であって継続的な歯科疾患の管理が必要なものに対して，当該患者又はその家族等の同意を得て，当該患者の歯科疾患の状況及び併せて実施した口腔機能評価の結果等を踏まえて管理計画を作成した場合に，月1回に限り算定する。
　　　2　2回目以降の歯科疾患在宅療養管理料は，1回目の歯科疾患在宅療養管理料を算定した患者に対して，注1の規定による管理計画に基づく継続的な管理を行っている場合であって，歯科疾患の管理及び療養上必要な指導を行った場合に，1回目の歯科疾患在宅療養管理料を算定した日の属する月の翌月以降月1回に限り算定する。
　　　3　注1の規定による管理計画に基づき，当該患者等に対し，歯科疾患の管理及び口腔機能に係る内容を文書により提供した場合は，文書提供加算として，10点を所定点数に加算する。
　　　4　別の保険医療機関（歯科診療を行うものを除く。）から歯科治療における総合的医療管理が必要な患者であるとして文書による診療情報の提供を受けたものに対し，必要な管理及び療養上の指導等を行った場合は，在宅総合医療管理加算として50点を所定点数に加算する。
　　　5　他の保険医療機関を退院した患者であって継続的な歯科疾患の管理が必要なものに対して，当該他の保険医療機関の歯科医師から患者の退院時に受けた情報提供及び当該患者の歯科疾患の状況等を踏まえて管理計画を作成した場合は，在宅歯科医療連携加算1として100点を所定点数に加算する。
　　　6　他の保険医療機関を退院した患者又は介護保険法第8条第25項に規定する介護保険施設等に入所している患者若しくは同法第8条第2項に規定する訪問介護等の利用者であって，継続的な歯科疾患の管理が必要なものに対して，医師，看護師，介護支援専門員等からの情報提供及び当該患者の歯科疾患の状況等を踏まえて管理計画を作成した場合は，在宅歯科医療連携加算2として100点を所定点数に加算する。
　　　7　別に厚生労働大臣が定める施設基準に適合しているものとして地方厚生局長等に届け出た歯科訪問診療を実施している保険医療機関の歯科医師が，在宅での療養を行っている患者であって通院が困難なものの同意を得て，当該保険医療機関と連携する他の保険医療機関の保険医，他の保険医療機関の保険医である歯科医師等，訪問薬剤管理指導を実施して

いる保険薬局の保険薬剤師，訪問看護ステーションの保健師，助産師，看護師，理学療法士，作業療法士若しくは言語聴覚士，管理栄養士，介護支援専門員又は相談支援専門員等であって当該患者に関わる者が，電子情報処理組織を使用する方法その他の情報通信の技術を利用する方法を用いて記録した当該患者に係る診療情報等を活用した上で，計画的な歯科医学的管理を行った場合に，在宅歯科医療情報連携加算として，月1回に限り，100点を所定点数に加算する。

8　区分番号B000-4に掲げる歯科疾患管理料，区分番号B000-4-2に掲げる小児口腔機能管理料，区分番号B000-4-3に掲げる口腔機能管理料，区分番号B000-6に掲げる周術期等口腔機能管理料(I)，区分番号B000-7に掲げる周術期等口腔機能管理料(II)，区分番号B000-8に掲げる周術期等口腔機能管理料(III)，区分番号B000-9に掲げる周術期等口腔機能管理料(IV)，区分番号B000-11に掲げる回復期等口腔機能管理料，区分番号B002に掲げる歯科特定疾患療養管理料，区分番号C001-5に掲げる在宅患者訪問口腔リハビリテーション指導管理料，区分番号C001-6に掲げる小児在宅患者訪問口腔リハビリテーション指導管理料又は区分番号N002に掲げる歯科矯正管理料は，別に算定できない。

C001-4　削除
C001-4-2　在宅患者歯科治療時医療管理料（1日につき）
　　　　　　　　　　　　　　　　　　45点

注1　別に厚生労働大臣が定める施設基準に適合しているものとして地方厚生局長等に届け出た保険医療機関において，全身的な管理が必要な患者に対し，第8部処置（区分番号I009，I009-2及びI010に掲げるものを除く。），第つ9部手術又は第12部歯冠修復及び欠損補綴（区分番号M001からM003まで，M003-3又はM003-4に掲げるものに限る。）を行うに当たって，必要な医療管理を行った場合（当該処置，手術又は歯冠修復及び欠損補綴を全身麻酔下で行った場合を除く。）に算定する。

2　第3部の通則第5号により医科点数表の例によることとされる医科点数表の区分番号D220に掲げる呼吸心拍監視，新生児心拍・呼吸監視，カルジオスコープ（ハートスコープ），カルジオタコスコープを算定した日は，当該管理料は算定できない。

3　在宅患者歯科治療時医療管理料を算定した月において，区分番号B000-6に掲げる周術期等口腔機能管理料(I)，区分番号B000-7に掲げる周術期等口腔機能管理料(II)，区分番号B000-8に掲げる周術期等口腔機能管理料(III)，区分番号B000-9に掲げる周術

期等口腔機能管理料(IV)又は区分番号B000-11に掲げる回復期等口腔機能管理料は，別に算定できない。

C001-5　在宅患者訪問口腔リハビリテーション指導管理料

1	10歯未満	400点
2	10歯以上20歯未満	500点
3	20歯以上	600点

注1　当該保険医療機関の歯科医師が，区分番号C000に掲げる歯科訪問診療料を算定した患者であって，摂食機能障害又は口腔機能低下症を有し，継続的な歯科疾患の管理が必要なものに対して，当該患者又はその家族等の同意を得て，当該患者の口腔機能評価に基づく管理計画を作成し，20分以上必要な指導管理を行った場合に，月4回に限り算定する。

2　区分番号D002に掲げる歯周病検査，区分番号D002-5に掲げる歯周病部分的再評価検査，区分番号D002-6の1に掲げる口腔細菌定量検査1，区分番号I011に掲げる歯周基本治療，区分番号I011-2に掲げる歯周病安定期治療，区分番号I011-2-3に掲げる歯周病重症化予防治療，区分番号I029-2に掲げる在宅等療養患者専門的口腔衛生処置，区分番号I030に掲げる機械的歯面清掃処置，区分番号I030-3に掲げる口腔バイオフィルム除去処置及び区分番号H001に掲げる摂食機能療法は所定点数に含まれ，別に算定できない。

3　在宅患者訪問口腔リハビリテーション指導管理料を算定した月において，区分番号B000-4に掲げる歯科疾患管理料，区分番号B000-4-3に掲げる口腔機能管理料，区分番号B002に掲げる歯科特定疾患療養管理料，区分番号C001-3に掲げる歯科疾患在宅療養管理料及び区分番号C001-6に掲げる小児在宅患者訪問口腔リハビリテーション指導管理料は別に算定できない。

4　区分番号B000-4-2に掲げる小児口腔機能管理料の注3に規定する施設基準に適合しているものとして地方厚生局長等に届け出た診療所である保険医療機関の歯科医師が当該指導管理を実施した場合は，口腔管理体制強化加算として，75点を所定点数に加算する。

5　在宅療養支援歯科診療所1，在宅療養支援歯科診療所2又は在宅療養支援歯科病院の歯科医師が，当該指導管理を実施した場合は，在宅療養支援歯科診療所加算1，在宅療養支援歯科診療所加算2又は在宅療養支援歯科病院加算として，それぞれ145点，80点又は145点を所定点数に加算する。ただし，注4に規定する加算を算定している場合は，算定できない。

6　他の保険医療機関を退院した患者であって継続的な歯科疾患の管理が必要なものに対し

て，当該他の保険医療機関の歯科医師から患者の退院時に受けた情報提供及び当該患者の歯科疾患の状況等を踏まえて管理計画を作成した場合は，在宅歯科医療連携加算1として100点を所定点数に加算する。

7　他の保険医療機関を退院した患者又は介護保険法第8条第25項に規定する介護保険施設等に入所している患者若しくは同法第8条第2項に規定する訪問介護等の利用者であって，継続的な歯科疾患の管理が必要なものに対して，医師，看護師，介護支援専門員等からの情報提供及び当該患者の歯科疾患の状況等を踏まえて管理計画を作成した場合は，在宅歯科医療連携加算2として100点を所定点数に加算する。

8　別に厚生労働大臣が定める施設基準に適合しているものとして地方厚生局長等に届け出た歯科訪問診療を実施している保険医療機関の歯科医師が，在宅での療養を行っている患者であって通院が困難なものの同意を得て，当該保険医療機関と連携する他の保険医療機関の保険医，他の保険医療機関の保険医である歯科医師等，訪問薬剤管理指導を実施している保険薬局の保険薬剤師，訪問看護ステーションの保健師，助産師，看護師，理学療法士，作業療法士若しくは言語聴覚士，管理栄養士，介護支援専門員又は相談支援専門員等であって当該患者に関わる者が，電子情報処理組織を使用する方法その他の情報通信の技術を利用する方法を用いて記録した当該患者に係る診療情報等を活用した上で，計画的な歯科医学的管理を行った場合に，在宅歯科医療情報連携加算として，月1回に限り，100点を所定点数に加算する。

C001-6　小児在宅患者訪問口腔リハビリテーション指導
管理料　　　　　　　　　　　　　　　　600点
注1　当該保険医療機関の歯科医師が，区分番号C000に掲げる歯科訪問診療料を算定した18歳未満の患者であって，継続的な歯科疾患の管理が必要なもの又は18歳に達した日前に当該管理料を算定した患者であって，同日以後も継続的な歯科疾患の管理が必要なものに対して，当該患者又はその家族の同意を得て，当該患者の口腔機能評価に基づく管理計画を作成し，20分以上必要な指導管理を行った場合に，月4回に限り算定する。

2　区分番号D002に掲げる歯周病検査，区分番号D002-5に掲げる歯周病部分的再評価検査，区分番号D002-6の1に掲げる口腔細菌定量検査1，区分番号H001に掲げる摂食機能療法，区分番号I011に掲げる歯周基本治療，区分番号I011-2に掲げる歯周病安定期治療，区分番号I011-2-3に掲げる歯周病重症化予防治療，区分番号I029-2に掲げる在宅等療養患者専門的口腔衛生処置，区

分番号I030に掲げる機械的歯面清掃処置及び区分番号I030-3に掲げる口腔バイオフィルム除去処置は所定点数に含まれ，別に算定できない。

3　小児在宅患者訪問口腔リハビリテーション指導管理料を算定した月において，区分番号B000-4に掲げる歯科疾患管理料，区分番号B000-4-2に掲げる小児口腔機能管理料，区分番号B002に掲げる歯科特定疾患療養管理料，区分番号C001-3に掲げる歯科疾患在宅療養管理料及び区分番号C001-5に掲げる在宅患者訪問口腔リハビリテーション指導管理料は別に算定できない。

4　区分番号B000-4-2に掲げる小児口腔機能管理料の注3に規定する施設基準に適合しているものとして地方厚生局長等に届け出た診療所である保険医療機関の歯科医師が当該指導管理を実施した場合は，口腔管理体制強化加算として，75点を所定点数に加算する。

5　在宅療養支援歯科診療所1，在宅療養支援歯科診療所2又は在宅療養支援歯科病院の歯科医師が，当該指導管理を実施した場合は，在宅療養支援歯科診療所加算1，在宅療養支援歯科診療所加算2又は在宅療養支援歯科病院加算として，それぞれ145点，80点又は145点を所定点数に加算する。ただし，注4に規定する加算を算定している場合は，算定できない。

6　他の保険医療機関を退院した患者であって継続的な歯科疾患の管理が必要なものに対して，当該他の保険医療機関の歯科医師から患者の退院時に受けた情報提供及び当該患者の歯科疾患の状況等を踏まえて管理計画を作成した場合は，小児在宅歯科医療連携加算1として100点を所定点数に加算する。

7　他の保険医療機関を退院した患者又は児童福祉法第42条に規定する障害児入所施設等に入所している患者であって，継続的な歯科疾患の管理が必要なものに対して，医師，看護師，相談支援専門員等からの情報提供及び当該患者の歯科疾患の状況等を踏まえて管理計画を作成した場合は，小児在宅歯科医療連携加算2として100点を所定点数に加算する。

8　別に厚生労働大臣が定める施設基準に適合しているものとして地方厚生局長等に届け出た歯科訪問診療を実施している保険医療機関の歯科医師が，在宅での療養を行っている患者であって通院が困難なものの同意を得て，当該保険医療機関と連携する他の保険医療機関の保険医，他の保険医療機関の保険医である歯科医師等，訪問薬剤管理指導を実施している保険薬局の保険薬剤師，訪問看護ステーションの保健師，助産師，看護師，理学療法士，作業療法士若しくは言語聴覚士，管理

栄養士，介護支援専門員又は相談支援専門員
等であって当該患者に関わる者が，電子情報
処理組織を使用する方法その他の情報通信の
技術を利用する方法を用いて記録した当該患
者に係る診療情報等を活用した上で，計画的
な歯科医学的管理を行った場合に，在宅歯科
医療情報連携加算として，月1回に限り，
100点を所定点数に加算する。

C001-7　在宅歯科栄養サポートチーム等連携指導料

1　在宅歯科栄養サポートチーム等連携指導料1
100点

2　在宅歯科栄養サポートチーム等連携指導料2
100点

3　在宅歯科栄養サポートチーム等連携指導料3
100点

注1　1については，当該保険医療機関の歯科医
師が，他の保険医療機関に入院している患者
であって，区分番号C001-3に掲げる歯科
疾患在宅療養管理料，区分番号C001-5に
掲げる在宅患者訪問口腔リハビリテーション
指導管理料又は区分番号C001-6に掲げる
小児在宅患者訪問口腔リハビリテーション指
導管理料を算定しているものに対して，当該
患者の入院している他の保険医療機関の栄養
サポートチーム等の構成員として診療を行
い，その結果を踏まえて口腔機能評価に基づ
く管理を行った場合に，月1回に限り算定す
る。

2　2については，当該保険医療機関の歯科医
師が，介護保険法第8条第25項に規定する
介護保険施設等に入所している患者であっ
て，区分番号C001-3に掲げる歯科疾患在
宅療養管理料又は区分番号C001-5に掲げ
る在宅患者訪問口腔リハビリテーション指導
管理料を算定しているものに対して，当該患
者の入所している施設で行われる食事観察等
に参加し，その結果を踏まえて口腔機能評価
に基づく管理を行った場合に，月1回に限り
算定する。

3　3については，当該保険医療機関の歯科医
師が，児童福祉法第42条に規定する障害児
入所施設等に入所している患者であって，区
分番号C001-6に掲げる小児在宅患者訪問
口腔リハビリテーション指導管理料を算定し
ているものに対して，当該患者の入所してい
る施設で行われる食事観察等に参加し，その
結果を踏まえて口腔機能評価に基づく管理を
行った場合に，月1回に限り算定する。

C002　救急搬送診療料　　　　　　　　　　1,300点

注1　患者を救急用の自動車で保険医療機関に搬
送する際，診療上の必要から当該自動車に同
乗して診療を行った場合に算定する。

2　注1に規定する場合であって，当該診療に
要した時間が30分を超えた場合には，長時
間加算として，700点を所定点数に加算する。

3　注1に規定する場合であって，別に厚生労
働大臣が定める施設基準に適合しているもの
として地方厚生局長等に届け出た保険医療機
関が，重篤な患者に対して当該診療を行った
場合には，重症患者搬送加算として，1,800
点を所定点数に加算する。

C003　在宅患者訪問薬剤管理指導料

1　単一建物診療患者が1人の場合　　　　650点

2　単一建物診療患者が2人以上9人以下の場合
320点

3　1及び2以外の場合　　　　　　　　　290点

注1　在宅で療養を行っている患者であって通院
が困難なものに対して，診療に基づき計画的
な医学管理を継続して行い，かつ，薬剤師が
訪問して薬学的管理指導を行った場合に，単
一建物診療患者（当該患者が居住する建物に
居住する者のうち，当該保険医療機関の薬剤
師が訪問し薬学的管理指導を行っているもの
をいう。）の人数に従い，患者1人につき月
4回（末期の悪性腫瘍の患者及び中心静脈栄
養法の対象患者については，週2回かつ月8
回）に限り算定する。この場合において，1
から3までを合わせて薬剤師1人につき週
40回に限り算定できる。

2　麻薬の投薬が行われている患者に対して，
麻薬の使用に関し，その服用及び保管の状
況，副作用の有無等について患者に確認し，
必要な薬学的管理指導を行った場合は，1回
につき100点を所定点数に加算する。

3　在宅患者訪問薬剤管理指導に要した交通費
は，患家の負担とする。

4　6歳未満の乳幼児に対して，薬剤師が訪問
して薬学的管理指導を行った場合には，乳幼
児加算として，100点を所定点数に加算する。

C004　退院前在宅療養指導管理料　　　　　　120点

注1　入院中の患者が在宅療養に備えて一時的に
外泊するに当たり，当該在宅療養に関する指
導管理を行った場合に月1回に限り算定す
る。

2　6歳未満の乳幼児に対して在宅療養に関す
る指導管理を行った場合は，乳幼児加算とし
て，200点を所定点数に加算する。

C005　在宅麻薬等注射指導管理料　　　　　1,500点

注1　悪性腫瘍の患者であって，入院中の患者以
外の末期の患者に対して，在宅における麻薬
等の注射に関する指導管理を行った場合に月
1回に限り算定する。

2　退院した患者に対して退院の日から1月以
内に行った指導管理の費用は算定できない。

3　入院中の患者に対して退院時に指導管理を
行った場合は，当該退院の日に所定点数を算
定し，退院の日の歯科医学的管理に要する費
用は，所定点数に含まれる。

C005-2　在宅腫瘍化学療法注射指導管理料　1,500点

注　悪性腫瘍の患者であって，入院中の患者以外

の患者に対して，在宅における抗悪性腫瘍剤等の注射に関する指導管理を行った場合に月1回に限り算定する。

C005-3 在宅悪性腫瘍患者共同指導管理料　　1,500点
　　注1　別に厚生労働大臣が定める保険医療機関の保険医が，他の保険医療機関において区分番号C005に掲げる在宅麻薬等注射指導管理料又は区分番号C005-2に掲げる在宅腫瘍化学療法注射指導管理料を算定する指導管理を受けている患者に対し，当該他の保険医療機関と連携して，同一日に当該患者に対する麻薬等又は抗悪性腫瘍剤等の注射に関する指導管理を行った場合に算定する。
　　　　2　退院した患者に対して退院の日から1月以内に行った指導管理の費用は算定できない。
　　　　3　入院中の患者に対して退院時に指導管理を行った場合は，当該退院の日に所定点数を算定し，退院の日の歯科医学的管理に要する費用は，所定点数に含まれる。

C006　削除
C007　在宅患者連携指導料　　　　　　　　　900点
　　注1　歯科訪問診療を実施している保険医療機関の歯科医師が，在宅での療養を行っている患者であって通院が困難なものに対して，当該患者又はその家族等の同意を得て，訪問診療を実施している保険医療機関（診療所及び許可病床数が200床未満の病院に限る。），訪問薬剤管理指導を実施している保険薬局又は訪問看護ステーションと文書等により情報共有を行うとともに，共有された情報を踏まえて療養上必要な指導を行った場合に，月1回に限り算定する。
　　　　2　1回目の歯科訪問診療料を算定する日に行った指導又は当該歯科訪問診療の日から1月以内に行った指導の費用は，1回目の歯科訪問診療料に含まれる。
　　　　3　当該保険医療機関を退院した患者に対して退院の日から起算して1月以内に行った指導の費用は，第1章第2部第1節に掲げる入院基本料に含まれる。
　　　　4　区分番号B009に掲げる診療情報提供料（I）を算定している患者については算定できない。

C008　在宅患者緊急時等カンファレンス料　　200点
　　注　歯科訪問診療を実施している保険医療機関の歯科医師又はその指示を受けた歯科衛生士が，在宅での療養を行っている患者であって通院が困難なものの状態の急変等に伴い，当該歯科医師の求め又は当該患者の在宅療養を担う保険医療機関の医師の求めにより，訪問診療を実施している保険医療機関の医師，訪問薬剤管理指導を実施している保険薬局の保険薬剤師，訪問看護ステーションの保健師，助産師，看護師，理学療法士，作業療法士若しくは言語聴覚士，介護支援専門員又は相談

支援専門員と共同でカンファレンスを行い又はカンファレンスに参加し，それらの者と共同で療養上必要な指導を行った場合に，月2回に限り算定する。

介護報酬点数表

5　居宅療養管理指導費
ハ　薬剤師が行う場合
（1）病院又は診療所の薬剤師が行う場合
　（一）単一建物居住者1人に対して行う場合　　566単位
　（二）単一建物居住者2人以上9人以下に対して行う場合　　417単位
　（一）及び（二）以外の場合　　380単位
（2）薬局の薬剤師が行う場合
　（一）単一建物居住者1人に対して行う場合　　518単位
　（二）単一建物居住者2人以上9人以下に対して行う場合　　379単位
　（一）及び（二）以外の場合　　342単位
　　注1　定居宅サービス基準第85条第1項に規定する指定居宅療養管理指導事業所をいう。以下この注及び注4から注8までにおいて同じ。）の薬剤師が，医師又は歯科医師の指示（薬局の薬剤師にあっては，医師又は歯科医師の指示に基づき，当該薬剤師が策定した薬学的管理指導計画）に基づき，当該利用者を訪問し，薬学的な管理指導を行い，介護支援専門員に対する居宅サービス計画の策定等に必要な情報提供を行った場合に，単一建物居住者（当該利用者が居住する建物に居住する者のうち，当該指定居宅療養管理指導事業所の薬剤師が，同一月に指定居宅療養管理指導を行っているものをいう。）の人数に従い，1月に2回（薬局の薬剤師にあっては，4回）を限度として，所定単位数を算定する。ただし，薬局の薬剤師にあっては，別に厚生労働大臣が定める者に対して，当該利用者を訪問し，薬学的な管理指導等を行った場合は，1週に2回，かつ，1月に8回を限度として，所定単位数を算定する。
　　　　2　在宅の利用者であって通院が困難なものに対して，薬局の薬剤師が情報通信機器を用いた服薬指導（指定居宅療養管理指導と同日に行う場合を除く。）を行った場合は，注1の規定にかかわらず，（2）（一）から（三）までと合わせて1月に4回に限り，46単位を算定する。ただし，別に厚生労働大臣が定める者に対して，薬局の薬剤師が情報通信機器を用いた服薬指導（指定居宅療養管理指導と同日に行う場合を除く。）を行った場合は，注1の規定にかかわらず，（2）（一）から（三）までと合わせて，1週に2回，かつ，1月に8回を限度として，46単位を算定する。
　　　　3〜6　（略）
　　　　7　別に厚生労働大臣が定める施設基準に適合するもの

として，電子情報処理組織を使用する方法により，都道府県知事に対し，老健局長が定める様式による届出を行った指定居宅療養管理指導事業所において，在宅で医療用麻薬持続注射療法を行っている利用者に対して，その投与及び保管の状況，副作用の有無等について当該利用者又はその家族等に確認し，必要な薬学的管理指導を行った場合は，医療用麻薬持続注射療法加算として，1回につき250単位を所定単位数に加算する。ただし，注2又は注3を算定している場合は，算定しない。

8　別に厚生労働大臣が定める施設基準に適合するものとして，電子情報処理組織を使用する方法により，都道府県知事に対し，老健局長が定める様式による届出を行った指定居宅療養管理指導事業所において，在宅中心静脈栄養法を行っている利用者に対して，その投与及び保管の状況，配合変化の有無について確認し，必要な薬学的管理指導を行った場合は，在宅中心静脈栄養法加算として，1回につき150単位を所定単位数に加算する。ただし，注2を算定している場合は，算定しない。

4　介護予防居宅療養管理指導費

ハ　薬剤師が行う場合

(1)　病院又は診療所の薬剤師が行う場合

　(一)　単一建物居住者1人に対して行う場合　566単位

　(二)　単一建物居住者2人以上9人以下に対して行う場合　417単位

　(三)　(一)及び(二)以外の場合　380単位

(2)　薬局の薬剤師が行う場合

　(一)　単一建物居住者1人に対して行う場合　518単位

　(二)　単一建物居住者2人以上9人以下に対して行う場合　379単位

(3)　(一)及び(二)以外の場合　342単位

注1　在宅の利用者であって通院が困難なものに対して，指定介護予防居宅療養管理指導事業所（指定介護予防サービス基準第88条第1項に規定する指定介護予防居宅療養管理指導事業所をいう。以下この注及び注4から注8までにおいて同じ。）の薬剤師が，医師又は歯科医師の指示（薬局の薬剤師にあっては，医師又は歯科医師の指示に基づき，当該薬剤師が策定した薬学的管理指導計画）に基づき，当該利用者を訪問し，薬学的な管理指導を行い，介護支援専門員等に対する介護予防サービス計画の策定等に必要な情報提供を行った場合につき，単一建物居住者（当該利用者が居住する建物に居住する者のうち，当該指定介護予防居宅療養管理指導事業所の薬剤師が，同一月に指定介護予防居宅療養管理指導を行っているものをいう。）の人数に従い，1月に2回（薬局の薬剤師にあっては，4回）を限度として，所定単位数を算定する。ただし，薬局の薬剤師にあっては，別に厚生労働大臣が定める者に対して，当該利用者を訪問し，薬学的な管理指導等を行った場合は，1週に2回，かつ，1月に8回を限度として，所定単位数を算定する。

2　在宅の利用者であって通院が困難なものに対して，薬局の薬剤師が情報通信機器を用いた服薬指導（指定介護予防居宅療養管理指導と同日に行う場合を除く。）

を行った場合は，注1の規定にかかわらず，(2)(一)から(三)までと合わせて1月に4回に限り，46単位を算定する。ただし，別に厚生労働大臣が定める者に対して，薬局の薬剤師が情報通信機器を用いた服薬指導（指定介護予防居宅療養管理指導と同日に行う場合を除く。）を行った場合は，注1の規定にかかわらず，(2)(一)から(三)までと合わせて，1週に2回，かつ，1月に8回を限度として，46単位を算定する。

3～6　（略）

7　別に厚生労働大臣が定める施設基準に適合するものとして，電子情報処理組織を使用する方法により，都道府県知事に対し，老健局長が定める様式による届出を行った指定介護予防居宅療養管理指導事業所において，在宅で医療用麻薬持続注射療法を行っている利用者に対して，その投与及び保管の状況，副作用の有無等について当該利用者又はその家族等に確認し，必要な薬学的管理指導を行った場合は，医療用麻薬持続注射療法加算として，1回につき250単位を所定単位数に加算する。ただし，注2又は注3を算定している場合は，算定しない。

8　別に厚生労働大臣が定める施設基準に適合するものとして，電子情報処理組織を使用する方法により，都道府県知事に対し，老健局長が定める様式による届出を行った指定介護予防居宅療養管理指導事業所において，在宅中心静脈栄養法を行っている利用者に対して，その投与及び保管の状況，配合変化の有無について確認し，必要な薬学的管理指導を行った場合は，在宅中心静脈栄養法加算として，1回につき150単位を所定単位数に加算する。ただし，注2を算定している場合は，算定しない。

MEMO

居宅療養管理指導マニュアル 第5版

定価　本体3,100円（税別）

2009年 12 月 3 日　初版発行
2014年 8 月 15 日　第 2 版発行
2018年 7 月 27 日　第 3 版発行
2021年 6 月 5 日　第 4 版発行
2024年 7 月 25 日　第 5 版発行

著　者　公益社団法人 **神奈川県薬剤師会医療・介護保険委員会**

発行人　　武田 信

発行所　　株式会社 じ ほ う

　　　　101-8421　東京都千代田区神田猿楽町1-5-15（猿楽町SSビル）
　　　　振替　00190-0-900481
　　　　＜大阪支局＞
　　　　541-0044　大阪市中央区伏見町2-1-1（三井住友銀行高麗橋ビル）
　　　　お問い合わせ　https://www.jiho.co.jp/contact/

©2024　　　　　　　　　組版 スタジオ・コア　　　印刷 中央精版印刷（株）
Printed in Japan